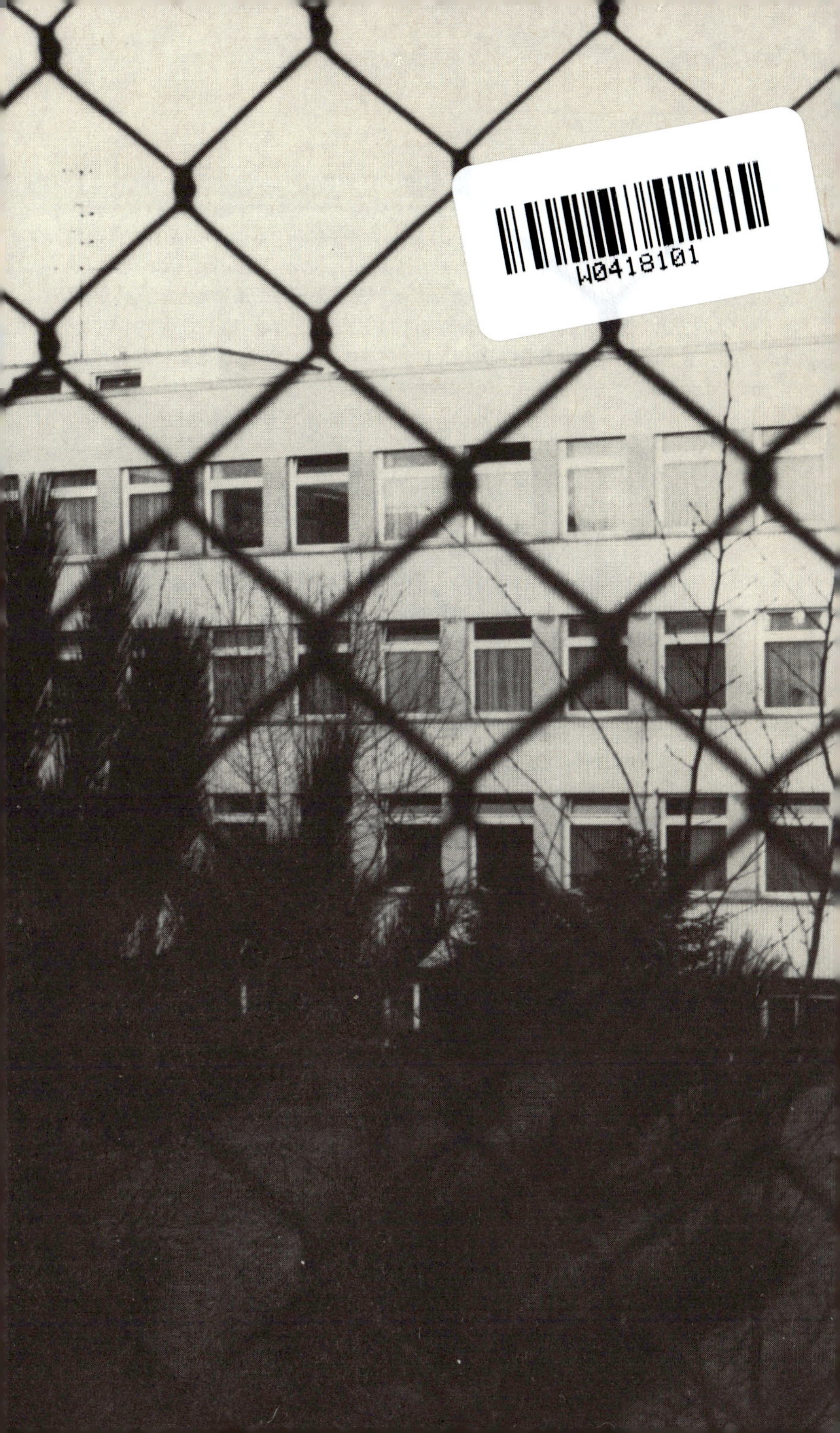

Über dieses Buch:

Uwe Heitkamp schildert die Reise in ein unbekanntes, unheimliches Land. Um es kennenzulernen, hat er sich durch selbst veranlaßte Zwangseinweisungen Zutritt verschafft. In verschiedenen Anstalten teilt er für mehrere Wochen das Leben der Patienten, er beobachtet den Umgang der Ärzte, Pfleger und Richter mit ihnen. Er erfährt die Behandlungsmethoden und die Wirkung der verabreichten Psychopharmaka an sich selbst und den seelisch Leidenden – darunter auch solche Medikamente und Drogen, deren Verwendung verboten ist. Und er führt ein genaues Protokoll: über den alltäglichen Wahnsinn der Psychiatrie, der die Menschen eher zerstört als ihnen hilft.

Stationen der Reise sind die psychiatrischen Anstalten in Frankfurt, Andernach, Merzig, Wunstorf, Wiesloch, Blankenburg, Mönchengladbach, Viersen und andere – insgesamt hat Heitkamp drei Dutzend Einrichtungen des Verwahrens und Aussonderns kennengelernt.

Jährlich verzeichnen die psychiatrischen Anstalten nahezu 870 000 Einweisungen. Von Jahr zu Jahr sind es mehr Menschen. Wo liegen die Gründe und die Ursachen für seelische Leiden. Müssen diese Menschen überhaupt in Anstalten eingeschlossen werden?

Nicht alle sind gleich. Kritik und Selbstkritik, Anstrengungen zur Veränderung gibt es auch in der Bundesrepublik. Was ist aus der Aufbruchstimmung vor 10 Jahren geworden? Heitkamp untersucht auch die Modelle und Möglichkeiten der Psychiatrie-Reform.

Er bringt die Bemühungen zu Wort, den Wahnsinn einzuschränken, wenn ihm schon nicht sofort ein Ende gemacht werden kann.

Über den Autor:

Uwe Heitkamp, 27 Jahre, ist Journalist und Filmemacher, spezialisiert auf Reportagen, Dokumentarberichte und Langzeitbegleitungen (u. a. Monitor, Report). Seine Recherchen über die Psychiatrie, die er in dieser Buchreportage verarbeitet, nahmen mehr als vier Jahre in Anspruch.

INHALT

»Die Entwicklung beweist, daß die Psychiatrie in der bundesdeutschen Gesellschaft nicht auf dem Abstellgleis steht. Der Reformzug hat viele entscheidende Ziele erreicht, und er wird weiterrollen, wenn er auch jetzt mit abgebremstem Tempo die Fahrt durch Engpässe staatlicher und kommunaler Finanzausstattung antreten muß ...«

»im blickpunkt«, Landschaftsverband Rheinland

»Bedburg ist nach wie vor eines der größten Irrenhäuser Europas mit 2730 Insassen. Weiße Kittel sind ›in‹ und ›Psychopath‹ ist eine beliebte Diagnose ...«

Bericht eines Stationsarztes aus Bedburg-Hau

DIE MIR EINREDEN: DU BIST KRANK

»Wir haben nichts zu verbergen«

Klaus Jacoby treffe ich zwischen Konferenzzimmer und seinem Büro. Offenbar hat er es immer eilig. Mit festen Schritten nimmt er die Treppenstufen zur Büroflucht des Landeshauses am Kennedy-Ufer in Köln-Deutz. »So ein Job bringt eine gewisse Dynamik mit sich«, behauptet der schnelle Mann, und: »Gott sei Dank bleibt man gesund dabei, denn die Aufgabe hält einen in Trab.«

Der Mann, der solches über sich erzählt, zeichnet verantwortlich für die Öffentlichkeitsarbeit des Landschaftsverbandes Rheinland, einem sozialen und kommunalen Konzern mit über 7000 Angestellten. Daß Jacoby früher für die BILD-Zeitung »anschaffen« ging, scheint hier nicht abträglich, sondern eher förderlich für die jetzige Aufgabe zu sein. Er muß Fragestellern wie mir verkaufen, mit welch großem, positivem Engagement das Gebilde Landschaftsverband gleichwohl im Straßenbau für Autobahnen wie auch in der rheinischen Psychiatrie für seine »Kranken« tätig ist.

Auf die meisten Besucher macht es Eindruck, wenn er die sozialen Errungenschaften in der Psychiatrie selbstredend

hervorhebt: »Wir haben ein umfangreiches Therapieangebot. Den Patienten geht es besser denn je . . .«
Jacoby fixiert mich mit einem kritischen Blick, bietet mir einen Platz an und schließt die Tür zu seinem Büro: »Im Rheinland gibt es 43 psychiatrische Krankenhäuser mit rund 13 800 Betten. Uns gehören davon circa 9000«, erklärt der Pressemanager und tut so, als rechne er Hotelbetten zusammen. Mit viel Gestik verweist er auf Broschüren aus seinem Hause: »Alles ist bei uns zum besten bestellt. Wir sind Träger von 11 psychiatrischen Einrichtungen.« Dann zählt er sie auf: »Bedburg-Hau, Bonn, Düren, Düsseldorf, Essen, Köln, Solingen-Langenfeld, Marienheide, Mönchengladbach und Viersen-Süchteln.«
Geduldig höre ich seinem langatmigen Vortrag zu, denn dieser Öffentlichkeitsarbeiter ist in seinem Drang zum Positiven nicht zu stoppen. Irgendwann habe ich die Chance, dazwischenzufahren. Ich spreche ihn auf Patientenmißhandlungen und Todesfälle an. Düren, Bonn und Süchteln haben Schlagzeilen gemacht. Ärzte machten Patientenversuche mit noch nicht zugelassenen Psychopharmaka, Staatsanwälte ermitteln, zuwenig Ärzte und Pfleger für zuviel Patienten.
Seine Miene verfinstert sich. Er mustert mich, wiegelt ab und bemerkt spitz, daß die Vermarktung menschlichen Elends nur mieser Journalismus sei.

Ich stehe am Anfang meiner Recherchen.
Mein Interesse war geweckt worden, nachdem die Schwester einer Bekannten nach einem halben Jahr Anstaltsaufenthalt entlassen wurde. Sie ist Mutter dreier Kinder und Lehrerin von Beruf. Eines Tages setzte sie sich aus scheinbar unerklärlichen Gründen auf die Bahnschienen der Strecke Köln–Berlin. Dank eines Bahnbeamten mit Weitblick überlebte sie. Was dieser Helfer in der Not nicht voraussah, war die sofortige Einweisung in das psychiatrische Krankenhaus. Als die Frau nach sechs Monaten ge-

schlossener Station wieder zu ihren Kindern und dem Mann zurückkehren durfte, war sie nur noch ein Schatten ihrer selbst, ein Häufchen Elend. Sie erzählte mir von ihrer Odyssee, und ich wollte es ihr kaum glauben. So erzählte sie mir mehr und mehr, und immer genauer. Zum Abschied sagte sie, daß sie nach jener Behandlung den Glauben an ein Leben vor dem Tod endgültig verloren hätte.
Meine Reise durch die Psychiatrie der Republik begann in dieser Nacht.

Jacoby entspricht meiner Bitte, eine Anstalt besuchen zu dürfen, um Patienten zu befragen. Wochenlange Bemühungen bei Klinikchefs, diese Menschen in ihrem Alltag kennenzulernen, waren vergeblich gewesen. Beim privaten Psychiatriekonzern »St. Georg«, wie ihn die Selbsthilfegruppen nennen, hatte ich sogar Hausverbot erhalten, weil ich ohne Anmeldung gekommen war. Fortan durfte ich in Gelsenkirchen und westfälischer Umgebung keines der über zwei Dutzend Anstaltsheime mehr betreten. »Das Thema Psychiatrie beginnt spannend zu werden«, schrieb ich in mein kleines Tagebuch. »Die Arbeit am Thema wird wohl längere Zeit in Anspruch nehmen und zäher Ausdauer bedürfen.«
In diesen Tagen arbeitete ich an einem Drehbuch für einen Dokumentarfilm über die Psychiatrie, in dem nur Patienten zu Wort kommen sollten. Doch bei allen Vorgesprächen mit Psychiatern stieß ich damit auf Unverständnis und Befremden. Eine der immer wiederkehrenden Fragen lautete: »Warum lassen Sie nicht alle, also auch uns Ärzte, zum Thema Stellung nehmen?« Ich begründete meine Ablehnung damit, daß Ärzte genug Möglichkeiten hätten, sich ins Bild zu setzen, andererseits Patienten in den Medien kaum Gehör fänden. So wurde ich nach jedem Vorgespräch an den Öffentlichkeitsarbeiter Jacoby verwiesen, bei dem ich nun kaffeetrinkend getestet werde.

Ich erkläre ihm mein Filmkonzept. Auch er hält nicht viel von Patienteninterviews. Er besteht darauf, daß während der Dreharbeiten immer ein Arzt oder Pressevertreter des Landschaftsverbandes anwesend sein muß. Die Gedanken sind frei, doch wer, wann, wo und mit wem in der rheinischen Psychiatrie ungezwungen reden darf, entscheidet allein Herr Jacoby. »Wir haben nichts zu verbergen, schauen Sie sich ruhig um.« Mit diesen Worten werde ich in das soziale Modell des Landschaftsverbandes Rheinland, nach Mönchengladbach-Rheydt, eingelassen.

Du bist doch nicht krank!

Der Chefarzt weiß von nichts: Filmaufnahmen seien zwar erlaubt, aber nur draußen und außerhalb der Stationen. Daß Klaus Jacoby nicht Herr seiner eigenen Entscheidungen ist, erfahre ich so spätestens vor Ort. Oder sollte er es so veranlaßt haben? Der Anstaltschef: »Bitte richten Sie es so ein, daß Sie Patienten nur von hinten aufnehmen.« Er führt uns durch den weiträumigen Park, weist auf dieses oder jenes Gebäude aus alter Zeit und erklärt Sinn und Zusammenhang des sozialen Gedankens, »der bei uns eine große Rolle spielt«. Ich sehe Gitterfenster vor den alten, frisch getünchten Gemäuern. Doch mitten im trauten Gespräch ereignet sich ein Zwischenfall. Ein Patient aus der Behindertenwerkstatt möchte uns dringend sprechen. Er hatte uns durch ein Fenster beobachtet und wollte uns mit dem Psychiater nicht ganz allein lassen.

Bernd B.*: »Herr Doktor, lassen Sie mich auch mal was sagen?«
Arzt: »Ja, wenn Sie denn was zu sagen haben, bitte.«

* Name geändert.

Bernd B.: »Ich sagte dem Kollegen schon, die Medikamente, die ich hier gekriegt habe: 1200 Tropfen Haldol[1], 400 Milligramm Truxal[2], eine Mogadan[3] abends und noch alle 14 Tage eine Spritze. An sich wäre ich hier überhaupt nicht mehr rausgekommen.«

Wann sind Sie denn entlassen worden?

Bernd B.: »Vor circa einem halben Jahr.«

Und Sie fühlen sich jetzt besser?

Bernd B.: »Ja, in jedem Fall! Weil ich draußen tun kann, was ich will, solange ich keinem anderen was tue. Ich kann meine Musik hören, ich kann – was weiß ich – meine Zigaretten rauchen. Ich kann zum Club fahren, meine Tante besuchen. Ich mach', was ich will. Aber hier drinnen?«

Arzt: »Sagen Sie doch mal, wie es wirklich war!«

Bernd B.: »Wenn'se hier drinnen hängen, leben'se in einer Traumwelt, schlafen die ganze Nacht nicht, irgendwann sagen'se sich mal, hör mal, jetzt machste Feierabend. Dann bin ich aus dem Fenster gesprungen . . . Die haben mir hier nie geglaubt, ohne Medikamente klappt das. Naja, und nachdem ich von der Intensivstation aus dem Elisabethkrankenhaus entlassen wurde, dann bin ich halt mal rausgekommen, von der Geschlossenen. Zwischendurch wieder ein paarmal aufgenommen, aber ich hab' denen gesagt: Ich will frei sein! Draußen kann ich leben,

1 *Haldol*: Neuroleptika der Firma Janssen, Düsseldorf; Auswirkungen sind u. a.: Mundtrockenheit, Blutdruckabfall, Atemdepression, Krampfanfälle, nervöse Erregung, Epilepsie, Benommenheit, Bewußtlosigkeit, Denk- und Wahrnehmungsstörungen u. m.

2 *Truxal*: Psychopharmakon der Firma Tropon, Köln; Auswirkungen sind u. a. Sehstörungen, Schlafstörungen, Einschränkung des Reaktionsvermögens, Herz- und Kreislaufstörungen (besonders bei älteren Patienten), Schwangerschaftsgefährdungen u. m.

3 *Mogadan*: Hypnoticum der Firma Hoffmann-La Roche, Schweiz; Auswirkungen sind u. a.: Muskelsteifheit, starke Schlafwirkung, Bewußtlosigkeit, Koordinationsstörungen, Schwindel, Kopfschmerzen, Sprachstörungen, Abhängigkeit, da chemisch mit Valium verwandt, u. m.

hier drinnen kann ich nicht leben. Nur am Fenster hängen und rausgucken. Sie leben doch nachher wie ein Tier im Zoo. Ja, Sie stehen am Fenster, freuen sich, wenn Besuch kommt, bitten um eine Zigarette. Sie rennen auf und ab im Flur und legen sich abends ins Bett. Ach, die Tabletten, das ist auch so 'ne Sache. Wissen Sie, morgens werden'se erst mal vollgepumpt, mittags kriegen'se wieder Arznei, abends um sechs auch wieder. Um zehn Uhr, wenn'se schlafen, wird erst einmal das Licht angemacht: Sie müssen noch Ihre Arznei nehmen . . . morgens um sieben Uhr wieder raus, frühstücken, Tabletten . . . Dann geht es wieder los!«

Was haben die Medikamente bei Ihnen bewirkt? Wie haben sie gewirkt?

Bernd B.: »Alles andere als positiv! Ich meine, wenn ich jetzt darüber richtig nachdenke . . . der Kreislauf spielt verrückt, das ist ein Palaver. Da können Sie später Epilepsie kriegen. Erst einmal werden'se müde. Dann hatte ich Speichelfluß. Der Speichel lief mir dann bis in den Hals, wenn ich im Bett lag. Da bin ich fast verrückt geworden, verstehen Sie? Was noch? Ach ja, die Muskelsteifheit; dann sehen'se alles völlig verschwommen. Der Urin läßt beispielsweise nach. Das sind alles so Sachen. Das ist Gift, ist das! Ich sage immer, das ist Rattengift, ist das . . . Aber 'ne Ratte würde davon noch leben können. Ich finde das grausam hier.«

Bernd B. wurde mit 17 Jahren in das Landeskrankenhaus Mönchengladbach-Rheydt zwangseingewiesen. Schon in der Schule hatte er Kontaktschwierigkeiten mit Freunden und Mitschülern. Die Eltern und Geschwister von Bernd B. zeigten sich seinem Verhalten gegenüber hilflos. »Weil ich manchmal so spinnige Ideen hatte, wollte keiner mehr mit mir was zu tun haben«, erklärt er mir. Einen Ausbildungsplatz mußte Bernd B. aufgeben, die Ausbildung abbrechen. Nach fünf Jahren geschlossener Station in der Anstalt machte er mit 22 Jahren einen Selbstmordversuch und sprang aus dem fünften Stock der Suchtstation, auf die er gekommen war, weil er inzwischen von den Medikamenten abhängig geworden war. »Die lag für mich am höchsten.« Er überlebte, ist jedoch körperlich für sein weiteres Leben gekennzeichnet (er hat ein steifes Bein) und wurde nach diesem Fenstersprung etappenweise auf offenere Stationen verlegt. »Eingesperrt kann ich nicht leben!« Heute arbeitet Bernd B. halbtags in der Behindertenwerkstatt, die dem Landeskrankenhaus angegliedert ist. Er repariert meisterhaft Fahrräder. Sein monatlicher Verdienst: um die 200 Mark.

Während der Patient Bernd B. seine Erfahrungen vor unserer Kamera schildert, fährt ihm der Chefarzt immer wieder ins Wort. Er hat sich hinter die Kamera gestellt, um nicht im Bild erscheinen zu müssen. Vom sicheren Platz aus zieht er Grimassen, schüttelt immer wieder den Kopf, bewertet gestikulierend Bernds Aussagen:

Arzt (zum Kameramann flüsternd): »Nehmen Sie ihn nicht so ernst, er steckt ja doch wieder im Beginn einer akuten Psychose.«

Bernd B. (unbeirrt weiter): »Jetzt weiß ich, was ich sagen will. Und zwar ist das so: Nachmittags von fünf bis sieben ist Besuchszeit. Ja, da müssen Sie Küchendienst machen. Um sechs Uhr essen Sie, um sieben Uhr muß der Besuch schon wieder raus. Ja, was machen'se dann? Dann hängen'se oben auf dem Zimmer.«

Ist das hier kein Ort der Ruhe und Besinnung, des Gesundwerdens?

Bernd B.: »Wenn'se auf Station II gesund werden wollen? Ach, da ist noch keiner gesund geworden!«

Warum sind Sie eingeliefert worden?

Bernd B.: »Tja, warum bin ich eingeliefert worden? Ich hatte Verfolgungswahn. Das ist . . . wie soll ich Ihnen das klarmachen? Ich bin durch die Stadt gegangen, und ich habe auf einmal alles hinter mir herlaufen sehen. Und dann bin ich zum Arzt gegangen. Ich wußte nicht mehr, wann Weihnachten war, das Fernsehen verfolgte meine Gedanken, ich konnte auf einmal Holländer verstehen. Die Zeitung schrieb alles, was ich erlebt hatte. Ja, und dann bin ich hier rein. Ein bißchen vereinsamt war ich durch dat Gedööns. Ich denk', da drinnen lernste ein paar Freunde kennen. Da ging es dann los mit den Medikamenten. Dann will ich abends, am ersten Tag raus, ja da wurd' die Türe vor mir abgeschlossen. Ich denk', was ist denn jetzt los, du bist doch kein Verbrecher! Danach habe ich zeitweise gemeint, ich käme in die Gummizelle, weil ich mich dagegen gewehrt habe.«

Arzt: »Na, so schlimm wird es wohl nicht gewesen sein. Sie übertreiben wohl ein bißchen.« (Schüttelt den Kopf.)

Bernd B.: »Wenn die mir jetzt drei Ampullen Haldol setzen würden, dann kann ich mich mit Ihnen nicht mehr unterhalten. Dann setz' ich mich auch nicht mehr aufs Fahrrad. Da trinke ich lieber drei Flaschen Bier, da sind'se nicht so voll, als wenn'se Haldol kriegen – wenn der Vergleich überhaupt erlaubt ist. Und ich habe in der Anstalt eine Dosierung gekriegt . . . und da steht auf den Waschzetteln: alles weitere muß unter ärztlicher Kontrolle erfolgen. Und nun raten die Ärzte bei meinen Kreislaufstörungen, wo kommt das her? Nehmen'se das mal acht Jahre lang ein! Da muß regelmäßig das Blut und das Herz kontrolliert werden. Fragen Sie die Leute da drinnen (zeigt auf die Anstalt) der Reihe mal durch, wann die das letzte Mal Blut abgenommen bekommen haben. Alle paar Monate mal, Herz-EKG jedes halbe Jahr, und das müssen'se noch selbst beantragen. Und wenn hier Leute von der Station zu einem privaten Arzt gehen, wird ihnen hier gesagt, Sie haben da nicht hinzugehen. Wenn'se überhaupt mal rauskommen. Und wir haben in Deutschland freie Arztwahl! Jeder von uns kann hingehen, wohin er will!«

Arzt: »Das glaubt ihm ja doch keiner!« (Psychiater entfernt sich – immer darauf bedacht, nicht ins Bild zu rennen.)

Bernd B.: »Oder wie die mich hier beispielsweise malträtiert haben: Ich habe einen Freund hier, den Dieter S.* Da war so eine Sache mit einem Mädchen, um das wir uns gezankt haben. Wir stehen da so rum (auf der Station), kommen da auf einmal zwei Mann, drei Mann, vier Mann – habe ich abgezählt –, stehen da bald zehn Mann. Ja, das Bett stand schon im Keller. Da haben die mich angeschnallt. Natürlich sind'se dann erregt, wenn Sie derart bedroht werden. Jetzt war ich erst mal 24 Stunden weg (. . .), ne Spritze bekommen und als ich aufwache, kommt ein Doktor und sagt: Sie haben PSYCH-KG[4].«

Bernd B. wurde zwangsweise und gefesselt in einem geschlossenen Raum im Keller der Anstalt festgehalten. Der Landschaftsverband Rheinland dazu in seiner Broschüre »im blickpunkt«:

> »Bei Patienten, die keine Krankheitseinsicht mehr haben, ist eine Unterbringung gegen ihren Willen zuweilen nicht zu vermeiden. Die Behandlung seelisch Kranker und geistig Behinderter gegen ihren Willen ist in Nordrhein-Westfalen durch das PSYCH-KG geregelt.«

Dieses Gesetz begrenzt die Unterbringung in Paragraph 11 auf eng ausgelegte Verhaltensweisen:

> »Die Unterbringung von Personen, die
>
> an einer Psychose,
> einer psychischen Störung, die in ihrer Auswirkung einer Psychose gleichkommt,
> einer Suchtkrankheit
> oder an Schwachsinn
>
> leiden, ist nur zulässig, wenn und solange durch ihr krankhaftes Verhalten
>
> gegen sich (Selbstgefährdung) oder
> gegen andere (Fremdgefährdung)

* Name geändert.

4 *Psych-KG*: Gesetz über Hilfen und Schutzmaßnahmen bei psychischen Krankheiten vom 2. Dezember 1969, Nordrhein-Westfalen.

eine gegenwärtige Gefahr für die öffentliche Sicherheit und Ordnung besteht, die nicht anders abgewendet werden kann. Die Unterbringung ist auch dann zulässig, wenn nach dem krankhaften Verhalten eine nicht anders abwendbare Gefahr besteht, daß die betroffene Person Selbstmord begeht oder sich selbst erheblichen Schaden zufügt. Die fehlende Bereitschaft, sich behandeln zu lassen, rechtfertigt für sich allein keine Unterbringung.«

Daraus folgert der Landschaftsverband, Träger der Anstalt Mönchengladbach-Rheydt, richtig:

»Die Unterbringung in einer geschlossenen Abteilung eines psychiatrischen Krankenhauses gegen den Willen des Patienten ist also nur statthaft, wenn er sich oder andere erheblich gefährdet. Für die Durchführung sind eine ärztliche Begutachtung und ein richterlicher Beschluß erforderlich. Den Patienten wird sofort von Amts wegen ein Rechtsanwalt beigeordnet.«

Was ist danach passiert?

Bernd B.: »Ich sagte dann, ich möchte nach Hause – PsychKG hin und her – ich möchte einen Richter und einen Rechtsanwalt sprechen. Mich hat hier keiner gesehen, keiner begutachtet. Sie als Arzt können mir keinen Beschluß geben. Tja, sagt der Arzt zu mir, Sie bleiben hier, Sie bleiben hier, auf jeden Fall! Später, als sie mir die Fesseln abgenommen haben, gehe ich an die Tür und sage: Ich will hier raus, ich will hier raus!«

Also die Rechte der Patienten, wenn sie auf ihre Rechte pochen, werden mißachtet?

Bernd B.: »Das können Sie wohl annehmen. Da kriegen'se 'ne Spritze, die Entmündigung, dann sind'se nicht mehr voll zurechnungsfähig! Aber ich will noch weiter erzählen: Ich jedenfalls wollte raus. Da war Dr. Reichart* an der Tür und hält mich fest, von draußen kommt Dr.

* Name geändert.

Ammann* rein, der hier mal Arzt war, der gar nicht mehr hier ist! Der hat mich gar nicht anzupacken! Das ist Körperverletzung! Ja, die packen das nicht mit mir, dann kommt der Piffers*, das ist ein Pfleger, und Dr. Ernst*.

Mit vier Mann bekommen die mich nicht gebändigt. Ich wollte lediglich einen Rechtsanwalt anrufen, und das ist mein Recht! Und da hat mich der Piffers gewürgt, abgesehen davon, daß man schon mal wie ein Schwein so an den Beinen hochgehalten wird. Da machen'se nix mehr. Der hat mich weitergewürgt und dann haben die mich zu viert in das nächste Bett . . .

Ich wußte im ersten Moment gar nicht, wo ich war. Da hab' ich gesagt, ich gebe auf. Da hatten'se mich aber schon angeschnallt und eine Spritze in den Hintern und eine in die Vene.

Am nächsten Tag bin ich dann trotzdem mit einem Trick ausgebrochen. Ich will aber hier nicht sagen, wie. Trotzdem, draußen erfährt das keiner, daß ich hier bis zur Bewußtlosigkeit gewürgt worden bin.«

Der Landschaftsverband Rheinland schreibt in seiner Werbeschrift »im blickpunkt«:

»Die Zahl der richterlichen Einweisungen geht glücklicherweise zurück. Die Rheinische Landesklinik (. . .) hofft, daß durch ihre Vorsorgemaßnahmen und ihre offenen Hilfen (. . .) Einweisungen auch in Zukunft weiter zurückgehen.«

Trotzdem wird diese Klinik in Mönchengladbach-Rheydt als soziales Modell bezeichnet?

Bernd B.: »Ja, ja, hier draußen könnte ich das ja auch sagen. Aber filmen Sie mal heute abend um acht Uhr drinnen, wenn eine alte Frau anhaltend bittet: Geben Sie mir eine

* Name geändert.

Tasse Kaffee, eine Tasse Kaffee. Gebt mir 'nen Zigarettchen. – Verstehen Sie das? Verstehen Sie? Auf einmal wird die Frau angeschnallt. Wissen Sie, dann sind Sie mit der Kamera nicht mehr dabei! Vorherige Woche habe ich das noch einem Mädchen hier in der Werkstatt gesagt. Bis hier, wie wir alle rund sitzen, geht die Kamera. Wie sie an der Tür die alte Frau N. festgehalten und mit Gewalt angeschnallt haben; und die schwebt dabei in Todesangst! Verstehen Sie, das sehen'se ja nicht.

Naja, ich sag', bis hier käme die Kamera, aber nicht bis da vorne. Da haste recht, Bernd, sagt'se.«

Ergeht es anderen Patienten hier genauso wie Ihnen, oder sind Sie mit ein paar anderen nur Einzelfälle?

Bernd B.: »Ich meine, wenn die Pfleger die Tür zumachen, sehe ich nicht, was da läuft. Ich will nicht sagen, daß wir direkt mißhandelt werden. Aber wenn'se nicht so wollen, wie die wollen – (Er beendet den Satz nicht und macht eine Handbewegung, als wenn ihm jemand den Hals durchschneiden würde.) Lassen Sie sich mal 'ne Spritze setzen! Ehe ich noch mal Jahre das Haldol[5] und Truxal[5] und was nicht alles für eine Scheiße schlucken muß, kann ich mir direkt 'nen goldenen Schuß setzen. Dann jedenfalls hätte ich es schneller . . . – Ob ich sage, daß Udo J.* oder Inge M.* . . . Wenn ich überlege, könnte ich Ihnen noch genug Namen nennen. So nach und nach sind die hier gestorben. Der eine ist hier herausgesprungen (zeigt auf den vierten Stock), der andere hat sich aufgehangen. Wissen Sie, das kommt nicht an die Öffentlichkeit. Daß der Udo aber immer noch dabei gekämpft hat: Ich möchte keine Tabletten, ich möchte keine Tabletten, lassen Sie die weg!

Geht nach Köln in die Beschwerdestelle des Landeshauses und sagt: Ich will mich beschweren. Jetzt war er aber

* Name geändert.

5 Siehe dazu S. 11, Anmerkung 1 und 2.

schon zweimal da. Da haben die gesagt: Nun warten Sie mal draußen. Da hat er die Schnauze voll gehabt und ist das Fenster rausgesprungen. Und nun ist er weg, ja! Da kommt dann hier 'ne Todesanzeige. Teilweise lachen sie darüber, teilweise heulen 'se drüber. Aber was der Udo hat für uns erreichen wollen, da fragt auch keiner mehr nach. (Kurze Pause.) Und wissen Sie, ein Arzt hat es gut! Wenn einer stirbt, dann versagt ja das Herz. Und wenn der Arzt jetzt schreibt: HERZVERSAGEN – Haben Sie schon mal einen Toten gesehen, der kein Herzversagen hatte?«

Sie wissen von Todesfällen hier in der Klinik, die wirklich vorgekommen sind?

Bernd B.: »Das nehme ich aber an, daß ich das weiß! Wolfgang G.*, den kennt heute auch keiner mehr, die Helga S.* und mehr. Da müßte ich scharf überlegen, wieviel das in acht Jahren insgesamt waren.«

Und woran sind diese Menschen gestorben?

Bernd B.: »Teilweise an Depressionen, man hat die mit Psychopharmaka vollgepumpt. Einige sind von der Viersener Brücke gesprungen[6]. Lassen Sie sich mal acht Jahre lang einsperren!«

Aus »im blickpunkt«:

»Die Rheinische Landesklinik (. . .) steht, wie die Anstaltspsychiatrie überhaupt, mitten in der Reform. Der Landschaftsverband Rheinland, größter Träger psychiatrischer Einrichtungen in der Bundesrepublik Deutschland, wird auch weiterhin alle Anstrengungen unternehmen, die Reformziele zu erreichen.«

Bernd B.: »Mit der Behindertenwerkstatt ist das auch so ein Witz: Wenn ich jetzt draußen versuche, Arbeit zu krie-

* Name geändert

6 . . . nachdem sie aus der Anstalt geflüchtet waren.

gen, entweder werde ich so gefordert, daß ich es nicht mehr packe, oder –«

Finden Sie da draußen überhaupt Arbeit?

Bernd B.: »Nein.«

Haben Sie es schon mal versucht?

Bernd B.: »Ja klar, aber gucken Sie mich doch mal an! Die lachen doch über mich, die lachen mich doch aus. Ich habe mal bei McDonalds – ich weiß nicht, ob ich das sagen darf, Sie können es ja wegschneiden –, ich hab' mich da jedenfalls beworben. Da hat mir ein Freund gesagt, die suchen für 379 Mark noch Leute. Da bin ich hin: Ja, guten Tag. Haben die mich gefragt: Wo arbeiten Sie, wo wohnen Sie? Da hab' ich denen die Wahrheit gesagt. Wissen Sie, was die meinten? Ja, kommen'se noch mal wieder. Wir rufen Sie an. – Kommt ein anderer Macker aus dem Laden auf mich zu: Wissen'se was, der war mich am Verarschen, nach Strich und Faden. Da bin ich abgehauen. Ich gehe nie wieder in den Laden rein! Dann bin ich in ein Fahrradgeschäft rein. Ich kann ja Fahrräder reparieren. Ich hab' diesen Leuten schon gesagt, ich arbeite an Ihren Fahrrädern für eine Mark in der Stunde, abends, nach Feierabend in der Behindertenwerkstatt. Ich kann die Mark gut gebrauchen, bei dem bißchen Geld. Die haben mir nur gesagt: Tut uns leid, wir haben keine Arbeit. Und wenn ich nach dem Laden gehe und gucke, wieviel Überstunden die schieben. Also hatten die doch Arbeit!«

Der Landschaftsverband Rheinland informiert:

»Die entscheidende Leistung des Personals liegt darin, den Kranken aus der Patientenrolle zu einer anderen Rolle, z. B. als Arbeitnehmer, zu führen. Dies ist eine schwierige Aufgabe. Als Patient wird man im Krankenhaus weitgehend versorgt, als Arbeitnehmer indes hat man viele Rechte, aber auch Pflichten. Zum soziotherapeutischen Trainingsprogramm gehören daher Dinge wie:

Umgang mit dem eigenen Geld,
Körperpflege,
Haus- und Küchendienst,
Reinigung von Wäsche,
Umgang mit den Behörden etc.

Voraussetzung für einen Erfolg dieser Therapie ist es, daß das Pflegepersonal dem Patienten immer mehr Eigenständigkeiten zutraut.«

Eine Studie der Gesellschaft für Soziale Psychiatrie belegt, daß nur etwa jeder 25. Langzeitpatient wieder eine Chance erhält, ins Berufsleben zurückzukehren. Meist sei es stupide Fließbandarbeit oder eine ähnliche Beschäftigung in Behindertenwerkstätten, ohne faire Bezahlung. Die meisten anderen biegen bereits vorher wieder in die Drehtür PSYCHIATRIE ab.

Sie waren acht Jahre mehr oder weniger immer auf geschlossenen Stationen hier im Landeskrankenhaus Mönchengladbach-Rheydt eingesperrt. Die hiesigen Ärzte haben Ihnen psychische Krankheit, seelisches Leiden diagnostiziert oder unterstellt! Sind Sie denn heute gesund, geheilt, oder wie würden Sie das bezeichnen?

Bernd B.: »Das ist schwierig zu sagen. Es gibt halt solche Phasen bei mir, na und? Dann gibt es Leute, die sagen mir, DU BIST DOCH NICHT KRANK! Im Gegensatz zur Klinik, DIE MIR IMMER EINREDEN, DU BIST KRANK.

Es ist schwierig zu entscheiden, ob ich krank bin. Es kann sein, daß ich meinetwegen unheimlich nett bin, brav, lieb und komm' in der Gesellschaft aus bei all der Anpassung. Es kann aber auch sein, daß ich jetzt irgendwie in einem plötzlichen Moment ausflippe. Das ist in so einem Augenblick, wenn man nicht sagen kann, was man will. Wer entscheidet denn, wer krank ist? Wo ist denn die Grenze? Oder glauben Sie mir, irgendein Therapeut hätte sich das mit angehört, was ich jetzt gesagt habe? Entschuldigen'se, ich habe jetzt keine Zeit, wissen Sie was, nehmen'se noch was zum Schlafen.«

Und Sie fühlen sich draußen besser als drinnen?

Bernd B.: »Na klar, draußen komme ich zurecht, drinnen nicht! Einsperren und Medikamente, ob ich sage Medikamente oder Rauschgift. Das kommt aufs selbe raus. Von wegen Modellklinik hier und soziales Modell.«

Aus dem Bericht der Selbsthilfegruppe SSK[7] in Köln über ein Krankenhaus des Landschaftsverbandes Rheinland mit Sitz in Köln:

»Das Leben der Patienten wurde massiv eingeschränkt. Auf manchen Stationen war das wenige Personal meistens den ganzen Tag damit beschäftigt, wenigstens den allgemeinen Tagesablauf ohne allzu große Pannen und Probleme geregelt zu kriegen. Für eine menschliche Betreuung blieb oft überhaupt keine Zeit mehr. Das führte dann z. B. auch dazu, daß auf geschlossenen Stationen keiner mehr Zeit hatte, mit den Patienten raus in die Sonne zu gehen. Was das heißt, im Sommer den ganzen Tag ohne Beschäftigung in einem überfüllten Raum zu sitzen und um jede halbe Stunde Ausgang

7 SSK = Soz. Selbsthilfe Köln.
Beschwerdezentrum: Liebigstraße 25, 5000 Köln 30, Tel.: 02 21/ 55 61 89. Das SSK-Beschwerdezentrum hilft Patienten aus den psychiatrischen Anstalten des Landschaftsverbandes Rheinland sowie anderen privaten Trägern. Es ist unabhängig.
Der Selbsthilfeverein setzt sich ein für:
- die Abschaffung der Zwangsbehandlung,
- gegen zwangsweise Medikamentenbehandlung und gegen Medikamentenmißbrauch,
- für die Wahrung der Rechte der Patienten,
- für eine sinnvolle Beschäftigung und angemessene, gerechte Entlohnung.

Er ist Ansprechpartner für Patienten, Angehörige und Mitarbeiter aus den Landeskrankenhäusern im Rheinland.
Der Schriftsteller Heinrich Böll stellte in den 70er Jahren dem SSK ein ihm gehörendes Haus zur freien Verfügung.

stundenlang bitten zu müssen, das kann sich wohl nur jemand richtig vorstellen, der solche Einschränkungen einmal selbst erlebt hat.«

Im siebten Himmel. In der Kinderpsychiatrie

Ortswechsel: Viersen-Süchteln im Rheinischen. Das Haus ist neu und macht den Eindruck, als sei es gerade eben erst seiner Bestimmung übergeben worden. Der Besucher schaut an einem Komplex mit acht Etagen hoch: Beton. Moderne Einrichtung innen, neue Sachlichkeit und Fahrstühle, behindertengerecht. Pfleger und Krankenschwestern in weißen Kitteln schieben geschäftig Essen auf Rädern durch die Gänge. Die kunststoffverkleideten Flure sind farblich abgestimmt. Je höher der Fahrstuhl trägt, desto bunter wird es: Kinder- und Jugendpsychiatrie in Viersen-Süchteln. Auch hier hat uns der Landschaftsverband zum Schauen eingeladen. Die Psychiatrie-Reform der 80er Jahre hat ihre Spuren hinterlassen. Statt Gitter vor den Fenstern: Panzerglas in Aluminiumrahmen ohne Fenstergriffe. Jedes Stockwerk hat einen eigenen Balkon. Doch vor der Balustrade der Gitterkäfig. Rundum eingepfercht, alle Stockwerke hoch. Bilder und Malereien von Kindern auf Zeichenblättern an den Wänden. Keine Gitterbettchen mehr, dafür Fesseln (»Fixierriemchen«) an den Matratzenrändern. Wird hier also noch gefesselt? Die Frage muß unbeantwortet bleiben. Kein Kind, kein Mädchen und kein Junge erwartet uns. Die Station hat den »geordneten« Rückzug angetreten. Auf die Frage, warum denn niemand auf der Station sei, bescheidet Dr. Günther Hennecke, Stellvertreter von Klaus Jacoby, knapp: »Morgens müssen die Kinder immer in die Schule.« Es ist früher Nachmittag. Es riecht nach Bohnerwachs. Alles ist sauber. Die Kindchen müßten es doch eigentlich gut haben.

Nummer Sicher. Forensische Psychiatrie

Die Gerichtspsychiatrie öffnet ihren Vorhang: Der jugoslawische Arzt Dr. Sead Halilovic zieht den Schlüsselbund aus der Tasche und schließt die Außentür des Verwahrhauses auf. Es klingt fast wie eine Entschuldigung, er verweist auf die deutschen Vorschriften: »Wir müssen hier auf Nummer Sicher gehen.« Erwachsene Männer, sogenannte Straftäter, sie müssen nach Verordnung um halb drei Uhr in den Betten liegen – nachmittags. »Warum?« – »Vorgeschriebene Mittagsruhe.«

Mit dem Gongschlag aus dem Arztzimmer, Punkt drei Uhr, stehen die Männer auf. Bayerische Volksmusik dudelt aus in den Decken installierten Lautsprechern. In einer umfunktionierten Turnhalle der Station beginnt die Arbeitstherapie. Die Kamera ist auf die Hände eines Mannes gerichtet. Flink stecken diese Finger eine Metallspange und zwei gelbe Plastikstäbchen zusammen. So schaffen sie rund 15 Wäscheklammern in der Minute. Zwei andere Hände dochten Kerzen zu Grableuchten. Ein weiteres Paar Hände verpackt Dübel und Schrauben. Arbeitslohn: maximal sechs Mark am Tag, knapp zwei Schachteln Zigaretten.

1984. Rehabilitation wird groß geschrieben und kleinlaut praktiziert.

Gesprochen wird kaum. Die Männer sind mit sich selbst und ihrer stupiden Arbeit beschäftigt. Jeder von ihnen ist mindestens schon zwei Jahre hier, manche von ihnen schon über fünf, einer sogar schon sechzehn Jahre. Perspektiven auf ein Leben draußen? Keiner hat eine Ahnung. Im Knast? »Ja, da hätte ich ein Urteil, und wüßte, wann's soweit ist, aber hier? Nee, nee, wirklich nicht.« Ein anderer antwortet sarkastisch mit dem Refrain: »Wir steigern das Bruttosozialprodukt, es wird in die Hände gespuckt.« Einige Patienten werden dabei aus dem Arbeitsrhythmus gebracht. Nach dem Gesetz müssen hier Menschen leben, die ohne Schuld sind, weil sie bei der Begehung eines

Rechtsbruchs unfähig waren, das Unrecht einzusehen oder nach dieser Einsicht zu handeln.

Das Haus ist gut gesichert: Elektronische Kameras observieren für kräftige Pfleger Zentralpunkte der Station von innen und außen. Die Frage, welche anderen Rehabilitations- und Resozialisierungsmöglichkeiten es noch gäbe, läßt der Psychiater unbeantwortet. Er zuckt mit den Schultern, geht mit uns in sein Büro und zeigt auf seinen brechend vollen Schreibtisch: »Hier gibt es drei Planstellen für forensische Ärzte, eine ist nur besetzt, deutsche Kollegen meiden diesen Job.«

In dieser Anstalt stehen 1397 Betten zur Verfügung: »In diesen Betten leben Menschen«, merkt ein kritischer Arzt von einer anderen Station an. Wenig später beschreibt der Journalist Klaus Potz, wie und mit welchen Mitteln der jugoslawische Psychiater seine gefangenen Patienten für die Industrieforschung über die Wirksamkeit von Psychopharmaka einsetzte. Dabei wurden sie auch mit ungewöhnlich hohen Dosierungen des Medikaments Haldol[8] traktiert, deren gesundheitliche Folgen die Firma Janssen, Düsseldorf, interessierte.[9]

Medikamentenversuche. Ein Fall, der keiner ist?

Anfang Mai 1985 wurden wir erstmals auf angebliche Medikamentenversuche an unwissenden Patienten in der Landesklinik Viersen-Süchteln aufmerksam gemacht. Hans K.*, ein Patient der forensischen Abteilung, der in der Klinik auf seine Schuldfähigkeit untersucht werden sollte, schrieb einen Hilferuf an die Redaktion einer großen Illustrierten. Hans K. behauptete, der Abteilungsleiter Dr. Sead Halilovic würde an den Patienten seiner Abteilung das Psychopharmakon Haldol in seiner optimalen Dosierung in

* Name geändert.

8 Siehe dazu S. 11, Anmerkung 1.

9 Vgl. dazu den Bericht von Klaus Potz auf Seite 26 ff.

einem nicht angemeldeten Medikamenten-Versuch erproben.
K. hatte seine Behauptungen zuvor schon der örtlichen Lokalpresse mitgeteilt. Mit für Lokaljournalisten wahrlich nicht typischem Engagement hatten sowohl die »Westdeutsche Zeitung« als auch die »Rheinische Post« den Fall aufgegriffen und in Einzelheiten geschildert.
»Medikamentenversuche in der von den Patienten geschilderten Form gibt es nicht«, hatte der Anstaltschef, Dr. Rainer Pöppe, immer wieder gegenüber den Lokalzeitungen erklärt. Unsere späteren Recherchen ergaben: Er wußte es nicht besser: Sogenannte Feldversuche mit Patienten hätten der Anmeldung des durchführenden Arztes bei der Klinikleitung und des Klinikträgers – in diesem Fall des Landschaftsverbandes Rheinland – bedurft. Das hatte Dr. Sead Halilovic offensichtlich vermieden.
Nachdem uns weitere Schreiben anderer Patienten erreichten, beschlossen wir, ein Gespräch mit Patienten vor Ort zu führen. Als »Assistent« eines Düsseldorfer Rechtsanwalts, der mehrere Patienten der Landesanstalt strafrechtlich vertrat, gelang es mir, Hans K. und weitere Insassen der gerichtspsychiatrischen Abteilung Station 16 der Klinik persönlich kennenzulernen.
Besonders bei Hans K. hatte ich den Eindruck, daß es sich bei ihm sicherlich nicht um einen typischen Patienten einer solchen Abteilung handelte. Der Arztsohn war nach ursprünglichen Studentenulken, die später in wirtschaftskriminelle Handlungen eskalierten, in die Klinik geraten, gleichwohl nicht bereit, sich seinem scheinbar unvermeidlichen Schicksal zu beugen. K. hatte bei seinem mehrmonatigen Aufenthalt in Viersen-Süchteln folgendes beobachtet: Alle seine Mitpatienten litten unter ihnen völlig unerklärlichen Beschwerden. Der damals 25jährige D. M.* wurde von plötzlichen Krämpfen geschüttelt. R. W.* litt von einem auf den anderen Tag unter Verfolgungswahn. K.-G. M.* lag den ganzen Tag apathisch auf seinem Bett, unfähig, seine eigenen Belange in die Hand zu nehmen. Und Hans K. selbst hatte ständig das Gefühl, »daß mir dauernd einer mit dem Hammer auf den Kopf schlägt«.

* Name geändert.

Initiativ wurden die Patienten, als D. M. den anderen von seinem Haftprüfungstermin in Krefeld berichtete: »Vor dem Richter war ich wie benommen, konnte nur wirre zusammenhanglose Sätze stammeln.« Patient K. hatte schon länger den Verdacht, daß mit der Spritze, die auf Anordnung von Dr. Sead Halilovic in regelmäßigen Abständen verabreicht wurde, etwas nicht stimmen konnte. Ein Pfleger, dem die Patienten in Viersen-Süchteln vertrauten, bestätigte schließlich den Verdacht: »Ihr nehmt an einem Medikamentenversuch teil. Auch Haldol wird gespritzt.« Haldol Decanonat ist die medizinische Bezeichnung für ein schweres Psychopharmakon.

Bei meinem Aufenthalt in der Landesklinik Viersen-Süchteln stieß ich auf den Arzt Dr. C., der damals als Stellvertreter Dr. Halilovics fungierte. Ich hatte keine Mühe, ihm schon nach wenigen Gesprächsminuten die Bestätigung der Vermutung des Patienten K. abzugewinnen: »Es stimmt, in dieser Abteilung wird derzeit die optimale Dosierung des Medikaments Haldol ausprobiert.«

Mit der Pharma-Firma Janssen aus Neuss bei Düsseldorf, die das Medikament Haldol herstellt, hatte Dr. Halilovic einen mehrmonatigen Test an Patienten privat vereinbart. 20 Versuchspersonen ließ der Chefarzt alle vier Wochen eine sogenannte Depotspritze mit Haldol injizieren, ohne daß dazu medizinisch ein Grund bestand.

Die Herstellerfirma erklärte im nachhinein, daß es sich bei den Spritzen um allgemein übliche »klinische Überprüfungen von Medikamenten« handelte. Janssens Produktleiter Helge Pesel: »Die Grundsubstanz Haldol ist schon lange bekannt und seit 1983 nach dem Arzneimittelgesetz zugelassen. Es geht hier nur um eine rückschauende Auswertung der Behandlungsergebnisse mit Haldol.« Allerdings, so erfuhren wir von dem leitenden Klinikmitarbeiter, wurde die von der Firma in den Beipackzetteln des Medikaments angegebene Dosierung von zwei bis drei Milliliter pro Spritze in der Landesklinik in Süchteln erheblich überschritten. »Sechs Milliliter wurden uns jedesmal eingepumpt«, weiß Patient K., der – wie andere Patienten auch – Strafanzeige gegen den Chefarzt erstattet hatte. »Es ging Doktor Halilovic darum, zu testen, welche maximale Dosierung des Mittels möglich ist. Da mich niemand nach meinem

Einverständnis zu dem Versuch gefragt hat, nenne ich das schlicht Körperverletzung.«
45 000 Mark zahlte Haldol-Hersteller Janssen für die Versuchsreihe. Geld, das beim Landschaftsverband nie angekommen ist. »Wir wußten nichts von den Versuchen, folglich auch nichts von irgendwelchen Zahlungsvereinbarungen«, erklärte Klaus Jacoby, Sprecher des Landschaftsverbandes.
Mitte Mai 1985 wurde Dr. Sead Halilovic auf Antrag der Wuppertaler Staatsanwaltschaft vorläufig festgenommen. Gegen ihn lief ein Ermittlungsverfahren wegen Bestechlichkeit im Amt. Ihm, der als neutraler Sachverständiger in zahlreichen Prozessen psychiatrische Gutachten zu erstellen hatte, wurde vorgeworfen, diese Gutachten auf Bestellung und für viel Geld zum Vorteil der Patienten manipuliert zu haben. Dazu sein damaliger Stellvertreter in Süchteln: »Er hat kassiert, wo es etwas zu kassieren gab.«
Die Staatsanwaltschaft Wuppertal mußte das Verfahren gegen Dr. Halilovic (AZ 26/JS 561/85) im Herbst 1986 einstellen.
Ebenso verliefen die Ermittlungen der Staatsanwaltschaft Mönchengladbach, die das Verfahren wegen unerlaubter Medikamentenversuche einstellte.
Der Arbeitgeber von Dr. Sead Halilovic, der Landschaftsverband Rheinland, löste das Arbeitsverhältnis mit dem Psychiater Ende 1985. Gründe und Bedingungen wurden der Öffentlichkeit nicht mitgeteilt. Vor dem Landgericht in Mönchengladbach laufen derzeit weitere Ermittlungen aufgrund von Strafanzeigen mehrerer ehemaliger Patienten der Landesanstalt Viersen-Süchteln. Journalisten wurde unter Androhung von hohen Schadensersatzforderungen per Rechtsanwaltsschreiben untersagt, weiter über den Fall zu berichten.

März 1987, Klaus Potz

Der Landschaftsverband Rheinland »im blickpunkt«:
»Infolge der großzügigen, ohne Rücksicht auf die Kosten getroffenen Anlage, ist die Anstalt Johannistal (Viersen) wohl die schönste in ganz Deutschland. Die Anlage in Süchteln wurde

aber nicht nur ihrer Schönheit wegen berühmt. Mit verhaltenem Stolz weist die Chronik zudem darauf hin, daß in den halbgeschlossenen und geschlossenen Häusern alles vermieden worden ist, was ihnen einen gefängnisartigen Anstrich geben könnte. Und: es fehlt jede Vergitterung. Die Sicherheit beruht allein auf der Wachsamkeit des Pflegepersonals.«

Zwei Wochen später erreichen mich zwei Briefe des Landschaftsverbandes, Abteilung Öffentlichkeitsarbeit:

»Sehr geehrter Herr Heitkamp,
Sie haben während Ihres Besuches in unserer Klinik Viersen Fernsehaufnahmen drehen lassen. Wegen der Kürze der Zeit war es dem Klinikleiter nicht möglich, die entsprechenden Stationsärzte (. . .) darüber zu informieren, daß von Ihnen solche Aufnahmen gedreht werden würden.
Inzwischen hat die Mehrzahl der von Ihnen aufgenommenen Patienten schriftlich erklärt, daß sie mit der Verwertung dieser Aufnahmen nicht einverstanden sind. Ich muß Sie deshalb nachdrücklich bitten, von den gemachten Aufnahmen keinerlei Gebrauch zu machen.
Einer erquicklichen Zusammenarbeit wegen darf ich Sie herzlich bitten, uns vor Ihren weiteren Besuchen verbindlich zu erklären, ob Sie (. . .) Fernsehaufnahmen drehen möchten. Sie werden verstehen, daß die Ärzte ihre Patienten vorab entsprechend vorbereiten müssen. Außerdem wird es notwendig sein, daß bei allen Aufnahmen ein Mitglied der Pressestelle zugegen ist.
Mit freundlichen Grüßen
Klaus Jacoby«

Auf meine Bitte, mir mitzuteilen, welche Patienten mit den Aufnahmen nicht einverstanden waren, erhalte ich von Jacoby keine Antwort. Terminschwierigkeiten . . . Ohne Angabe von Gründen platzt ein bereits vereinbarter Termin, den Patienten die sie betreffenden Aufnahmen aus der

Anstalt vorzuführen, damit sie absolut sicher gehen können, daß ihre Persönlichkeitsrechte gewahrt bleiben. Ich darf die Station der sogenannten Straftäter nicht mehr betreten.
Der zweite Brief – in Maschinenschrift und im Behördenformat aufgesetzt – kommt von Bernd B.:

»Anfang Juni d. J. sind im LKH 4050 Mönchengladbach 2 Filmaufnahmen gemacht worden. Zu diesem Zeitpunkt befand ich mich im Anfangsstadium einer Psychose, welche sich nach dem Vorfall mit dem Filmteam rapide verschlechtert hat. Ich distanziere mich heute von allem, was ich in dem Film gesagt habe, und verlange, daß alle Passagen um meine Person gestrichen werden. Alle Ärzte, die ich bis heute gefragt habe, wußten nichts davon, daß gefilmt wurde oder daß eine Erlaubnis dafür vorhanden war. Ich möchte Sie bitten, meinen Brief an das Filmteam weiterzuleiten. (. . .)
Bernd B.«

Ich treffe Bernd B. zum zweiten Mal. Er hatte Druck von der Klinikleitung bekommen. Es tut ihm leid, diesen Brief unterschrieben zu haben. Er erklärt sogar, das Blatt gar nicht selbst verfaßt zu haben. »Ich kann gar nicht Schreibmaschine schreiben. Was sollte ich anderes machen, entweder den Brief unterschreiben, oder den Platz in der Behindertenwerkstatt verlieren. Das hätte mich 200 Mark im Monat gekostet.«

Absender seines Briefes: *Pressestelle des Landschaftsverbandes Rheinland, Leiter der Pressestelle* Klaus Jacoby.

»Ich war immer ein Träumer und ein gutgelaunter und optimistischer Mensch. Dann habe ich in Berlin eine Psychose gekriegt.«
Klaus G. (geschlossene Männerstation in der Universitätspsychiatrie Frankfurt am Main)

KLAUS G.: »ICH WURDE KAPUTTGESPRITZT«

Besuch im Tollhaus

Beschluß des Amtsgerichtes Frankfurt:
»In der Unterbringungssache (ist) Klaus G., geboren 1961, wohnhaft in Berlin (. . .) aufgrund des Paragraphen 9, Hessisches Freiheitsentziehungsgesetz, einstweilen und längstens auf die Dauer von zwei Monaten in einer geschlossenen Krankenabteilung unterzubringen. (. . .) Der Beschluß ist sofort vollziehbar.«

Morgendlicher Rundgang im Käfig: zweiundsechzig Schritte am Metallgitterzaun entlang geradeaus, dann eine Linkswendung, siebenunddreißig Schritte in die andere Richtung. Das Freiluftgehege ist beinahe rechteckig, abgesehen von einem Flecken Erde hinter dem Bewahrhaus, der noch dazugehört. Zwei Bänke, ein Baum; der Zaun ist vier Meter hoch.
»Vater ist schon lange tot, hat sich erschossen. Seit Mutter ihn eines Morgens in der Waschküche aufgefunden hat, ist sie die dominierende Person.«
Klaus G. spricht nicht gern über sein Zuhause. Aber es ist nicht allein der Schmerz über den frühen Tod seines Vaters, der ihn zwangsweise in die Anstalt verfrachtete. Da ist noch etwas. Aber ein Leidender wird seine Geschichte nicht herunterrasseln, um anderen eine Neuigkeit aufzubinden. Fragende Augen, ein trauriges Gesicht, ein hängengelassener Kopf.

Es ist sieben Uhr in der Frühe. Frankfurt erwacht: neblig, trübe und kalt ist es hier draußen. Dumpf dringen die Motorengeräusche der vor einer Ampel im Leerlauf brummenden Autos zur geschlossenen Station für Männer 93.1: Psychiatrie der Johann-Wolfgang-von-Goethe-Universitätsklinik.
Die Menschen auf der anderen Seite des Zaunes fahren zur Arbeit: morgendlicher Berufsverkehr. Für die hier drinnen ist das ein Begriff ohne Bedeutung. Was ist das, Zeit?
Ein Erkennungsmerkmal für die Zeiteinteilung ist, daß die Nachtschicht gerade der Frühschicht die Tagesarbeit übergeben hat. 23 Betten und 22 Patienten. Wer will, darf morgens einen Rundgang im Rechteck machen. Es sind fast immer dieselben, die hier für eine halbe Stunde den Auslauf suchen.
Die meisten bleiben drinnen, sie haben sich aufgegeben, nachdem sie hier abgegeben wurden. Sie sitzen im Tagesraum eingeschlossen und rauchen, sie dösen vor sich hin und warten auf das Fernsehprogramm, das erst um zehn Uhr beginnt. Tannen, Hecken, Gebüsch hinter dem Zaun: Sichtblende für die da draußen vor denen hier drinnen genauso wie umgekehrt. Wahrlich kein Rosengarten, und trotzdem ist es das einzig Natürliche an diesem Morgen, wenn der Tau des noch nassen Rasens durch die dünnen Sohlen der Schuhe dringt. Ein Kribbeln geht durch die Zehen, der Körper spürt die Frische. Nach einer halben Stunde ist die Wanderung im Kreise beendet. Danach heißt es Schlange stehen, um die morgendliche Ration Tabletten oder Tropfen entgegenzunehmen, bisweilen wird sie eingeflößt. Dann stellen sich 22 erwachsene Männer in einer Reihe auf, um die Frühstücksausgabe zu erwarten.

»Ich bin hier als Wurm und Atombombe gleichzeitig reingekommen«, erklärt Klaus G. Er reibt sich ungeschickt die Hände und weiß dann nicht so recht, wo er sie verstecken

soll. So verschränkt er sie auf dem Rücken und wandert ruhelos in gleichmäßig langsamen Schritten durch die Station: auf und ab, hin und her. Neunzehn kleine Schritte in die Längsrichtung der Station und wieder zurück, zweimal, dreimal, viermal. Wer weiter mitzählt, wird verrückt dabei. Es kann Stunden so weitergehen und mit ihm stelzen einige der anderen Patienten hin und her, her und hin. Das Herumschleichen eines Tigers im Käfig.
Nach knapp zwanzig Minuten macht Klaus G. eine kurze Pause und setzt sich auf das frischbezogene Bett eines Patienten, der gerade in die Abteilung für »Chronische« verlegt worden ist, der Endstation für die nächsten Jahre.
Klaus ist dem Heulen nahe. Seine nikotinverfärbten Finger zittern, als er sich die nächste Zigarette anzündet. »Früher habe ich nicht soviel geraucht. Hier drinnen wird das anders, du qualmst eine nach der anderen. Und dazu dann die Medikamente.« Er ist angespannt, als wollte er zerspringen. Der Schweiß rinnt ihm von der Stirn. Er bewegt sich wie unter einem anderen Zeitmaß, unendlich langsam – und anders als gewollt.
Aber sein Gesicht, seine Augen sind klar. Vor der Medikamentenaufnahme halten sie dem fremden Blick stand, geben sie seiner Mimik Ausdruck. Spätestens um neun Uhr – es ist noch eine Stunde bis zur Arztvisite – werden sie stumpf sein. Sein Gesicht wird blaß sein, die Augen werden ausweichen, die Pupillen größer, geweitet, leer –.
Er hört nicht die laute Musik, dieses Kreischen eines Schlagers aus dem Kofferradio, zusammengemischt mit einer Nachrichtenstimme und das wiederum mit einem Rock 'n' Roll, alles aus drei verschiedenen Apparaten. Die Station gleicht einem Tollhaus. Da ist das fortlaufende Murmeln des Patienten S., G., der gefesselt in seinem Bett liegen muß, schreit, der eingewiesene Lokführer unterhält sich mit dem Mainschiffer, der immer wieder nachfragt, ob er den anderen auch richtig verstanden hat, und wild gurgelt die Lokusspülung.

Klaus bemerkt den türkischen Patienten nicht, der mitten auf der Station, nach Osten gewandt auf dem Boden liegend, Allah preist und eine Sure zitiert. Allerdings ist er bald damit fertig, denn das darf er nicht lange machen. Die Toleranzschwelle liegt jedes Mal bei knapp drei Minuten. Dann kommen die Pfleger mit zwei Lederriemchen und binden ihn kurzerhand an seinem Metallgitterbett fest. Mit der Bemerkung: »So 'n Zirkus gibt's bei uns nicht«, wendet sich der eine von beiden, der Oberpfleger, wieder seiner Lieblingsbeschäftigung zu: Kaffeetrinken, einen Klatsch mit den Kollegen halten, andere arbeiten lassen, dabei jedoch die Patienten nicht aus den Augen verlieren.
Klaus hatte beim Morgenspaziergang davon gesprochen, daß ihm ein Formular vorgelegt worden sei. »Die Ärzte haben mir gesagt, daß sie auch nicht wüßten, wie sie mir helfen könnten.« Er hätte dann diesen Zettel unterschrieben. Auf die Frage, was das denn Wichtiges gewesen sei, das seiner Unterschrift bedürfe, sagt er nur kurz: »Ein neues Medikament . . .«
Ein neues Medikament? »Sie testen ein neues Mittel an mir aus, das noch nicht auf dem Markt ist. Ich bin ihr Kaninchen.«

Klaus G. hat zwei Schwestern, beide sind älter als er. Sie berichten, er sei auf dem Weg von Berlin, wo er eine Wohnung habe, nach Karlsruhe gewesen, um seine Mutter zu besuchen, die mit Depressionen im Krankenhaus läge. Er habe sich große Sorgen um sie gemacht. Beide Schwestern halten zu ihm, die eine besucht ihn des öfteren im Besucherzimmer der Station. Auf die Station dürfen sie nicht. Kein Außenstehender darf das. Der oberärztliche Gutachter der Universitätsklinik, Zentrum für Psychiatrie, diagnostiziert: »Bei Herrn G. besteht eine akute endogene Psychose aus dem schizophrenen Formenkreis.«

Was heißt das?

»Alle psychiatrischen Klassifikationsversuche sind (. . .) mit Vorsicht zu genießen. Zehn bis zwanzig Prozent der Aufnahmediagnosen in psychiatrischen Krankenhäusern lauten auf ›SCHIZOPHRENIE‹. (. . .) Die Wissenschaftler sind sich nach wie vor nicht einig darüber, ob es überhaupt sinnvoll ist, sie alle unter dem Etikett ›SCHIZOPHRENIE‹ zu subsumieren. Zur Gruppe der Psychosen zählen auch die endogenen Manien, die endogenen Depressionen und die manisch-depressiven Psychosen. (. . .) Genaue Angaben über die Ursachen und Entstehungsbedingungen der psychischen Krankheiten können die Wissenschaftler heute noch nicht geben. (. . .) Endogen ist (somit) ein schillernder Begriff. (. . .) Für die Behandlung psychischer Erkrankungen gilt: körperliche, seelische und soziale Faktoren müssen berücksichtigt werden.«[1]

»Psychoknast«, ruft ein anderer Patient auf der Station 93.1. Er heißt Dieter und läßt sich neben Klaus auf dem freigewordenen Bett nieder. Er schaut sich um, niemand schenkt den beiden größere Beachtung, und zeigt auf seine Tabletten. Er hat sie heimlich verschwinden lassen, und er macht einen beinahe fidelen, immerhin ungestörten Eindruck. Dieter erzählt die Geschichte seiner Einweisung:

Auch er sei, ähnlich wie Klaus, von der Polizei eingeliefert worden. Nach einer Party, bei der wiederholt die Ordnungshüter eingeschritten seien – er zwinkert mit den Augen und merkt an: »Nächtliche Ruhestörung« –, sei es zum Eklat zwischen ihm und den Nachbarn gekommen. Sie, nichts anderes im Sinn, als die Polizei wieder herbeizurufen, hätten ihn der Verrücktheit bezichtigt. Die wiederum hätte keinen Spaß verstehen können, »als ich denen einen Wohnzimmersessel auf den Peterwagen geworfen hab'«. Und: »War selbst in jungen Jahren bei der Polizei, kann verste-

1 Aus: *Irrungen und Wirrungen*. In: DIE ZEIT Nr. 45 vom 1. 11. 1985 (Dossier).

hen, daß die hier in Frankfurt keinen Spaß haben. Hab' dann bei denen 'ne Biege gemacht.«
Da es bei ihm nach der Fete recht wüst ausgesehen hätte, sei er auf der Stelle und volltrunken mitgenommen worden. »Da bin ich jetzt seit über drei Monaten und spiel' für die den Hampelmann – ›Fremdgefährdung und asoziales Verhalten‹.« Da Dieter mehrmals lautstark um seine Entlassung nachgesucht und sich mit dem Stationsarzt angelegt hätte, sei er in den letzten drei Nächten »zugespritzt und fixiert« (gefesselt) worden. »Da freß ich doch die Pillen nicht noch zusätzlich.«
Er macht Klaus Mut: »Soll sich nicht so hängenlassen. Wir beide schaffen den Laden schon.«
Klaus läßt sich aber hängen: »Die wissen nicht, was mir fehlt, die tappen im dunkeln, die neuen Tabletten helfen mir auch nicht«, und leise Selbstzweifel keimen in ihm auf, ob es richtig gewesen sei, die neuen, noch nicht erprobten Psychopharmaka, widerspruchslos zu schlucken.

Professor Dr. Asmus Finzen, Reformpsychiater aus Wunstorf bei Hannover, schreibt über die Psychopharmakaeinnahme: »Die antipsychotische Qualität von Neuroleptika ist (. . .) mehr eine Hoffnung.«[2]
Der Journalist Ernst Klee über die Auswirkungen nach der Psychopharmaka-Einnahme: ». . . daß man buchstäblich auf dem Zahnfleisch geht, daß man auf allen vieren kriecht, weil man sich nicht aufrichten kann, weil der Kreislauf zu schwach ist . . .«[3]
Die Heidelberger Rechtsanwälte Jürgen Schifferer und Hans-Joachim Klein bezeichnen eine Serie von gefährlichen Körperverletzungen in der psychiatrischen Anstalt in Wiesloch durch Psychopharmaka als »legalisierten Mord«![4] Ähn-

2 In: *Finzen, Asmus,* Die Tagesklinik. München 1977, S. 246.
3 In: *Klee, Ernst*, Wenn Patienten den Mund aufmachen. In: Ph 4, 1977, S. 36–44.
4 Aus: *Lehmann, Peter*, Der chemische Knebel. Berlin 1986, S. 3.

lich kraß drückt es Professor Franco Basaglia, italienischer Psychiatriereformer, aus:

> »Im nachhinein kann man jetzt sehen, welchen Effekt sie (die Psychopharmaka) sowohl für den Kranken als auch für den Arzt haben. Sie wirken gleichzeitig auf die Angstsituation des Kranken wie des Arztes ein und führen damit zu einem Paradoxum: der Arzt lindert mit Hilfe der Medikamente, die er dem Patienten verschreibt, sein Gefühl der ängstlichen Unsicherheit gegenüber einem Kranken, zu dem er keine Beziehung und mit dem er keine gemeinsame Verständigungsmöglichkeit zu finden weiß. Er kompensiert also durch eine neue Form der Gewalt seine Unfähigkeit. (. . .) Durch die sogenannte beruhigende Wirkung der Medikamente verharrt der Patient in seiner passiven Krankenrolle.«[5]

Thomas S. Szasz, Psychiater, kritisiert die psychiatrischen Behandlungsmethoden als »medizinischen Schwindel« und warnt davor,

> »daß in den nächsten zehn Jahren Hunderttausende Menschen auf der Straße liegen werden, deren Hirn mit Psychopharmaka vergiftet und zerstört ist. Eine große Epidemie von – von der Medizin verursachten – neurologischen Krankheiten wird die Menschen heimsuchen. Dann erst werden sie damit aufhören, den Psychiatern zu folgen«.[6]

Während der folgenden Arztvisite bittet Klaus zum ersten Mal darum, das ihm nicht bekannte Medikament absetzen zu dürfen. Die Psychiater vertrösten den Patienten: »Ende nächster Woche.« Der Stationsarzt: »Es dauert immer seine vier Wochen.«

> »Der Verlauf einer (. . .) Erkrankung kann durch das Verhalten der Familienangehörigen entscheidend beein-

5 In: *Basaglia, Franco*, Die negierte Institution. Frankfurt 1971.
6 In: *›Vorsicht Psychiater!‹* Gespräch mit Thomas Szasz. In: WARUM! November 1980, S. 17–20.

flußt werden. Langfristige Hospitalisierung (durch Zwangsverwahrung, Anm. d. A.) der Patienten ist riskant. In der depressiven Phase fühlen sich die Patienten wie versteinert und leer. Viele betrachten ihren Zustand nicht als Krankheit, sondern als Folge eigener Verfehlungen und eigener Schuld (. . .). Umweltfaktoren spielen eine wichtige Rolle bei der Auslösung (. . .). Ob die Krankheit chronisch wird, hängt im hohen Maße von psychosozialen Einflüssen ab, der Patient braucht eine geeignete Umgebung, die ihn weder unter- noch überfordert.«[7]

Auf einem Meldezettel im Stationsbuch steht für den 23. Oktober eingetragen: »Keine besonderen Vorkommnisse . . . Patient G. war sehr unruhig, er ist mit dem Kopf gegen die Tür gerannt: mußte fixiert werden . . .«

In welcher Verfassung der Patient eingeliefert wurde, beschrieb der Oberarzt in einem späteren Gutachten:

»Sein Zustand (hat) sich so verschlimmert, daß er von der Bahnpolizei in Frankfurt am Main (. . .) in einem Zugabteil auf dem Boden kriechend und total verwirrt gefunden und unserer Klinik zugeführt wurde. Bei der Aufnahme bot Herr G. das Bild einer akuten schizophrenen Psychose, war hochgradig ängstlich, redete verworren daher und stand unter dem Einfluß paranoider Wahnideen. Seine Eigenkontrolle war aufgegeben, Gefahr im Verzuge.«

So übernahm das psychiatrische »ZENTRUM« die Fremdkontrolle über den ›hochgradig ängstlichen‹ Klaus G. und sie gaben ihm neuartige Medikamente.

Was diese Medikamente im Körper und im Kopf bewirken?

Der Oberarzt: »Ich kann Ihnen da noch nichts Genaues sagen, wir wissen es ja selbst noch nicht.«

Nun ist Klaus G. noch mehr verunsichert. Seine Schwester:

7 In: *»Irrungen und Wirrungen«*. In: DIE ZEIT Nr. 45 vom 1. 11. 1985 (Dossier).

»Ich habe den Klaus bei meinem ersten Besuch in der Klinik kaum noch wiedererkannt. Das kann doch nicht der Klaus sein, habe ich gedacht. Der sitzt den ganzen Tag in den geschlossenen Räumen herum und ist vollgepumpt. Das allein kann einen ja schon krank machen. Und dann sagt mir der behandelnde Arzt, ich soll mir keine Gedanken drum machen. Ich mach' mir aber Gedanken drum!«

Dieter, der andere Patient, hat einen Narren an der Station gefressen und treibt Schabernack in höchster Vollendung. Er versucht eine Krankenschwester davon zu überzeugen, sich für ihn heute abend freizumachen, mit ihm in die Disco zu gehen. Die Tür zur Station brauche sie nur einen Spalt offenstehen zu lassen. Es müßten ja nicht gleich alle sehen, wenn sie zusammen . . . Schwester M. lehnt dankend ab: »Vielleicht ein ander Mal . . .« – »Wie Madame belieben«, und Dieter macht einen Hofknicks. Er klopft Klaus auf die Schulter, nimmt ihn in den Arm und tröstet ihn: »Wird schon wieder werden, Mensch, du mußt nur dran glauben!«
Pause. Klaus nickt.

Noch einen Koffer in Berlin – oder war da mehr?

Als Dieter weg ist, beginnt Klaus zu erzählen.
Während seiner Schulzeit verheimlichte er noch schlechte Noten. Mit sechzehn Jahren hatte er die erste freundschaftliche Beziehung zu einem Mädchen. »Sie durfte nie mit nach Hause.« So blieb auch diese Freundschaft ein Versteckspiel, ebenso wie die zu einem türkischen Mitschüler. Der wurde einfach hinausgeworfen. Klaus G. akzeptierte, widersprach nicht, biß die Zähne zusammen. Nach der Mittleren Reife machte er eine Ausbildung zum Koch. Danach zog ihn die Bundeswehr, und er wollte weg von zu Hause, von seiner Mutter, zu der er ein immer zwiespältigeres Verhältnis bekam, je älter er wurde. Klaus ging den Konflikten in der

Familie aus dem Weg. So hatte er Ruhe, eine trügerische Ruhe. Was sich da im Laufe der Jahre angesammelt hatte, wird ihm deutlich, als er sagt: »Sie hatte Macht über mich, aber sie wollte immer nur mein Bestes.« Jeder Kritik folgt eine Entschuldigung im Nebensatz.

Dafür erkaufte sich die Mutter seine Anpassung mit Präsenten. Sie beschenkte ihn reichlich, wann immer sie konnte, an Geburtstagen, zu Feiertagen, Namenstagen – mehr Geschenke an ihn als an die Schwestern zusammen. Doch auch sie mußte dafür hart kämpfen: Überstunden als Küchenarbeiterin in einer Bundeswehrkaserne, Heimarbeit mit Nähen und einen kleinen Laden. Die Schwestern erledigten die Hausarbeit. Verantwortung blieb dem Sohn erspart. Vor allem ›Bösen‹ dieser Welt wurde er behütet. Der Selbstmord des Vaters lastete schwer auf der Familie, eineinhalb Jahrzehnte lang waren kaum zwei Dutzend Sätze darüber gewechselt worden.

Habt ihr denn mal über das gesprochen, was euer Vater gemacht hat und vor allem: Warum es dazu gekommen ist?

»Nein – warum?« Hast du denn deinen Vater nie vermißt?

»Doch, aber die Mutter versuchte ihn ja zu ersetzen. Sie arbeitete von morgens bis abends spät für uns.«

Aber Geld kann einen Menschen doch nicht ersetzen, oder? Klaus G. nachdenklich: »Vaters Tod war für uns ein Tabu, vielleicht auch deshalb, weil Mutter streng katholisch ist. Sie sagte immer, er hat uns im Stich gelassen.« Und nach einer Weile fügt er hinzu: »Sie sagte immer nur, so was macht man nicht. Damit war das Thema erledigt.«

Selbst als er volljährig wurde, schrieb sie ihm mit ›sanftem‹ Druck immer noch vor, was er anzuziehen hatte. Von dieser Entmündigung befreite er sich nie.

Auch über den Umweg, der Arbeitsplatz heißt, schaffte er das nicht. Von April bis Juli des Jahres 1983 arbeitete er im Gasthof »Schützen« in M. am Bodensee. Doch das ist nicht weit weg von zu Hause. Als sich wieder eine feste Beziehung zu einer Frau anbahnte, intervenierte die Mutter, und

Klaus, mittlerweile 22 Jahre alt, brach die Freundschaft ab. Es war nicht das letzte Mal. Eine Auseinandersetzung gibt es erst, als er im August 1983 nach O. zog und dort als Koch im »Captain Cook« anfing. Nun waren es schon fast 500 Kilometer, die trennten. Die Mutter versuchte, ihm den Job auszureden: vergeblich. Klaus war verbissener denn je, redete nicht mehr mit ihr, fing an zu trinken, merkte aber, daß ihm auch dieses nicht weiterhalf.
Klaus G. weint. »Die Flucht vor meiner Mutter hat nie lange gedauert.« Schon zwei Monate später, im September 1983, kündigte er die Stelle, und seine Mutter hatte ihn wieder. »Sie hat mir jeden Wunsch von den Lippen abgelesen.« Doch für Klaus G. waren die Arbeitsplätze im Badischen rar. Als ihm endlich ein Stellenangebot in Berlin vermittelt wurde, packte er seine Koffer und »da bin ich schleunigst nach Berlin abgehauen«. Er war froh über seinen neuen Arbeitsplatz, nahm sich eine schöne Wohnung und begann, sie zu renovieren.
Er wollte sich einrichten, arbeitete verbissen, verdrängte die sorgenvollen Briefe seiner Mutter, die vor Eifersucht fast wahnsinnig wurde. Es machte sie krank, daß sich der Sohn aus dem fernen Berlin kaum meldete. Der Kontakt begann abzubrechen.
Mitte August des folgenden Jahres machte Klaus zum ersten Mal Bekanntschaft mit der Anstalt in Spandau: die erste Einweisung.

Klaus G. macht immer wieder Pausen zwischen seinen Erzählungen. Es fällt ihm schwer, sich zu konzentrieren. Ein Pfleger mißt den Blutdruck und ist mit dem Ergebnis gar nicht zufrieden. Die Pausen dauern 10 Minuten und länger. Während dieser Unterbrechungen durchmißt er immer wieder den Wachsaal.

Irgend etwas mußte in Berlin passiert sein. Seine Schwester Gitte verschaffte sich einen Eindruck: »Als wir in die

Wohnung kamen, war das wie ein Schlag vor den Kopf. Alles Geschirr, mindestens von vier Wochen, steht unabgewaschen rum. Seine schmutzige Wäsche auf einem Haufen neben der Eingangstür. Der Kühlschrank fast leer, der Rest verschimmelt, kein Schrank in der Wohnung, kein Tisch – das einzige Mobiliar ist eine Matratze und eine Apfelsinenkiste, oje . . . oje . . . oje!«

»Ich habe mich allein und ziemlich klein in dieser großen Stadt gefühlt«, sagt Klaus. Freunde? »Keine.« Bekanntschaften? »Viele Bekanntschaften, keine festen.« Klaus spricht zum ersten Mal von sexuellen Problemen mit Frauen. Er hatte Angst, sich einem Menschen anzuvertrauen. Im Sommer 1984 erbte Klaus G. über 30 000 Mark. Innerhalb von drei Monaten waren 23 000 Mark davon ausgegeben.

»Auf einmal hatte ich Freunde.« Er verlor viel Geld im Spielcasino, machte rege Bekanntschaft mit Prostituierten. Sie waren die einzigen, die ihm zuhörten. Doch bald waren auch diese neuen Freunde weg. Er lebte allein, und er wollte den Rest des Geldes nun endlich in die Renovierung der Wohnung stecken. »Ich habe mich sehr einsam gefühlt.« Die Anonymität machte ihm schwer zu schaffen. Die Arbeit sei zur Plage geworden, obwohl er eigentlich sehr gern gekocht hätte.

»Ich habe nie wirklich mit meiner Mutter reden können«, gesteht er sich ein.

Als seine Mutter mit tiefen Depressionen ins Krankenhaus kommt, fragt er sich mehrere Tage lang, ob er sie besuchen solle oder nicht. »Ich habe vor lauter Hin und Her gar nicht mehr arbeiten können.«

Seit er in der Spandauer Anstalt war, nimmt er die verordneten Medikamente, u. a. Valium[8].

8 *Valium*: Hersteller u. a. Hoffmann La-Roche, Schweiz, enthält Diazepam, Beruhigungsmittel in drei Stufen V_2, V_5, V_{10}. Führt u. a. zur Abhängigkeit, Suchtmittel, starke Nebenwirkungen bei Erhöhung der Dosierung und Entzugserscheinungen beim Absetzen.

Schon seit Wochen nimmt er diese Medikation. Die Dosen steigern sich immer dann, wenn er allein ist und Angstgefühle hat, zu versagen. Ein Teufelskreis beginnt, er will die Tabletten nicht mehr schlucken.
Ohne Koffer setzt er sich in den Zug nach Karlsruhe. Einen Tag vor der Reise setzt er das Valium ab. Er will nicht mehr abhängig sein.
Die Fahrt endet auf einem Abstellgleis des Frankfurter Hauptbahnhofes, wohin der Zug rangiert wurde. Vorläufige Endstation ist die geschlossene Abteilung 93.1, Zentrum der Psychiatrie, Universitätsklinik Frankfurt.
»Ich habe mich wie ein Wurm und eine Atombombe zugleich gefühlt«, sagt er und schüttelt den Kopf. Er ringt sich ein gequältes Lächeln ab und kämpft gegen Schwindelgefühle, weil ihn die Medikamente hier – in dieser Anstalt – »total fertigmachen«.
Er spricht von seiner Mutter: »Sie war allein zu Hause, hat es nicht verwinden können, daß wir alle nacheinander ausgezogen sind.« Nach einer Pause fährt er fort: »Sie ist eine Hexe, aber sie hat sich immer für uns abgeschuftet.«

Ein Pfleger kommt und bringt ihm einen Einschreibebrief. Der Briefumschlag ist offen, ein anderer aus der Verwaltung hat für den Patienten Klaus G. quittiert. Er liest den Inhalt des Schreibens. Der Arbeitgeber aus Berlin teilt ihm mit, daß ihm fristgerecht gekündigt sei. Und: Es sei ja nicht damit zu rechnen, daß er bald wiederkäme. Klaus steckt den Brief weg. »Was dagegen tun? Hat es überhaupt noch einen Sinn?«
Kein Arzt spricht mit ihm darüber, keine Hilfe von seiten der Psychiater. »Wieder ein Stück ICH verloren«, erkennt Klaus nach einer Sitzung mit dem Stationsarzt. Habt ihr denn nicht darüber gesprochen? Kopfschütteln.

Statt dessen Pillenausgabe vor dem Mittagessen. Wieder Schlange stehen zum Pillenempfang. Dann Bohneneintopf mit Plastiklöffeln aus Plastiktellern. Danach Mittagsruhe.

Die Station ist wie leergefegt: 13 Betten im Wachsaal der Station sind mit 12 ausgewachsenen Männern belegt, eins ist frei, in den übrigen drei Zimmern schlafen diejenigen zehn Patienten, die schon eine Weile länger hier sind. Es sind die »Vorzugsbetten«, sie werden nicht so schnell wieder frei. Klaus verschwindet. Das Erzählen hat ihn viel Kraft gekostet.

Zigarettenqualm lastet auf dieser medizinisch-psychiatrischen Station. Die bruchsicheren Fenster lassen sich nicht öffnen, die Griffe sind abgesägt und feingeschliffen, oder bei einigen sind die Griffe erst gar nicht montiert. Die Imbusschlüssel hängen am Schlüsselbund der Pfleger. Draußen regnet es ununterbrochen, drinnen wechselt nach acht Stunden die Frühschicht des Pflegepersonals. Für die jüngeren Pfleger, die sich um mehr menschlichen Kontakt zu ihren Patienten bemühen, muß diese Arbeit eine Qual sein. Da bleibt nicht viel Freiraum – die Türen sind ja dicht. Ein anteilsamer Blick, manchmal fünf Minuten Zeit für ein Gespräch, eine hilflose Geste und die Frage, ob denn etwas fehlt – mehr an Wärme ist nicht drin.
Die tägliche Monotonie zwischen den Mahlzeiten kehrt in den gleichen Abständen wieder. Sekunden, Minuten, Stunden, Tage, Wochen, Monate, vielleicht gar Jahre. Hier bleibt die Zeit stehen.
Vier Wochen lang nimmt Klaus G. jeden Tag viermal dieses Psychopharmakon, von dem der Stationsarzt »nicht weiß, ob es anschlägt«. Somit wird Klaus G. Versuchsperson für ein ihm nicht näher erläutertes neues Mittel, »das wohl auch nicht zugelassen war«, sagt seine Schwester Gitte. Daneben sind nach Angaben der pharmazeutischen Industrie schon circa 300 verschiedene Psychopharmakon-Präparate auf dem bundesdeutschen Markt erhältlich.[9]

9 Vgl. dazu die *Rote Liste*, herausgegeben vom Bundesverband der Pharmazeutischen Industrie e. V., Frankfurt a. M.
Durch die Vermischung der chemischen Grundsubstanzen gibt es weltweit mehr als 6000 verschiedene Psychopharmakaarten.

Der Leiter der Frankfurter Universitätspsychiatrie, in der Klaus G. eingeschlossen ist, ist eine stadtbekannte Persönlichkeit: Professor Dr. Hans J. Bochnik. Wie seiner Meinung nach das Vertrauensverhältnis zwischen Patient und Arzt auszusehen hat, gibt er in wissenschaftlichen Veröffentlichungen zum besten. Zum Beispiel in der Abhandlung über *»Psychiatrie und Rechtsstaat«*[10], wo es heißt:

»Eine entscheidende Bedingung ärztlicher Freiberuflichkeit ist daher die wirtschaftliche Unabhängigkeit des Arztes vom Auftraggeber Patient, wie von der Gesellschaft, um das Vertrauen beider in Einklang bringen zu können. (. . .) Vertrauen zur Heilkunde: Für den medizinischen Bereich folgt daraus konkret, daß jeder Kranke darauf vertrauen kann, daß seine beruflichen Helfer ihr Handwerk erlernt haben und beherrschen, daß sie sich bei dessen Anwendung Mühe geben und ihre eigenen Interessen (in erkennbaren Grenzen) dem Wohl des Patienten unterordnen. Vertrauenswürdigkeit wird durch Ehre und Gewissen gesichert. (. . .) Der öffentlichen Entwertung von Vertrauen kommt eine zeitgeistige Neigung zu prinzipiellem Mißtrauen entgegen, die mehrere Wurzeln hat,

(. . .)

- die Entwicklung der Demokratie
- die antiautoritären emanzipatorischen Bewegungen sowie Sachzwänge öffentlicher Medien (. . .).«

Die Mittagsruhe ist gewöhnlich um drei Uhr nachmittags beendet. Und Klaus G. will nicht mehr aufstehen. Ihm ist schwindelig, der Speichel läuft ihm aus den Mundwinkeln. Abwischen nützt da nichts mehr, der Speichel rinnt immer nach. Ein Pfleger der Nachmittagsschicht kommt und mißt seinen Puls zum zweiten Mal an diesem Tag. Klaus G.s Atmung ist verkrampft. Fast steif liegt er in seinem Bett und

10 *Bergener, Manfred*, Neuwied 1981, S. 31 f.

kann sich kaum rühren. Der Stationsarzt eilt herbei und gibt dem behandelnden Pfleger Weisung, es einmal mit dem Medikament Akineton[11] zu versuchen.
Damit ließen sich die Krämpfe am besten überwinden. Klaus G. schafft es an diesem 23. Oktober nicht mehr aufzustehen. Hunger hat er auch nicht mehr. Sein Abendessen wird auf den Speisenwagen gestellt, der später in die Zentralküche gerollt wird. Zu seiner »eigenen Sicherheit« wird der Patient G. gegen 21.20 Uhr von der Nachtwache an das Bett »fixiert«, »damit er uns nicht aus dem Bett fällt«.
Bevor sie das Licht auf der Wachstation auf Notbeleuchtung umschalten, wird ihm noch einmal eine Ration Psychopharmaka verabreicht. Die Tür zu seinem Zimmer bleibt offen, damit er beobachtet werden kann. Klaus G. erbricht sich in dieser Nacht und »hat uns das ganze Bett vollgekotzt«, erzählt ein Pfleger von der Nachwache einem anderen am nächsten Morgen bei Schichtwechsel.

Wegen dieses Vorfalls mußte Klaus G. wieder abgebunden werden, sonst wäre er wohl an dem Erbrochenen erstickt.

11 *Akineton*: Anti-Parkinson-Mittel der Firma Knoll, Minden, Tochtergesellschaft der BASF, Ludwigshafen. Aus einer Werbeanzeige: »Wenn während einer Behandlung mit Psychopharmaka ein Zungen-, Schlund-Krampf (. . .) auftritt – AKINETON – damit die Therapie nicht unterbrochen werden muß.«
Auswirkungen: Erhöhung der epileptischen Krampf»bereitschaft«, Müdigkeit sowie Beeinträchtigung der Reaktionsfähigkeit (z. B. im Straßenverkehr), Akkomodationsstörungen (Störungen des Organismus, sich an die Umwelt und deren Veränderungen anzupassen, wie z. B. verschwommenes Sehen; Mydriasis) – krankhafte Steigerung der Herztätigkeit, Schwindelzustände, Blutdrucksenkung, Kreislaufkrisen, Mundtrockenheit und Abnahme der Schweißdrüsentätigkeit, Magenbeschwerden (z. B. Magendruck), Übelkeit, Brechreiz oder Völlegefühl, Harnverhaltung und Verstopfung o. Durchfall, Leber- und Knochenmarksschädigungen, Hautrötung, krankhafte Erhöhung des Augeninnendrucks (was zum Grünen Star führt) usw.

Der chemische Knebel: Psychopharmaka

Über Psychopharmaka, im speziellen über NEUROLEPTIKA, weiß das pharmazeutische Lehrbuch *Moderne Arzneimittel*[12] folgendes zu berichten:

»Unter Neuroplegica und Neuroleptica werden Pharmaka verstanden, die eine zentral und peripher lytische (persönlichkeitszerfallende – Anm. d. A.), dämpfende Wirkung besitzen, ohne das Bewußtsein wesentlich auszuschalten. Bei den Hauptvertretern dieser Gruppe handelt es sich um psychiatrische Pharmakatherapeutica. Sie werden besonders zur neuroleptischen Therapie verwandt. Unter Neurolepsie kann ein medikamentös indizierter psycho-physischer Umstimmungsprozeß verstanden werden. Angriffspunkte der Neuroleptica sollen in erster Linie der Hirnstamm mit THALAMUS[13] und HYPOTHALAMUS[14] sein. Absolute Klarheit besteht jedoch hierüber noch nicht.

Es werden vorwiegend die phylogenetisch ältesten und primitivsten Teile, aber auch die widerstandsfähigsten des Gehirns erfaßt, wo die vitalen Elementarbereiche ihren Ursprung haben (. . .). Infolge des besonderen sub-

12 *Helwig:* Moderne Arzneimittel, Stuttgart, 5. Aufl. 1980, S. 172 f.

13 *THALAMUS*: (Sehhügel) Umschaltstation fast aller von Haut, Ohren, Augen und von anderen Hirnteilen ankommenden Nervenbahnen mit Umschaltung zum Großhirn: dem Tor zum Bewußtsein. Er ist wichtig z. B. für gefühlsmäßige Triebregungen (Libido), für die Sensibilität von Extremitäten und Rumpf sowie für die Gesichtssensibilität; er ist mitbeteiligt an der Steuerung der Motorik, Tastempfindung, Tiefensensibilität, Temperatur- und Schmerzempfindung, Seh- und Riechfunktion, Gesichtsausdruck (Mimik), Gebärden.*

14 *HYPOTHALAMUS*: oberste Befehlsstelle des vegetativen (autonomen) Nervensystems; Zentrum des Wasserhaushaltes, Steuerung der Körperwärme, des Kreislaufs, der Nahrungsaufnahme (durch Appetit), des Stoffwechsels; Wach- und Schlafzentrum. Der Hypothalamus spielt über die Hirnanhangdrüse eine beherrschende Rolle im Hormonsystem.*

* Diese Angaben stammen aus: *Lehmann, Peter*: Die Wirkungsweise der Neuroleptica, Berlin 1986, S. 83 f.

kortikalen (die Rinde von Organen betreffend – Anm. d. A.) Angriffspunktes führen die starkwirkenden Neuroleptica (. . .) vielfach zu sehr charakteristischen vegetativen und motorisch extrapyramidalen (betreffend: Bewegungsabläufe, Gestik, Mimik, Raumorientierung etc.) Nebenwirkungen. Hier seien nur erwähnt:

PARKINSONSYNDROM[15]
DYSKINESIEN[16]
AKATHISIE/TASIKINESE[17]
HYPERKINESEN[18].«

Dieses pharmazeutische Lehrbuch gibt seinen Studenten sogar folgende Weisheit mit auf den Weg in den späteren Beruf: »Ob die psychiatrische Pharmakologie erheblich mehr leisten kann als die Heilkrampfbehandlung (Elektroschocks! – Anm. d. A.), kann noch nicht entschieden werden.«
Die Wissenschaft weiß heute, in den 80er Jahren dieses Jahrhunderts, also faktisch immer noch nicht mehr über die sogenannte chemisch-pharmazeutische ›Therapie‹ – z. B. ob sie nun härter oder besser wirkt als die hervorgerufenen Gehirnschäden, ausgelöst durch Zellzerstörung im Gehirn, die durch Elektroschocks bewirkt werden.

15 *PARKINSONSYNDROM*: Schüttellähmung (derzeit sind in der Bundesrepublik mehr als 200 000 Menschen davon betroffen; kann z. B. eine Auswirkung von Alterung sein, aber auch eine Reaktion auf Psychopharmaka).*

16 *DYSKINESIEN:* motorische Fehlfunktionen, funktionelle Störungen ohne organische Ursache. Und: Zungen-Schlund-Syndrom in den ersten Tagen der Behandlung mit Psychopharmaka: Schiefhals, Störungen Hals-Rumpf, Mimik/Blickkrämpfe u. v. m.*

17 *AKATHISIE/TASIKINESE*: ›Unvermögen‹, ruhig zu sitzen, als Nebenwirkung vieler, besonders extrapyramidal – stark wirkender – Psychopharmaka. Meist in der zweiten Woche beginnend: unruhiges Umherlaufen, Trippelmotorik – ›kein Sitzfleisch‹ –.*

18 *HYPERKINESEN*: übermäßige Bewegungstätigkeit, unwillkürliche automatisch ablaufende, den Körper, einzelne Körperteile oder ganze Gliedabschnitte betreffende Zuckungen; Hyperkinese cordis: Herzklopfen/-flattern etc.*

* Nach: *Klinisches Wörterbuch »Pschyrembel«*. Walter de Gruyter-Verlag, Berlin/New York, 253. Aufl. 1977.

Daß Menschenrechtsverletzungen durch die Erprobung und Anwendung von Psychopharmaka in der deutschen Psychiatrie gängige Praxis sind, belegt Peter Lehmann in seinem Buch *Der chemische Knebel:*

»Da Psychiater einen starken Drang nach immer neuen Neuroleptica verspürten und Versuchspersonen unbegrenzt zur Verfügung standen und stehen, veranlaßten sie die Veränderung jeweils kleinster Bestandteile des Chlorpromazins (trizyklisches Neuroleptikum – Anm. d. A.), bis nach und nach eine Reihe neuer Phenotiazine (Psychopharmakaart – Anm. d. A.) und 1958 schließlich die ähnliche pharmakologische Eigenschaften aufweisenden Butyrophenone (z. B. Haldol und Glianimon) und daraus wieder die Abkömmlinge von der Art (. . .) Imap, Serap, Orap (Diphenylbutylamine) entwickelt wurden.

Nach und nach entstanden auch neue Verabreichungsformen; angefangen von Tabletten über Tropfen, die das heimliche Aufbewahren der ›Medikamente‹ in der Mundhöhle erschweren sollten.«[19]

Peter Lehmann recherchierte nicht nur in deutschen Archiven, sondern zog auch die internationale Literatur über die ›Neben‹-Auswirkungen dieser Psychopharmaka zu Rate:

»Durch den Einsatz von Neuroleptica (wird) der Stoffwechsel im Gehirn und insbesondere die Sauerstoffzufuhr gemindert. Die Senkung des Stoffwechsels versetzt den Organismus in einen narkoseähnlichen Zustand, bedingt, vor allem durch die Betäubung der Nerven mittels der neuroleptikabedingten Blockade der Nervenimpuls-Übertragung. Aufgrund der atropin-, das heißt: tollkirschenartigen Wirkung der Neuroleptica kann es zu heftigen Erregungszuständen (beim mit Psychopharma-

19 a. a. O.

ka behandelten Patienten) kommen – die mit entsprechend körperlichen Reaktionen verbunden sind.«

Solche Reaktionen sind z. B. trockene Zunge, Speichelfluß, große weite Pupillen, Krämpfe bis hin zur Bewußtlosigkeit und Herzversagen.

Klaus G. beschließt, die ihm verabreichten Pillen abzusetzen. In den folgenden Tagen leidet er immer wieder unter Entzugserscheinungen und bekommt einmal gar einen Schock. Er fällt um. Als die Pfleger feststellen, daß Klaus G. seine Medikation, die sie ihm gaben, gar nicht schluckt, achten sie besonders wachsam auf ihren weiteren Konsum. Sie lassen ihm die Wahl: entweder ›freiwillige‹ Einnahme oder Zwangsbehandlung. Klaus G. wird immer verzweifelter.

Aus dem Gutachten des Oberarztes:

»Zwischenzeitlich besserte sich der Zustand des Herrn G. zwar, hat sich jedoch noch nicht stabilisiert. Nach wie vor ist Herr G. von einer drängeligen Unruhe getrieben, unterliegt starken Stimmungsschwankungen, vornehmlich depressiver Tönung, klammert sich an Mitpatienten, singt laut das ›Vater unser‹, antwortet auf Darstellungen im Fernsehen, bietet kurzerhand insgesamt (. . .) das Bild einer akuten Psychose mit völlig inadäquatem Verhalten und direktionslosem Antrieb. Herr G. verfügt über keinerlei Krankheitseinsicht, verweigert immer wieder die zur rascheren Stabilisierung seiner Psychose notwendigen Medikamente.«

Anderntags versucht Klaus G., mir zu erklären, warum er meinte, *»Wurm und Atombombe in einer Person zu sein«:* »Manchmal habe ich das Gefühl, daß in meinem Inneren etwas explodieren will. Im Zug fühlte ich mich schwach und stark zugleich. Mir wurde aber schwindlig, je weiter ich in Richtung zu Hause fuhr. Dann bin ich umgefallen.«

An mehr kann sich Klaus G. nicht erinnern. Ist es eine Folgeerscheinung nach dem Absetzen des Valiums®?[20]
Der Richter am Amtsgericht Frankfurt, Abteilung 40, weiß es, obwohl er Klaus G. nur einmal für zehn Minuten in der Klinik sah. In seiner Urteilsbegründung für Klaus G.s Zwangseinweisung schreibt er:

> »Nach (. . .) dem Gutachten des Facharztes im öffentlichen Dienst (. . .), Zentrum der Psychiatrie Frankfurt am Main, leidet der Betroffene an hochgradigen Wahnvorstellungen. Die erhebliche Gefährdung ergibt sich aus folgenden konkreten Tatsachen:
> Die Handlungen des Betroffenen haben den Realitätsbezug verloren; es besteht die Gefahr, daß er sich erneut für einen Wurm hält und dann z. B. auf einer verkehrsreichen Straße herumkriecht.«

Wie groß wäre erst die Gefahr, wenn er sich erneut für eine Atombombe halten und dann z. B. radioaktiv explodieren würde?
»Dieser Richter weiß nicht, was er schreibt«, sagt Klaus G. in einem der Momente, in dem es ihm besser geht. Gleich nach der polizeilichen Einweisung, so erklärt er, seien ihm starke Medikamente verabreicht worden. Einen Tag später hätte er seine Vorführung beim Richter gehabt. »Ich habe nur noch alles verschwommen gesehen und bin getorkelt.«
Warum er im Zug umgefallen sei und warum die Mitreisenden so erschreckt gewesen seien, kann er sich nur mit der gegenwärtig »ungelösten Perspektive« erklären. »Und der Medikamentenentzug . . .«
Seine Schwester Gitte protestierte beim Arzt gegen die Medikamentenversuche, woraufhin er ihr in seinem Gutachten bescheinigt:

> »Die Schwester, die regelmäßig ihren Bruder besucht und leider bei der noch vergeblichen Rationalisierung

20 ® = registriert.

> der akuten psychotischen Symptomatik unterstützt und verunsichert, erscheint nicht geeignet (...), ihrem Bruder außerhalb einer psychiatrischen Klinik eine wesentliche Stütze zu sein.«[21]

Gitte G. versuchte, für ihren Bruder eine sofortige offene Therapie zu erreichen. Eine freie und vielleicht auch ambulante Hilfe lehnten die Ärzte ab. Statt dessen wird nach der vierten Woche »medikamentös umgestellt«, wie der Stationsarzt bei einer morgendlichen Visite ankündigt. Das heißt: ab sofort erhält Klaus G. nur noch zugelassene Präparate.

Nach sechs Wochen darf Klaus G. per Gerichtsbeschluß einer höheren Instanz des Landgerichts Frankfurt, die geschlossene Station verlassen. Gitte G. hatte einen Anwalt damit beauftragt, den Unterbringungsbeschluß gegen ihren Bruder anzufechten.

> »Die bloße Behandlungsbedürftigkeit ist (...) kein Unterbringungsgrund. (Die) Umstände reichen jedenfalls für eine Annahme einer erheblichen Eigengefährdung nicht aus. (...) Insgesamt gesehen vermag das fachärztliche Gutachten des Zentrums der Psychiatrie des Klinikums der Johann-Wolfgang-Goethe-Universität, (...), die Kammer nicht von der Notwendigkeit einer zwangsweisen Unterbringung zu überzeugen.«

Als Klaus G. am 21. November 1984 die geschlossene Station verläßt, hält er sich selbst für »ein Wrack«. Seine Schwester bringt ihn von Frankfurt direkt in das psychiatrische Landeskrankenhaus nach Weinsberg bei Heilbronn. Hier soll in einer offenen Abteilung, unter ärztlicher Obhut, seine Rehabilitation »besorgt« werden.
Mit der erzwungenen Entlassung beginnen neue Probleme – und die alten sind immer noch unverdaut.

21 *Gutachten* vom 13. 11. 1984, Gerichtsakte 2/9 T 1046/84.

Seinen grundsätzlichen psychischen Schwierigkeiten in der familiären Auseinandersetzung zwischen Mutter und Sohn, den erziehungsbedingten Folgen und der daraus resultierenden »existentiellen Realitätskrise«, wie eine Ärztin sich später ausdrückt – diesem Problem waren die Frankfurter Ärzte keinen Deut näher gekommen.
Klaus G.: »Die Ärzte haben mich kaputtgespritzt.«

Als diese Ärzte ihn behandelten, durfte ihnen jeder Insasse über die Schulter schauen. Im Wachsaal ist alles öffentlich. Ich lag in Bett 12.

»Wer die Psychiatrie angreift, ist psychisch krank und bedarf ärztlicher Hilfe.«
aus: *psychologie heute*

ABWEICHENDES VERHALTEN. EINWEISUNG I

»Psychisch krank«, was ist das?

Scheitern nicht alle vom Gesetzgeber verabschiedeten ›objektiven‹ Maßstäbe für eine Einweisung, Diagnose und Therapie am Krankheitsbegriff? Wenn der angehende Psychiater in seiner Ausbildung zu lernen hat, daß er »Krankheit als eine Abweichung von einer Norm« (nach Prof. Dr. Dr. Klaus Dörner, LKH Gütersloh) definiert, dann muß irgendwer diese Norm festlegen oder bereits definiert haben.

> »Der Definitionskatalog der Psychiatrie geht von abweichendem Verhalten aus, das kategorisiert werden muß – und damit bekommt die Unterscheidung zwischen normalen und kranken Bürgern eine gesellschaftliche Brisanz.«[1]

Bis heute ist es den Psychiatern nicht gelungen, trotz Tausender unmenschlicher Versuche an wehrlosen Menschen, organische Veränderungen bei Beginn oder Fortdauer ›psychischer Krankheit‹ zweifelsfrei nachzuweisen.

Bis heute begreifen ganze Psychiatergenerationen die ›Krankheit‹ nicht als Reaktion auf Einflüsse der Umwelt gegen den Körper (und dessen Erwiderung) sondern als ein Konglomerat aus Verhaltensschemata, die sie als Krankheit ächten. Doch was ist Krankheit?

Bis heute haben weder Psychiater, noch Richter, noch Politiker die Frage beantworten können, wo psychische

1 So ein Teilnehmer der Berliner Psychiatriediskussion des Jahres 1984: *Die Anti-Psychiatrie formiert sich.*

Gesundheit ein Ende hat. Aus diesem Grund vermeidet es die Psychiaterschaft strikt, in ihren Diagnosen und Gutachten die Termini ›geheilt‹ oder ›gesundet‹ o. ä. zu verwenden.

Die Folge: Ein psychisch leidender Mensch wird meist für ein Leben lang zu einem minderwertigen, ausgestoßenen Wesen degradiert. Er hat seine Würde verloren, er wird als Mensch nicht mehr ernst genommen, über ihn wird gelacht, viele fürchten sich vor ihm, er wird ausgeschlossen vom Kuchen, an dem die Gesellschaft sich labt: Arbeitsplatz, lebenswerte Freizeit, Wohnung. Das Fazit läßt sich beliebig verlängern z. B. durch die Attribute: falsches Mitleid, Hilflosigkeit, Weggucken.

Die Berliner Psychiatrie-Diskussion bringt folgendes Ergebnis:

> »Ohne Zweifel gibt es Menschen, die unter dem, was in ihrem Kopf vorgeht, leiden und Hilfe wollen und benötigen. Aber eine klare Abgrenzung zwischen psychischem Leiden und der Ausgrenzung von störenden Mitbürgern (Einweisung) existiert selbst für fortschrittliche Psychiater nicht.«[2]

Warum werden denn nun Menschen mit psychischen Leiden eingeschlossen und von der Umwelt abgeschnitten verwahrt? Aus Angst? Angst vor dem im nächsten Augenblick nicht kalkulierbar, rational geäußerten Verhalten – wie die des Frankfurter Amtsrichters vor der Wurm-Idee von Klaus G.? Angst vor den Mauern, die zwischen den Welten ›ratio‹ und ›emotio‹ existieren? Berührungsängste?

Fest steht, daß die Wissenschaft der Psychiatrie im 20. Jahrhundert immer noch auf tönernen Füßen wackelt. Sie ist keinen Millimeter weitergekommen, die Menschen, die nicht so sind wie ›du und ich‹, so sein zu lassen, wie sie sind. Keinen Schritt weitergekommen, die Ursachen für seelisches Leiden für jedermann transparenter zu machen. Sie

2 a. a. O.

kann sich offenbar noch nicht einmal selbst plausibel machen, mit welchen Problemen sie es überhaupt zu tun hat.
So wird vielfach gräßlich und fatal herumgedoktert an Verhaltenssymptomen, und der Erkenntnisgewinn der Wissenschaft wie die Therapieerfolge ihrer Praxis stehen im umgekehrten Verhältnis zum enormen fachterminologischen Aufwand, hinter dem sich die Fachleute verstecken müssen, um sich selbst zu begründen. Ich möchte wissen, wie stark diese Mystifikation, wie groß Betrug und Selbstbetrug sind. Ich will selbst erfahren, mit welchen Mitteln ein Psychiater die normale Angst und vielleicht die seelische Not eines seiner Patienten zu lindern versucht. Ich bin genau so verrückt, wie jeder andere, der mit mir ›draußen‹ lebt!
Die Idee, mich selbst-einweisen zu lassen, wird konkreter.

Vorbereitungen

Die Tür zum Bad habe ich von innen verriegelt. Ich hocke auf dem Toilettendeckel.
Ausgelassen feiern die Gäste im Flur und im Wohnzimmer. Mir kommen erste Zweifel, ob das alles so seine Richtigkeit hat, was ich hier plane. Ich greife noch einmal nach dem Schlüssel und überprüfe, ob die Tür wirklich abgeschlossen ist.
Ich habe nur eine Person in meinen Plan eingeweiht und die ist draußen im Getümmel und tanzt. »Tja, helfen kann dir hier drinnen im Moment keiner von denen da, du mußt dir schon selbst helfen«, beginne ich meinen stillen Monolog. Also ruhig bleiben und abwarten: nur ruhig bleiben. Harren auf die Dinge, die sich da entwickeln könnten. Doch schon bald meldet sich eine zaghafte Stimme draußen vor der Tür: »Dauert es bei dir da drinnen noch länger?« Ich bleibe stumm und schaue gebannt zur Tür. Jetzt werden sie bald

merken, daß hier drinnen etwas nicht stimmt. In diesem Augenblick kämpfe ich mit der aufkommenden Angst. »Mach' doch die Tür auf, und alles hat ein Ende. Geh nach Hause und blas die Aktion einfach ab. Keiner wird dir einen Vorwurf machen.«
Vielleicht werde ich mir aber einen Vorwurf machen müssen, die Sache im Stich gelassen zu haben. »Überwindungsängste«, rede ich mir ein. Da das meine Nerven aber auch nicht beruhigt, gucke ich einfach von dieser magischen Tür weg, auf die ich die ganze Zeit starre, und schaue auf den Boden. »Laß es doch sein«, sagt mir eine innere Stimme, »noch kannst du zurück!« – »Du kannst nicht mehr zurück, du mußt es machen«, sagt mir wiederum eine andere. So gehe ich die Vorbereitungsarbeiten für diesen Samstagabend in Frankfurt noch einmal durch, lasse Revue passieren, dränge meine zwiespältigen Gefühle zu einem ganz anderen Thema.
Ich rekapituliere die Ratschläge meines Freundes, eines Psychiaters, der seiner Zunft kritisch gegenübersteht.

Wie geht so eine Einweisung vonstatten? Wie muß ich mich verhalten? Was erwartet mich denn überhaupt? »Da mach' dir mal keine Sorgen. So eine Einweisung geht schneller, als du es jetzt vielleicht erwartest«, grinst er mich an. Alles weitere würde ich dann schon sehen. Viel ist es nicht, was er mir zu sagen hat. Ich bitte ihn, mich zu untersuchen, mich vor der Einweisung zum sogenannten ›normalen‹ Menschen vor anderen Psychiatern zu qualifizieren, damit ich, falls die mich drinnen behalten wollen, mit seinem Gutachten und mit Hilfe eines Rechtsanwaltes meine Freilassung von drinnen aus vorbereiten könne. »Abgelehnt«, sagt er nur kurz, »wenn du dich in diese Mühle reinbegibst, mußt du schon ein bißchen Risiko auf dich nehmen.« Wie wäre es denn mit ein paar Ratschlägen an Verhaltensmaßregeln für drinnen? »Erzähl' denen, du hörst Stimmen, das zieht unter den Kollegen immer. Da springen sie gleich wie die Hunde bei

Pawlow[3] und vermuten eine Psychose«, rät er mir. Da ich aber ein recht schlechter Schauspieler bin, entgegne ich: »Mit dieser Stimmeneinbildung wäre doch sicherlich eine ganze Geschichte verbunden, die ich zu erzählen hätte.«

Er schildert mir den Fall eines ehemaligen Patienten, der bei Köln in den Rhein gesprungen ist, weil ihn Stimmen verfolgt hätten. »Spring doch nackt in einen Fluß, oder lauf erst nackt durch den Regen und spring danach in den Fluß«, verrät er mir schmunzelnd. Bei solchem Verhalten würden die Otto-Normalbürger immer gleich ausflippen und die Polizei rufen. Und was wären die Folgen? will ich wissen.

»Mit Sicherheit werden sie dir ein paar Medikamente einflößen.« Was noch? »Kommt darauf an, wo du rein willst. Entscheidend ist die Klinik, die fachliche Ausrichtung der Kollegen: wenn du Pech hast, vielleicht auch E-Schock-Therapie, obwohl die heutzutage weniger angewendet wird.«

Was ist mit gehirnchirurgischen Eingriffen? will ich wissen.

»Da mußt du schon einige Jahre drinnen bleiben und richtig renitent sein. Die Lobotomie wird heute nur noch selten praktiziert. Dafür gibt's doch diese hier«, und er reicht mir eine Packung Tabletten. »Nimm mal einige davon nach dem Abendessen und du wirst die Wirkung schon spüren.«

Ich möchte doch bitteschön nicht zuviel auf einmal und anfangs immer nur zwei oder drei Pillen höchstens einnehmen, rät er. »Haldol«[4] lese ich und bin vorgewarnt.

Wie wäre es denn, wenn ich gar nicht schauspielern würde? Was täten denn die Herren, wenn ich gar nichts sagen, also den ›Schweiger‹ spielen würde, den Blickkontakt vermeiden, kein auffälliges Verhalten an den Tag legen würde? Oder ist Schweigen auch auffällig? Einfach abwarten, sich

3 Pawlow, russischer Tierverhaltensforscher um 1926, belegte die Theorie des »bedingten Reflexes« bei Hunden (Speichelabsonderung bei Fernreizen).

4 Siehe dazu die Erläuterungen, S. 11.

das Recht genehmigen, für ein paar Tage den Mund zu halten?
»Gute Frage«, er überlegt eine Weile, zuckt mit den Schultern: »Ich würde dich nach drei Tagen wieder rausschmeißen, oder dich eine Therapie auf der Offenen machen lassen. – Ich weiß es nicht«, gesteht er. »Versuchs doch mal, ist 'ne gute Idee, mit der du sie auf die Probe stellen kannst. Sei mir nicht böse, daß ich dir keinen Freischein ausstellen kann und es auch nicht will. Ich mache mir über deinen heutigen Besuch eine Notiz. Solltest du mich später wirklich brauchen . . .«
Was meint er damit? Und überhaupt zeigt er mir sehr deutlich, daß er von meiner Einweisung nicht gerade begeistert ist. Damit ist unser Gespräch auch schon beendet. Der nächste, bitte. –

»Ob der da eingeschlafen ist? He, mach die Tür endlich auf!« Die ersten warten und fragen sich draußen vor der Tür – abgesehen von ihrem Bedürfnis, die Toilette selbst aufsuchen zu müssen –, was bei mir drinnen vor sich geht. »Biste bald fertig, Mann? – Hier sind auch noch ein paar, die mal drauf müssen!«
Ich rühre mich nicht. Da draußen ist noch jemand, der im geeigneten Moment eingreifen wird. Am besten wäre es, noch einmal eine von diesen Pillen zu nehmen, die mir der Arzt letzte Woche gab und die ich in der linken Hosentasche stecken habe: Haldol, eines der meistverwendeten Mittel.

Um zu erfahren, wie sie auf mich wirken, hatte ich sicherheitshalber vor knapp einer Woche einen Selbstversuch unternommen:
Ich erwache eines späten Vormittags. Das Licht im Schlafzimmer brennt, die Vorhänge sind zugezogen. Was ist passiert? Wie spät ist es?
Kurz vor elf Uhr, wieder den Wecker nicht gehört. Ich will aufstehen, fühle aber im ersten Moment meine Beine nicht.

Mir ist etwas schwindlig. Also lege ich mich erst mal wieder hin. Im Bett ein aufgeschlagenes Buch: *»Der Bleuler«*, ein psychiatrisches Lehrbuch, Nachtlektüre von gestern abend, vor dem Schlafengehen noch angelesen. Ich studiere zur Zeit im ›do it yourself‹, was Studenten der Psychiatriefachrichtung ›eingebleult‹ bekommen. Ich kann mich an nichts erinnern, was ich gestern zur Nachtzeit gelesen haben soll. Da hilft auch schärfstes Nachdenken nicht weiter: Blackout.
Ich versuche ein zweites Mal aufzustehen. Es gelingt, aber ich muß aufpassen, daß ich nicht entschwebe. »Hui, das geht aber ab!« War mir eben noch schwindelig, so könnte ich jetzt das Fliegen erlernen. Ein wenig verschwommen sieht er schon aus, der Kleiderschrank, vor den ich eben gerannt bin. Ich knipse das Licht aus, ziehe die Vorhänge auf. Hellster Tag draußen, alles blendet. Ein Blick in den Spiegel, und ich sehe verschwommen meine großen Augen. Es ist wie beim Aufwachen aus einem Traum. Es gelingt mir nicht, helle zu werden und zu rekonstruieren, was da war. So erfahre ich beim Frühstück, daß ich nach dem Abendessen gegen sieben Uhr abends auf mein Zimmer gegangen bin und noch lesen wollte. Ich hätte kurz zuvor drei Tabletten genommen. Vorbereitung auf mein Einweisung: Ich erinnere mich schwach. Ja, ich hatte mich ins Bett gelegt, angefangen zu lesen, aber was dann? Ich muß 16 Stunden geschlafen haben. 16 Stunden?
Nach dem Frühstück geht es mir besser. Aber mir fehlen einige Stunden im Gedächtnis, die wie weggeblasen sind. Na so was! Das soll mir doch eine Warnung sein.

Also nehme ich jetzt keine von diesen Pillen. Wenn, dann will ich munter in die Anstalt kommen. »Mach jetzt endlich die Tür auf!« höre ich von draußen. Der Schallplattenspieler hängt, der Tonarm hat sich festgefressen bei den Rolling Stones: »I can't get no . . . I can't get no . . . I can't get no . . .« Ich verhalte mich still, wie eine Maus im Loch.

Immer kleiner werde ich, hier drinnen, in dieser verdammt engen Toilette. Ich werde nicht rauskommen, sage ich mir immer wieder. Jemand hämmert gegen die Tür und schreit ganz laut: »Uwe, komm doch raus! Nun komm doch bitte raus! – Mach doch keinen Unsinn da drinnen, mach bitte die Tür auf!« Diese Stimme kenne ich. Das Spiel wird ernst. Soll's etwa jetzt losgehen? Das Klopfen wird noch lauter. Mit der flachen Hand haut jemand von draußen auf die Tür. »Hoffentlich ist da drinnen nichts passiert!« Eine Zeitlang Ruhe, und dann: »Was soll da drinnen schon passiert sein?« sagt eine andere Stimme. »Bitte, mach die Tür auf«, wieder die erste Stimme, »komm doch raus, bitte!«

Ein Rütteln – der Bolzen hält. »Hoffentlich tut er sich nichts an!« Eigentlich müßte jetzt der dezente Hinweis die Runde machen, daß ich Probleme hätte. Auseinandersetzungen mit der Freundin beispielsweise, Konfliktangst und von einer Gesprächstherapie soll die Rede sein. Alles ist organisiert, verabredet, und auf ein Klopfzeichen hin soll die Polizei gerufen werden. Doch das erledigt sich von selbst. Eine Frau stürzt zum Telefon und verständigt ›Freund und Helfer‹. Das Hämmern an der Tür hört überhaupt nicht mehr auf. »Mach bitte keinen Unsinn da drinnen, mach bitte die Tür auf!«

Das Rufen wird für mich immer leiser, ich konzentriere mich auf meine Rolle. Ob die Kamera draußen wohl funktioniert, die an der Wandgarderobe in der Tasche hängt? Es war schon ein kleiner Vorgeschmack von dem, was auf mich zukommen könnte, als wir die Tasche für die Kamera kaufen wollten.

Mitten in der Fußgängerzone von Mainz liegt das besagte Lederwarengeschäft mit den Handtaschen, die wir – ein Kollege und ich – zur Tarnung brauchen. Wir interessieren uns für ein ganz normales Modell, jedoch in dreifacher Ausfertigung. Die Verkäuferinnen tuscheln schon miteinander, als jeweils er, dann ich mit einer Reisetasche umge-

hängt vor einem großen Spiegel posieren, und jeder schaut sich den anderen an. »Meinst du, in so 'ner Tasche fällt die Kamera auf?«
»Entweder die wollen 'ne Bank überfallen, oder sie ham'se nicht mehr alle.« Wir haben bereits über ein Dutzend Modelle vorgeführt bekommen und zwei bestimmte in die nähere Auswahl gezogen. Eine kleine graue Reisetasche könnte gerade geeignet erscheinen.
»Was wollen Sie denn damit machen? Wenn Sie mir etwas über den Zweck sagen wollen, dann kann ich Ihnen ja vielleicht weiterhelfen«, sagt die neugierige Verkäuferin. Wir schauen sie verblüfft an: »Tja, das können wir Ihnen natürlich nicht sagen!« kommt die Antwort in Stereo. »Top secret, pst!« Wir debattieren hin und her und schauen uns noch einmal im Spiegel an: »Paßt da nun ein doppelter Boden rein, oder nicht?« Wir sind nahezu die einzigen Kunden in diesem Laden. »Haben Sie denn von dieser Sorte hier« – und ich zeige auf die kleine graue – »drei Stück vorrätig?« Sie hat. Damit sind sie gekauft. In einer der drei Taschen wird eine Videokamera installiert. Sie erhält einen Aluminiumboden, an dem die Videokamera angeschraubt wird. An der Vorderfront der Tasche wird ein Stück Leder entfernt, das Loch für das Linsenobjektiv wird mittels Klettverschluß und dem entfernten Stück Leder wieder verschlossen. Eine kleine Fotokamera ergänzt das Sammelsurium an technischem Material. Die Einweisung kann steigen. Ein Problem stellt sich noch: Wie bekomme ich diese ganze Ausrüstung in eine geschlossene Station?

»Herr Heitkamp, machen Sie die Tür auf, aber schnell! Und kommen Sie dann raus!« Eine resolute Stimme: »Hier ist die Polizei!« Ich sitze erstarrt auf dem Toilettendeckel und bin wie gelähmt. »Nun machen Sie mal keinen Quatsch und kommen Sie raus. Man kann mit Ihnen doch noch von Mann zu Mann reden, oder?« Ich komme aber doch nicht umhin,

zu grinsen. Was könnten diese beiden Herren denn ausrichten, wenn hier eine Frau sitzen würde?
Nach zwei Minuten – der eine Beamte verbittet sich die Musik im Hintergrund, eine Reihe Gaffer haben sich bereits im Treppenhaus zusammengefunden – fragt der zweite Beamte hektisch herum: »Hat denn niemand ein Brecheisen? Hat denn niemand eine Stange hier? Mensch, Sie stehen aber alle nur rum! Helfen Sie doch mal!« Ein Mann, der sich später als Hausmeister zu erkennen gibt, entrüstet sich am Treppengeländer im ersten Stock: »So etwas hat es in diesem Haus noch nicht gegeben! Polizei, was is'n hier los?« schreit er die Treppe herunter. »Haben Sie ein Brecheisen zur Hand?« schreit einer der Beamten den Hausmeister an. Der brüllt zurück: »Was wollen'se denn damit? Hier im Haus wird nix kaputtgemacht!«
Im nächsten Moment kracht es auch schon, zwei Arme packen mich, ich lasse mich fallen, drehe mich im Fallen noch herum, um den Polizisten nicht ins Gesicht schauen zu müssen. Ich werde von hinten gepackt, aus dem Räumchen herausgezogen und auf die Beine gestellt. Ich schaue zu Boden. Die beiden Beamten führen mich durch das Spalier der Bewohner und Gäste aus dem Haus. Die Party scheint ein Ende gefunden zu haben. Ich bin willenlos, lasse mich führen, zeige keine Reaktion. Ich schließe die Augen, als mein Gesicht mit Gewalt hochgedrückt wird. Ich werde immer weitergezogen, auf einmal stehe ich auf dem Bürgersteig an der frischen Luft.
Auf der Straße werde ich dann zum ersten Mal losgelassen: »Nun sagen Sie mal, was mit Ihnen los ist. Wo drückt der Schuh?« Aus den Augenwinkeln sehe ich, wie ein Beamter noch einmal ins Haus zurückgeht, um sich einige Notizen zu machen. Ich stürme los. Den Bürgersteig entlang, über die Straße, auf die andere Seite, da ist ein Grünstreifen, da will ich rein. Aber allzu schnell darf ich auch nicht laufen, sonst kriegen die mich womöglich gar nicht, und ich laufe durchs nächtliche Frankfurt und mit der Einweisung ist Sense. Der,

der mich gerade losgelassen hat, ist hinter mir her, verliert seine Mütze, fängt sie im freien Fall wieder auf, und hat mich nach knapp 50 Metern wieder eingeholt. Er packt mich im Genick und an der Schulter. Im Polizeigriff werde ich zum Streifenwagen gebracht. Der andere Beamte, der gerade aus dem Haus kommt, ist erstaunt. »Will abhauen, der Typ!« Die Kindersicherung rastet ein.

Dann ziehen Sie mal Ihre Hose aus

Der Streifenwagen fährt los. Von jetzt an bin ich ganz auf mich allein gestellt. Der am Steuer sitzende Beamte mustert mich skeptisch durch den Rückspiegel und schüttelt den Kopf: »Hat wohl einen Joint zuviel geraucht.« Der andere schüttelt zwar auch den Kopf, ist aber ganz anderer Meinung: »Scheint hier oben was zu haben«, und zeigt auf seinen Kopf. »Hat jemandem gesagt, der macht 'ne Therapie und hat Probleme mit 'ner Frau.«
»Gerhard 13 an Zentrale, bitte kommen.« Einen Moment Stille. Wir halten an einer der vielen roten Ampeln auf dem Weg durchs nächtliche Frankfurt. »Hier Zentrale, ich höre.« – »Wir haben hier einen Namen, gebt das doch bitte mal ein, P.-Überprüfung.« Er nennt den Namen des Bekannten, der die Party gegeben hat, und seine Personalausweisnummer dazu. Der eine ist immer noch davon überzeugt, daß ich in eine Drogenparty verwickelt bin. Keine Minute später läßt Kollege Computer ausrichten: »Negativ!« – »Danke, wir sind in zehn Minuten bei euch und bringen eine Kanaille, die ein bißchen komisch ist. Ende.« – »Verstanden, Ende.«
Ich werde die fünf Stufen zum Revier hochgeführt und bekomme auf einer Holzbank vor dem Tresen meinen Platz zugewiesen. Lange Minuten passiert erst einmal gar nichts. Im Fernsehen läuft ein harter ›Streifen‹: Krimi mit quietschenden Reifen und wilder Verfolgungsjagd. Die Beamten

sind vom Bildschirm nicht wegzukriegen. In der Zwischenzeit sitze ich auf der harten Bank in mich zusammengesunken und rühre mich nicht vom Fleck. Mich beschäftigen immer noch die losen Sprüche des Hausmeisters. Hatte er doch gesagt: »Das wird Konsequenzen haben für Sie alle! 'nen Verrückten im Haus, womöglich die ganze Bude versauen.«

Ich bin so tief in Gedanken versunken, daß ich gar nicht bemerke, wie sie mich seit Minuten anstarren. Das muß wohl den Ausschlag gegeben haben, denke ich mir später. Ich habe einfach auf nichts reagiert.

Eine Hand packt mich am Pullover und zieht mich hoch. Meine Taschen werden durchsucht. Ein anderer sitzt vor einer Schreibmaschine und tippt im Fingersuchsystem zu meinem Fall einen Rapport. »Wie war doch noch sein Name?« – »Haidmann, Vorname Udo, oder so. Hat keinen Ausweis, keine Schlüssel, kein Portemonnaie; der hat ja gar nichts dabei! Hier, nur so'n alten verknüllten Zettel, eine Rechnung – ah – da steht ja seine Adresse drauf, wohnt jedenfalls in Bonn.«

Einen ganz schlechten Eindruck haben sie von mir: nur circa 30 Mark an Kleingeld habe ich einstecken und eine Packung Tabletten. Das fördert gleichzeitig ihre Neugier und ihr Mißtrauen, denn der Beipackzettel von Haldol[5] erregt ihre Aufmerksamkeit. Ansonsten habe ich keine persönlichen Gegenstände in den Taschen. Einer liest laut vor: »Es eignet sich in erster Linie für die klinische Behandlung psychiatrischer Patienten mit hochgradiger . . .«

»Noch nicht mal 'nen Foto von seiner nackten Tussi im Portemonnaie«, machen sie ihre Witze, »weil er ja gar kein Portemonnaie bei sich hat, . . . hahahaha!« Ich setze mich wieder hin. »Nix da, stehengeblieben!« Und im nächsten Moment stehe ich wieder, diesmal etwas unfreiwilliger. »Jetzt wird hier mal auf dem Strich rumgegangen, haben Sie

5 Siehe dazu die Erläuterungen. S. 11.

mich verstanden!« Ich weiß nicht, ob er eine Reaktion von mir erwartet hat, denn auf einmal klatscht es zweimal links und rechts in mein Gesicht. »Nun kommen'se mal zu sich!«
Wie ein Voltigierpferd werde ich vor dem Tresen herumgeführt. Ich laufe mit dem Beamten im Kreis, mache seine Mätzchen mit, gehe auf Wunsch, aber nur unter seiner Führung, auch geradeaus. »Wieder hinsetzen!« schnauzt er mich schließlich an: warten. Ich schaue einem anderen Beamten plötzlich ins Gesicht, direkt in seine neugierigen Augen. Er schaut mich ebenfalls einen Moment lang an, hält dem Blick stand, bis er ausweichen muß. So gucke ich jetzt durch ihn hindurch auf die Uhr hinter ihm an der Wand. Es ist schon kurz vor Mitternacht. Schon bald drei Stunden dauert meine Aktion.
»Was machen wir mit ihm?« Einer kommt näher, steckt seine Nase beinahe in meinen Mund. Es ist schwer, bei manchen dieser Attacken nicht zurückzuzucken, den Mund dabei zu halten. Doch die Nase des Polizisten macht Gott sei Dank vor meinen Mund halt: »Stinkt nicht nach Alkohol, das isses nicht.« Sie stellen mich wieder auf. Auch daran kann ich mich nötigenfalls noch gewöhnen: auf und nieder, und wieder auf und nochmals nieder. Nun werde ich ausgezogen. Zuerst den Pullover, dann das Hemd. Die Arme werden langgezogen, auf Nadelstiche in der Armbeuge hin untersucht. Nein, von Einstichen ist weder rechts noch links eine Spur. »Na, dann ziehen Sie mal Ihre Hose aus!« Nein, denke ich mir, keinen Finger krümmen. Dann greift der ältere ›Bulle‹ selbst an meine Hose, öffnet den Gürtel, Hosenknopf und Reißverschluß. Er zieht meine Hose runter. Bloß nicht reagieren, bloß ruhig bleiben. Sie lachen über meine gestreifte Unterhose, finden aber ansonsten keine Einstiche. Die Hose hat es ihnen angetan. Während sie mir lächerlich um die Beine schlackert, werde ich auf Umwegen wieder zur Holzbank geführt. Die Spurensuche ist beendet: keine Einstiche, clean.

»Was machen wir denn nun mit ihm? Ausnüchterungszelle?« fragt ein jüngerer Beamter den Hosengreifer. »Nee, kommt nicht in Frage, der ist doch hier oben plemplem.«
»Ruf mal 'nen Krankenwagen an, die sollen den von hier abholen.« Er selbst greift zum Hörer, ruft bei einer Klinik an, um zu erfahren, ob denn überhaupt noch ein Bett für mich frei sei. Frankfurt und Samstagnacht, man wisse ja nie. Es ist was frei.
Nach einer halben Stunde, in der ich mit immer noch runtergelassenen Hosen auf der Bank sitze, suchen drei ›weiße Kittel‹ an der Tür zur Wache um Einlaß nach. Der Türöffner summt und ich werde bestaunt. »Macht er Ärger?« – »Nee, nee, der ist völlig weggetreten«, sagt der ältere Grünkittel zum älteren Weißkittel, »kannste so mitnehmen und abliefern.«
Die beiden anderen Krankenpfleger – Zivildienstleistende – ziehen mir derweil wieder die Hose an, stellen mich dazu auf die Beine, um die Hose auch zuzukriegen: geübte Hände. Dann, ohne großen Abschied, werde ich links und rechts eskortiert zu einem Krankenwagen geführt: »Hau uns bloß nicht ab!« sagte der ältere von den dreien.
Im Krankenwagen erhalte ich die »Präsidentensuite«, wie einer von ihnen grinsend bemerkt. Ich werde auf einen Sessel geschoben, einer von ihnen nimmt vor mir, einer neben mir Platz, der Fahrer schlägt vorne die Türe mißmutig zu. Neben dem normalen Gurt – erst klicken, dann starten – werden auch gleich beide Arme an eine provisorische Lehne gebunden. Dann geht es auf »Stadtrundfahrt«, wie ein Pfleger anmerkt. Verdammte Milchglasscheiben, da kann ich ja gar nicht rausschauen. Irgendwie habe ich das Gefühl, als wenn die absichtlich mit mir im Kreis rumfahren. Schon bald verliere ich jegliche Orientierung. Aber dem Profi unter den dreien scheint es Spaß zu machen, so einen Krankenwagen vom Arbeiter-Samariter-Bund durch die Großstadt zu kutschieren.

Die einzigen Worte, deren ich mich nun beim besten Willen nicht mehr enthalten kann, münden in die Frage: »Jungs, warum fahren wir denn bloß ohne Blaulicht?«
Wieder dieses typische Grinsen wie auch schon auf der Polizeiwache, als käme ich vom Mars. An einer Straßenecke halten sie an. Ich denke, wir sind da und reiße an meinen Armriemchen. Doch der Fahrer zieht sich nur eine Packung Zigaretten am Automaten. Es will gar nicht bequem werden in dieser Kutsche, solange ich meine Arme nicht zu bewegen vermag. »Wird ja gleich wieder, wird ja gleich wieder«, beruhigt mich der vor mir sitzende Pfleger.
Verschwommen leuchten die Neonreklamen durch das Milchglas. Wie schön bunt alles ist, draußen bei Nacht.

Willkommen auf Station 93.1

Ein Uhr morgens. Die Seitentür des Krankenwagens wird aufgeklappt. Rechts und links werde ich an den Arm genommen und verlasse die Präsidentensuite. Unterarme und Handgelenk sind blau und ich muß sie mir fortwährend reiben. Es kribbelt in den Fingerspitzen. Rechts vor dem Eingang ist eine kleine Pförtnerloge. Sie ist beleuchtet. Vor uns die Empfangshalle. Ich bin gespannt auf meine neue Heimstätte.
Der Pförtner kommt auf uns zu und schließt die Außentür auf, gibt mir die Hand und tut so, als wären wir seit Jahr und Tag alte Freunde: »Na, was hat dich denn wieder zu uns verschlagen?« Er muß sich wohl in der Person irren und mein Gesichtsausdruck vermittelt bestimmt eine gute Portion Ratlosigkeit, so als könnte ich mich an nichts erinnern. Habe ich diesen Portier schon mal irgendwo gesehen? Sehe ich einem anderen Patienten vielleicht ähnlich? Ich denke angestrengt nach und bin mir für einen Augenblick unsicher, ob mein verändertes Aussehen den ärztlichen Erwartungen in psychiatrische Begebenheiten entspricht. Hof-

fentlich kennen die mich nicht! Ich habe mir, bevor ich in der Toilette verschwand, eine billige Holzkette um den Hals gehängt, und an drei Fingern jeder Hand einen Ring angesteckt, solche, wie man sie für einen Groschen aus den Kaugummiautomaten zieht. Die Haare sind etwas hennagefärbt und ein wenig struppig. Der Bart ist ab und sprießt nur noch in Stoppeln. Sollte mich in dieser Aufmachung je einer aus einer Fernsehsendung oder einem Zeitungsbild wiedererkennen? Ziemlich unwahrscheinlich. Also nichts wie weiter! Ich werde wieder an den Oberarmen genommen, in ein kleines Zimmer gesteckt und auf einen der beiden Stühle geschoben. Da stehen noch ein viereckiger Tisch und eine Bahre. Einer von meinem Begleitschutz holt den Arzt. Ich konzentriere mich darauf zu schweigen. Was soll ich auch sagen, jetzt bin ich eh der Gefangene meiner eigenen Handlungen. Raus komme ich nicht mehr. Die Eingangstür wurde hinter uns abgeschlossen.

Die Tür fliegt auf, der Arzt tritt ein. Übernächtigt ist er, rasiert hat er sich auch nicht, die schwarzen Haare kraus im Gesicht, tiefe Falten auf der Stirn. Ich schätze ihn auf Mitte 40. Er scheint bis eben geschlafen zu haben, und nun haben wir ihn gegen halb zwei Uhr morgens aus dem Bett geholt.

Krankenfahrer und Arzt flüstern miteinander. Sie tuscheln etwas über einen Fluchtversuch, dann werden wir in trauter Zweisamkeit allein gelassen.

In diesem Raum herrscht eine unnatürliche Ruhe, eine Totenstille. Ich habe meine Augen geschlossen und versuche, innerlich locker und entspannt zu sein. Die drei starken Jungs machen nun ihre Mätzchen draußen vor der Tür.

»Kommt ein Irrer in einen Gemüseladen und sagt zum Verkäufer: Geben Sie mir doch einen Liter Blumenkohl.«

Entsetzlich hämisches Lachen draußen. Und es stinkt in dieser Klinik, wohl nach Desinfektionsmitteln, und diese Art von Dämpfen mufft aus dem Fußboden hoch. Der Sekundenzeiger meiner Uhr tickt. Sie sieht aus wie eine Kinderuhr. Mit dem Pulsschlag rennt sie um die Wette.

Keinem gelingt es, den anderen zu überholen. Ich fühle es an meinen Handgelenken ziehen.
»Sagt der Verkäufer, so geht das nicht, mein Freund, wir geben Blumenkohl nur in Kilogramm ab. Kommen Sie doch noch mal wieder.« – »Ach den Witz kenn' ich doch! – Der kommt doch noch einmal rein und will wieder einen Liter Blumenkohl, nicht?«
Wieder prustendes Gelächter. Die Atmosphäre ist kaum auszuhalten. Die Fensterscheiben sind auch hier aus Milchglas. Wenn ich ganz weit und tief in dieses Glas hineinschaue, dann sehe ich Nebelschwaden aus den Fenstern kriechen, die immer näher kommen, meinen Kopf umwallen und mich langsam gefangennehmen.
»Was treibt Sie denn zu uns?« Gerade war mir, als sei der Sekundenzeiger vor Schreck stehengeblieben und dann taumelnd hinter dem Pulsschlag hinterhergerannt. Hat sich der Sekundenzeiger bei der Frage erschrocken? Am liebsten würde ich mich jetzt zu Hause in mein Bett legen und schlafen. Was mache ich nur in diesem verdammten Kukkucksnest?
»Ja, ja, und dann tauschen sie doch die Rollen, nicht?«
Der alte Weißkittel: »Ja, der Gemüsehändler kommt rein und zeigt dem Verrückten, wie man einzukaufen hat.« Er macht eine tiefe Baßstimme nach: »Ich möchte bitteschön ein Kilogramm Blumenkohl!«
Die andere Stimme hämisch, künstelnd: »Ja haben Sie denn auch die Flasche mitgebracht?«
Sie lachen sich halbtot da draußen.
»Sie haben Probleme, ist das richtig?«
Ich nicke mit dem Kopf. Wer hat heutzutage keine Probleme?
»Sie befinden sich in einem psychiatrischen Krankenhaus!«
Im Stockwerk über uns tut sich etwas. Da schreit jemand. Fußgetrampel und Schreie mischen sich zu einer Tonsoße und verebben nach einer kurzen Weile wieder.
Wo ich bin, weiß ich, will ich sagen, halte aber den Mund.

Keine Geräusche dringen von draußen herein. Mensch, wir sind doch in Frankfurt! Da leben Menschen, da machen Autos Krach!
Wo ich denn herkäme, was für einen Tag wir denn heute hätten, wie spät es sei, ob Vater und Mutter noch leben würden, wie viele Finger das zusammen seien, und er hält sie mir alle vors Gesicht. Ich blicke durch diese Finger hindurch. Zwischen uns entwickelt sich ein Gespräch zwischen einem Gehörlosen und einem Stummen. Der eine redet ohne Unterlaß, und er merkt nicht, daß ich mit ihm spiele. Sie vermuten immer sofort Krankheit. Etwas anderes kann von draußen, aus der großen Stadt, nicht kommen. Da gibt es für mich nichts zu sagen, denn wer hier schreit, ruft und bittet, der wird hier nicht gehört werden.
Er legt einen Zettel auf den Tisch und einen Kugelschreiber dazu: »Bitte unterschreiben Sie hier mal«, und er macht ein Kreuz auf den Zettel. Ich lese:

> »FREIWILLIGKEITSERKLÄRUNG«. Dick unterstrichen, Doppelpunkt: »Ich erkläre mich damit einverstanden, daß ich in einer geschlossenen Station des Zentrums der Psychiatrie im Klinikum der Johann-Wolfgang-Goethe-Universität in Frankfurt am Main oder in einem psychiatrischen Krankenhaus behandelt werde.«

Vorsicht! Wieso ist da schon eine Unterschrift von irgend jemandem, der »für die Richtigkeit der Unterschrift« – also meiner noch nicht vorhandenen – »Frankfurt am Main, den 21. 10. 84 Pfänder*« geschrieben hat? Wer ist das? Wieso sind die sich da so sicher, daß ich hier meine Zustimmung gebe?
Er reicht mir den Kugelschreiber. Klar, ich will hier rein, aber muß ich ihnen denn völlige Handlungsfreiheit geben? Tu es nicht, du handelst dir ein Abonnement ein, das du so bald nicht wieder kündigen kannst! Ich lege den Kugelschreiber wieder hin und schüttele den Kopf.

* Name geändert.

Sein sanfter Ton dringt in mich ein: »Wir möchten doch keinen Richter einschalten müssen, oder?« Natürlich will ich keinem Richter vorgeführt werden. Ich will ja nur hier rein, um mir den Laden mal insgeheim vorführen zu lassen.
»Na, dann unterschreiben Sie hier mal«, und er zeigt wiederum auf das Kreuz, das er schon eingemalt hat. So nicht, denke ich mir. »Dann sind Sie freiwillig hier, und können, sobald Sie wollen, wieder raus!« Ich schüttele den Kopf ein zweites Mal. Diese Art der Übertölpelung mache ich nicht mit, wenn da steht »geschlossene Station – Zentrum der Psychiatrie«: oder »in einem (anderen) psychiatrischen Landeskrankenhaus« zur Behandlung vorgesehen.
Er drückt mir das Blatt in die Hand. So sitze ich zwei lange Minuten mit diesem Zettel in der Hand da. Ich lege das Blatt auf den Tisch und lehne mich zurück. Für mich ist die Sache jetzt erledigt.
Er umgarnt mich, unsichtbare Fäden wollen meinen Namen auf das Blatt Papier ziehen: »Überlegen Sie sich's gut, welche Konsequenzen das für sie haben kann! Wir müßten am Montag einen Richter hierherbestellen.«
Wenn es denn sein muß, bitte. Ich schließe die Augen wieder, um ihm klarzumachen, daß dieses Kapitel nun für mich abgeschlossen sei. Ich warte auf irgendeine körperliche Untersuchung. Er müßte doch meine Reflexe überprüfen können, und er würde feststellen, daß mir nicht das Geringste fehlt. »Sie müssen wohl sehr müde sein, dann kommen Sie doch erst einmal mit. In den nächsten Tagen sehen wir dann weiter.«

In einem späteren Zivilgerichtsverfahren beschreibt dieser aufnehmende Arzt die Situation wie folgt:

> »Mir war bei der ersten Begegnung aufgefallen, daß der Beklagte sehr schweigsam war und ich nur langsam Zugang zu ihm fand. (. . .) Ich kann mich daran erinnern, daß ich den Beklagten, so wie ich es in vielen Fällen derartiger Einlieferungen zu tun pflege, auf den Aufent-

haltsort hingewiesen habe und auch den Grund, warum er gebracht wurde, angesprochen habe. Ich habe (. . .) keine Feststellungen oder Beeinflussung des Beklagten durch Alkohol oder sonstige Drogen feststellen können. Ich muß noch hinzufügen, der Beklagte hat einen freundlichen und nachdenklichen Eindruck auf mich gemacht. Er war nicht turbulent, sondern allgemein kooperativ. (. . .)

Aufgrund des Eindrucks, den der Beklagte auf mich gemacht hatte, habe ich mich zu einer Psychopathologie entschlossen. Ich habe den Beklagten auch angesprochen darauf, daß im Hinblick auf die Eigengefährdung, die bestehen würde, eine Unterbringung angezeigt sei. Ich habe ihm ein Aufnahmeformular gegeben und er hat dies unterschrieben.

An der Kleidung ist mir nichts Auffälliges aufgefallen. (. . .) Ich habe zunächst längere Zeit gebraucht, um mit dem Beklagten überhaupt ins Gespräch zu kommen. Ich mußte ihn mehrfach ansprechen. Er hat dann aber reagiert und war, wie ich schon ausgeführt habe, freundlich nachdenkend und kooperativ. In dieser Situation habe ich mich auch wegen der Frage der Unterbringung in eine geschlossene Anstalt an ihn gewandt. Ich mache dies regelmäßig, wenn es um die Frage geht, ob hier eine freiwillige Unterbringung in eine geschlossene Anstalt im Raum steht oder unter Umständen auch eine zwangsweise Unterbringung indiziert ist. Ich habe den Beklagten auf die verschiedenen Möglichkeiten hingewiesen, nämlich auch die, daß ich seine Unterbringung in eine geschlossene Anstalt aus Gründen der Eigengefährdung für indiziert hielte und, falls er nicht freiwillig seiner Unterbringung zustimmen würde, ich dann die zwangsweise Unterbringung in die Wege leiten müßte. Daraufhin hat der Beklagte unterschrieben. Es gab dabei keine besonderen Schwierigkeiten. Dann ist der Beklagte auf die Station verbracht worden.«

Unsere Schritte hallen dumpf, während ich »auf die Station verbracht« werde. Zu fünft gehen wir einen langen Gang entlang. Notbeleuchtung: es strahlt von Orange über Rot und Gelb bis Ocker. Die Wände sind gräulich. Die Sohlen quietschen. Die Luft steht stickig. Was habe ich mir da eingehandelt?
RECHTS UM: Ein weiterer Gang. Er ist noch länger. Und ich ahne, da hinten kreuzt sich ein weiterer Gang mit diesem, den wir gerade durchschreiten. Gänge, Gänge, Gänge. Schläuche, die mich aufsaugen wollen. Keine Sirenen heulen und geben Voralarm. Fünf Paar Schuhe geben diesem Gang den monotonen Klang. Kein Wort wird gewechselt. Auch auf die Weißkittel scheint diese Atmosphäre einen dämpfenden Eindruck zu machen. Dem Arzt ist die Umgebung bestens vertraut. Diese Gänge scheinen ihm nichts mehr auszumachen. Er muß Notfallmedizin gewöhnt sein. Mit seinen Schlüsseln in der Hose spielt er Taschenbillard.
LINKS UM: Das Labyrinth zieht sich weiter durch den Beton. Geriffelter Putz, Linoleum, kleine Kästen an der Wand mit der farbig spendablen Notbeleuchtung.
Während wir so voranschreiten, es sind inzwischen schon mehr als hundert Meter, erinnere ich mich plötzlich an eine Geschichte, die wir vor langer Zeit einmal im Deutschunterricht durchgenommen hatten. Sie ist hängengeblieben, weil sie mir mehrfach böse Träume beschert hat. Sie stammt, so glaube ich, von Friedrich Dürrenmatt, der darin schildert, wie ein mit Menschen vollbesetzter Zug in einen Tunnel fährt:
Und er fährt und fährt, und es wird dunkel im Abteil. Nur die Leselampen brennen noch. Und der Zug fährt und fährt und wird dabei immer schneller und wie vom Blitz getroffen, gehen die Lampen im Abteil aus und Unruhe unter den Fahrgästen entsteht. Und es ist dunkel. Und der Zug fährt noch schneller. Und es wird noch dunkler. Und beinahe bricht Panik aus. Und als der Zug noch schneller fährt und immer tiefer in den Berg hinein, und es stockfinster ist und

sie alle merken, daß sich keines der Fenster öffnen läßt, haben die Leute furchtbare Angst und werden stiller und der Tunnel will nicht enden und es will nicht hell werden in dem Tunnel. Und sie klammern sich aneinander und merken, daß sie in der Falle sitzen, in einem Loch ohne Zukunft, ohne Perspektive.
RECHTS UM: Zwei Stufen runter, eine Tür rechts, dahinter eine Tür links, allerdings erst ganz hinten im Gang, da am Ende, wo es überhaupt nicht weitergeht: Sackgasse!
Im Vorbeigehen schnappe ich einen Graffitispruch auf, den ein Patient, oder Pfleger (oder gar ein Arzt?) an die Wand gesprüht hat:
IST REALITÄT EIN HIRNGESPINST?
Es hat schon jemand versucht, den Spruch zu entfernen. Es ist ihm nicht gelungen.
Der Schlüssel dreht sich im Schloß. Tür auf, wir rein, Tür zu und wieder abgeschlossen. Eine kleine Plexiglasscheibe in Kopfhöhe kann den hier arbeitenden Pflegern von innen Aufschluß darüber geben, ob draußen im Labyrinth die Uhr nicht rückwärts tickt. Die Neonlampen leuchten auf. Für einen Moment kann ich ahnen, wo wir uns eigentlich befinden – auf einem Flur (zur geschlossenen Station). Nachdem der Arzt das nächste Schloß zur nächsten Tür gefunden hat, knipst er das Licht wieder aus.
Das erste, was mich empfängt, ist eine unangenehme, warme, trockene Atmosphäre, der Gestank von süßem Schweiß und Kot. Wieder Notbeleuchtung. Der Arzt zieht mich hinter sich her, zwischen Betten und Nachtschränkchen auf ein Licht zu, in ein erleuchtetes Separee. Zwei Weißkittel hocken da und blicken ab und zu eher beiläufig auf ihre Schützlinge, die in den Betten liegen und schnarchen. »Neuzugang, alles weitere morgen« – und schon ist der Arzt verschwunden.

»Willkommen auf Station 93.1«, rasseln die Worte eines älteren, korpulenten Weißkittels, dem die gestärkte Uniform über der rosafarbenen Bauchhaut, die unten rausguckt, gleich platzen muß. »Dann ziehen Sie sich mal aus und leeren ihre Taschen. Legen Sie's mal hier auf den Tisch.« Ich bekomme einen Schlafanzug gereicht, die blauweißen Streifen verlaufen senkrecht. Ich streife sie mir über und gehöre von jetzt an zur Runde der illustren Menschen, die alle zu nachtschlafender Zeit schnarchen. Meine Automatenringe, die Holzkette und die Uhr werden in einen Briefumschlag gesteckt, das Kleingeld in einen anderen. »Das Geld wird Ihnen dann in Raten ausgezahlt, wenn Sie mal was zum Rauchen oder Trinken brauchen.« Die Münzen sollte ich später nie wiedersehen.

Den Napf mit Tabletten, den der anweisende Weißkittel auf den Tisch stellt, lehne ich mit einem Kopfschütteln ab. »So geht das hier aber nicht, Ihre Medizin müssen Sie schon nehmen!«, und er hält mir den Trog hin. »Seien Sie doch vernünftig, wir wollen es Ihnen nicht spritzen müssen.«

Der einweisende Arzt im Gerichtsprotokoll:

> »Wie das im einzelnen jetzt nun an dem Tag ablief, das weiß ich nicht mehr genau, ob ich jemanden angerufen habe, der ihn abholte, oder ob ich ihn selbst dorthin gebracht habe, kann ich nicht mehr sagen. Während der Beklagte bei mir im Bereich der Aufnahme war, hat er keinerlei Flüssigkeiten zu sich genommen, auch keine Medikamente. Ich habe ihm die Einnahme solcher Medikamente auch nicht verordnet, sondern ihn lediglich zur stationären Beobachtung in die geschlossene Anstalt eingewiesen. Wenn der Patient in die geschlossene Anstalt kommt, dann ist es zutreffend, daß er entkleidet wird, das geschieht allenthalben so. Das geschieht schon aus Sicherheitsgründen. Zugegebenermaßen können ihm die Pfleger, ohne daß ich davon Kenntnis nehme, auch etwas auf der geschlossenen Station geben. Ich habe kein Medikament verordnet, weil ich es nicht für indiziert hielt. Aber es ist natürlich so, daß kein

> Pfleger von sich aus irgendwelche Maßnahmen verabreichen kann, sondern es bedarf in einem solchen Fall stets der Rücksprache mit dem behandelnden Arzt, der dann je nach Lage der Dinge Verordnungen erläßt.«

Die Aussage des Psychiaters endet mit folgenden Sätzen:

> »Aufgrund der gebotenen Möglichkeiten, die ich hatte, mich mit dem Beklagten zu beschäftigen, damit meine ich auch die Schnelle, in der das abgewickelt werden mußte, hatte ich den Eindruck, daß der Beklagte schon am Beginn einsichtig zu sein schien.«

Mir werden die Tabletten in den Mund gesteckt, und ich bekomme an der Tür zur Gemeinschaftstoilette ein Bett zugewiesen. Die Kleidung ist weggeschlossen. Ein fernöstlicher Pfleger legt mir seinen Arm um die Schulter und bringt mich ins Bett. Dann gibt er mir einen entscheidenden Tip mit auf den Weg in den Schlaf: »Immer ruhig bleiben!« Inzwischen ist mir ganz dösig im Kopf. Das Gefühl kenne ich von meinem Selbstversuch: die Beine werden matt, alles um mich herum dreht sich.

> »Nein, mein Freund, wir sind Geisteskranke aus der Klinik da oben, Psychokeramiker, die Tonscherben der Menschheit«
> *Harding: »Einer flog über das Kuckucksnest«*

Alpträume

Wasser steht in den Straßen. Der Regen begann gestern abend wolkenbruchartig. Der Straßenverkehr ist zum Erliegen gekommen. In den Nachrichten warnen sie vor übereilten Reaktionen. Katastrophenschutz und Feuerwehr sind pausenlos im Einsatz. Das Wasser suchte sich zuerst den Weg des geringsten Widerstandes, es flutete die Keller. Der Einzelhandel rät: noch einmal gut einkaufen gehen, die

Vorräte sammeln, die Lebensmittel gut einteilen. Noch in dieser Nacht fiel die Stromversorgung in weiten Teilen des Landes aus. Schwere, schwarze Wolken verhängen den Himmel, es will nicht Tag werden. »Alles halb so schlimm«, befand der Regierungssprecher noch in den Spätnachrichten. Ein Blick aus dem ersten Stock: der Fluß, ein reißendes Gewässer; Strudel, entwurzelte Bäume und Gestrüpp in den Fluten. Bundeswehr und Bundesgrenzschutz haben den Bundestag und das Regierungsviertel mit Sandsäcken provisorisch abgedichtet. Es ist ungewöhnlich warm draußen. Wissenschaftler warnten vor dem Jahrhundertereignis. Kein Lüftchen regt sich, es ist fast windstill: eine unnatürliche Ruhe.

Ich staune, habe das Fenster aufgemacht, schaue hinaus. Das Wasser steht vor den Treppenstufen und steigt ständig. Zwei alte Menschen nehmen sich an die Hand, halten einander fest und versuchen watend durch das Wasser auf die andere Straßenseite zu kommen. Mitten in der Straße, wo die Strömung am größten ist, werden sie weggerissen. Ich schreie. Sie versinken in den Fluten der Straße. Ich sehe sie noch einmal an die Oberfläche kommen, sie treiben. Jetzt sind sie weg. Das darf nicht wahr sein! Erschrocken fahre ich herum. Der Fernsehapparat funktioniert wieder. Auf der Mattscheibe erscheint des Kanzlers breites Lächeln: »Meine lieben Mitbürgerinnen und Mitbürger.« Ich mache das Fenster zu. Noch ist das Wasser nicht hier oben. Die Tagesschau zeigt einen kleinen Ausschnitt aus der Situation im Land. Von überall hagelt es Katastrophenmeldungen. »Die Solidarität der Demokraten in diesem, unseren Land gebietet uns . . .« Bundestag: da sitzen sie und debattieren, was tun . . . wie immer! Wetterwarte Essen: Ein absolutes Tiefdruckgebiet mit Ausläufern bis Grönland und Nordnorwegen hält ganz Europa in Schach. Wenn es weiterhin so warm bleibt, tauen Nord- und Südpol auf – Nordpol aber ganz bestimmt.

Der Umweltminister ist völlig ratlos. Die Opposition hat das natürlich alles vorausgesehen. Ich schüttele den Kopf. »Ist

es wahr«, fragt der Reporter, »daß Sie, Herr Verteidigungsminister, auf Angestellte und Arbeiter schießen lassen wollen, wenn sie nicht an ihre Arbeitsplätze zurückkehren?« Der Wirtschaftsminister in einem Appell an die Nation: »Durchhalten und Energie sparen!« Nationalhymnen und bereits Trauerfeiern für die Ertrunkenen im Fernsehen.
Ich höre das Wasser kommen. Ich will nicht sterben. Es steht vor der Türschwelle. Ich springe auf den Tisch. Das Fernsehbild flimmert, doch noch ist der Ton da: »Und so wollen wir . . .« – Ton weg! Wasser, komm' nicht näher! Ich springe vom Tisch und mache die Tür auf. Eine gelbe Soße kommt immer näher. So etwas gibt es doch gar nicht, kann es nicht geben! Es steigt weiter und kommt näher. Ich will weg! Aber wohin? Alle sollen vom Wasser eingeschlossen sein. Sollen wir alle ersaufen? Ich schreie erneut und sehe meinen erschrockenen Gesichtsausdruck, so als würde ich ein verzerrtes Spiegelbild meiner selbst betrachten. Ich renne zum Fenster, mache es noch einmal auf. Das Wasser steht an der Unterkante. Gleich muß es hereinschwappen.
Ich höre Schritte, die von oben, einem Stockwerk höher, kommen. Es klopft an der Tür: »Machen Sie bitte auf!« Ich erschrecke. Diese Stimme kennst du doch irgendwoher? »Machen Sie bitte die Tür auf. Wir wollen Ihnen doch nur helfen!« Die Tür fliegt auf und knallt an die Wand, schwingt zurück: »Nun wollen wir doch vernünftig sein«, höre ich einen von ihnen sagen. Beruhigend reden sie auf mich ein und kommen dabei bedrohlich näher.

Da stehen sie vor mir: drei Männer in weißen Kitteln. Sie grinsen mich an und ich sehe, wie sie mich langsam umkreisen. Ich sehe mich schreien, mein Gesicht verzerrt sich – doch ich höre keine Stimme. In Zeitlupe kommen sie auf mich zu, immer näher heran. Ein aussichtsloser Kampf, doch noch bin ich nicht verloren, so schnell gebe ich nicht auf. Ich drehe mich im Kreis. Einer von ihnen hält eine

Spritze in der Hand. Sie ist aufgezogen. Ich will nicht! Ich will nicht! Ich will nicht! »Halten Sie den Patienten bitte richtig fest«, sagt der eine von ihnen und seine Stimme drischt und hallt von allen Seiten auf mich ein: »Richtig fest – richtig fest – richtig fest!«
Ich sehe, wie ich mich wehre. Ich schreie, stoße die Arme der beiden Grinsköpfe zur Seite. Doch sie fassen mich und legen mich auf den Tisch. Ich strampele, beiße, kratze, will mich losreißen. Doch die Arme, die mich niederhalten, brechen jeden Widerstand. Ich sehe die Spritze immer näher kommen, auf mich zukommen, immer näher über mir: Jetzt sehe ich sie klar vor meinen Augen. Auch die Spritze hat auf einmal ein Gesicht: häßlich giert sie mich an, Flüssigkeit läuft ihr aus den spitzen Mundwinkeln. Jetzt setzt sie an. Nein! Nein! Nein! Bleib weg! Jetzt will sie mich stechen. Jetzt! Nein! Meine Arme sind bleischwer. Ich versuche, sie zu heben. Ich kriege sie nicht mehr hoch. Ich fühle den Einstich und schweißgebadet wache ich auf.
Wo bin ich? Wo sind die Weißkittel?

»Leben« im Wachsaal

Durch einen dichten Nebel erkenne ich am Fußende meines Bettes ein Gesicht. Die Neonlampen blinken der Reihe nach auf und ich sehe hinter dem alten Rollgestellbett einen Menschen stehen, der mich wohl schon eine ganze Weile lang beobachtet. »Du hast wohl schlecht geträumt, was?«
Ich weiß nicht, was ich ihm antworten soll. Die Konfrontation mit der verrückten Welt hier drinnen habe ich mir ganz anders vorgestellt. Nun steht da jemand an meinem Bett und nimmt Anteil an meinen Träumen, die ich in meiner unverarbeiteten Angst durchlebt habe. »Biste neu hier, wa?« fragt er mich. Außer einem Nicken bringe ich noch nichts zustande. Alles dreht sich in meinem Kopf. Es ist das Gefühl, das jeder kennt, der einmal eine Nacht durchge-

zecht hat. Aber ich habe nicht getrunken. Trotzdem: wenn ich an den gestrigen Abend zurückdenke, muß ich mir schon eingestehen, daß es die absurdeste Fete war, an der ich teilgenommen habe. Und nun in dieser Anstalt. Es muß wohl Realität sein, denn mein Gegenüber steckt auch in einem Streifenanzug. Von jetzt an bin ich Patient – oder bin ich Journalist während meiner Recherche? Bin ich krank oder bin ich gesund? Verrückt oder normal? Die Ärzte tippen wohl auf einen Selbstmordversuch, auch wenn ich mit meinem Verhalten durch nichts zu dieser Diagnose beigetragen habe, außer vielleicht durch mein Schweigen.

Mein stiller Monolog wird durch einen müden und schlechtgelaunten Weißkittel unterbrochen, der die Duschräume aufschließt. Danach kickt er gegen alle Betten, um die Leute zum Waschen zu motivieren. Wecken!

Ich schaue auf die Uhr, die im Tagesraum hängt – es ist kurz nach sechs, ein verdammt früher Sonntagmorgen.

»Heiße Klaus, und du?« fragt mich dieser Mensch an meinem Bett, der die ganze Zeit dort wie angewurzelt steht. Er hält mir seine Hand hin. Leise flüstere ich meinen Namen und gehe auf seinen Handschlag ein. Mit unendlich langsamen Schritten schlurfen einige Mitpatienten zum Duschraum. Es ist doch fast wie in einem Kloster hier, alle in derselben Trachtenkutte und fast alle laufen mit hängendem Kopf durch die Station, als wollten sie beten. Was ist nur los mit diesen Leuten?

»Sonntags gibt es das Frühstück erst um halb acht«, sagt Klaus und fragt mich, warum ich hier sei. Wenn ich das nur selbst so genau wüßte. Ich zucke mit den Schultern. Ist mein Schweigen eigentlich noch sinnvoll?

Die letzten Männer, die noch eine Decke über'm Kopf haben, werden aus den Federn gejagt. Duschzeit ist um 6.30 Uhr angesagt. Bevor die Weißkittel an mein Rollgestell kommen, bin ich schon entschwebt und stehe unter lauwarmem Wasser. Es gibt weder einen Knopf für kaltes, noch

einen für warmes Wasser: nur einen zentralen Hebel, der lauwarm für alle runterrieseln läßt.
Ein Mann, um die fünfzig Jahre alt, kommt im Streifenanzug in die Dusche und murmelt etwas von seiner goldenen Uhr, die sie ihm weggenommen hätten. An das verordnete Duschen und dessen heilende Wirkung scheint dieses vitale Männchen nicht zu glauben. Er dreht eine Runde, macht einen Bogen um die Pfützen und sieht zu, daß er nicht naß wird. Mit einem Sprung ist er mißmutig wieder draußen. Aber keine Minute vergeht, da ist er wieder drinnen – diesmal nackt, wie alle anderen. Der korpulente Weißkittel wartet so lange mit bösem Blick, bis Günther Altmann* – so heißt mein neuer Leidenskumpel – sich die ersten Wasserspritzer über den Rücken rinnen läßt. Beinahe 20 Männer stehen Schlange, um die drinnen verordnete Sauberkeitsspritze zu genießen. So beginnt der Tag, so ist das Leben. »Werktags etwas früher«, sagt Werner Stolze*, ebenfalls Mitpatient. Werner schildert mir bis zum Frühstück seine Einweisung.

Tagebuchauszug 1 (Wachraum, an meinem Bett)

Werner Stolze: Mitte 50, mittelgroß, Lokführer von Beruf, macht Rangierdienst auf dem Frankfurter Hauptbahnhof. Mehr als 30 Jahre hat er jede Nacht – bis auf seinen Urlaub – Schicht geschoben. »Nie krankgefeiert«, sagt er. Ich frage ihn nach dem WARUM: »Mach du mal über 30 Jahre immer Nachtschicht. Dann biste aber fertisch mit der Welt. Einmal abends bis kurz vor Middernacht, dann widder nächste Woch' bisses hell wird.«
Werner ist auffällig: braungebrannt, kommt direkt vom Mallorca-Urlaub in die Anstalt. Noch einmal, WARUM? Er wirkt niedergeschlagen und traurig, denn seit Wochen kommt er nicht raus. Werner: wohnt allein, ist nicht verheiratet, hat keine Kinder und kaum noch Verwandte,

* Name geändert.

nur »eine Tante drüben«, die er allerdings regelmäßig besucht. Er fühlt sich betrogen. Seinem Vorgesetzten vor dem Flug in den Urlaub das Versprechen abgerungen, in den Tagesdienst überwechseln zu können. Nach dem Urlaub soll er aber noch weiterhin Nachtdienst machen. »Da hab' ich ihn über den Tisch gezogen, bin durchgedreht.« Hat seinem Chef in der Wut eine gehauen, dann die Polizei angerufen, bevor's der Chef tun konnte: große Beichte seiner Probleme und der Versuch, zu erklären, warum er's gemacht hat. ›Freunde & Helfer‹ haben ihn abgeholt – direkt von der Dienststelle hier eingeliefert. Richterlicher Einweisungsbeschluß des AG Frankfurt: zwei Monate geschlossene Station wegen Fremdgefährdung.

»Ich hatte die ewigen Nachtschichten satt. Freundschaften gehen kaputt.« Späte Einsicht? Noch fünf Jahre bis zu seiner Pensionierung. Glaubt, daß sie ihm kündigen. Erzählt mir seinen Kummer, weil ich am nächsten dran bin. Teilt sich mit mir die Ecke – Nachbarbett von mir – ist hilflos und deprimiert. »Das Kuschen hat einmal ein Ende«, ist seine Entschuldigung. »Und dann das hier«, er zeigt auf das Rollbett und schämt sich. Sein Medikament: Atosil[6].

Um sieben Uhr dreißig gibt es Medizin. Werner stellt sich in die Reihe der Empfänger. Die Medikamentenausgabe erkennt der Patient daran, daß der große metallene Essenwagen hereinrollt, der aus der Großküche herübergeschickt wird. Pillen gibt es immer vor dem Essen, wird mir zugeflüstert. Schlange stehen und warten, bis du an die Reihe kommst.

6 *Atosil:* Psychopharmakon. Hersteller: Troponwerke GmbH & Co. KG Köln.
Hinweis: Bei Langzeitbehandlung ist eine Überwachung der Herzfunktion und des Blutbildes notwendig; Anwendung bei Unruhezuständen. Auswirkungen: (bekannte Auswirkungen, s. S. 11), zusätzlich: Allergien.

Ich stehe ganz am Ende, spiele den Drückeberger – eher so beiläufig, so als gehöre ich nicht dazu, will eigentlich vorübergehen und Essen ›fassen‹,weil ich das Zeugs auf nüchternen Magen so schlecht vertrage.
Auch die Dusche hat mich in der Zwischenzeit nicht viel klarer im Kopf gemacht. Es ist nicht ganz leicht, einen Schritt nach dem anderen auf den Boden zu setzen. Ich fühle mich innerlich hohl. Und prompt erwischt mich wieder so ein Schälchen und ich schüttele wieder den Kopf und mache wieder eine abwehrende Armbewegung. Nichts da, der Weißkittel besteht darauf, daß ich die drei hellblauen Pillen zu mir nehme. Der Arzt hätte es so verordnet. Und dazu gibt es gleich einen Pappbecher mit Mineralwasser, damit es besser rutscht. Ich werde genau beobachtet. Alle anderen, so scheint es, nehmen die Dinger widerspruchslos, manche reißen sich sogar danach, ihre Ration nehmen sie im Vorbeigehen, und weg ist sie. Der Pfleger läßt mich nicht aus den Augen. Es läßt sich wieder nicht vermeiden. »Na, war doch gar nicht so schlimm, oder?«
Ein Tablett mit Frühstück wartet auf mich. Messer und Teelöffel sind aus Plastik. Der Teller ist aus einer Art Hartglas hergestellt, Marke ›unzerbrechlich‹. Vielleicht kommen Milchglasscheiben und Teller von derselben Firma? Ich bringe in Erfahrung, daß es sonntags auch Eier gibt, eine wohlerwogene Ausnahme. Und wenn einem das Zeitgefühl abhanden kommt, weil ja auch Uhren abhanden kommen und eingesammelt werden, so kann der Patient an der ›Eieruhr‹ ablesen, welcher Tag da angebrochen ist und welche Stunde ihm schlägt.
Acht Mark und fünfzig Pfennig sollen Frühstück, Mittagessen und Abendbrot zusammen kosten, sagt ein jüngerer Weißkittel von der gerade eingetroffenen Tagesschicht, als wieder einmal Gemecker über den Fraß laut wird, und er zuckt mit den Schultern. Er will wohl sagen, daß er auch nichts dafür kann. »Ich hab's nicht gemacht«, ist nur eine der vielen Entschuldigungen des Pflegepersonals. Es gibt noch

andere, und die sind noch einfacher zu verstehen: Wenn unbedingt einer von den Patienten wissen will, warum so früh aufgestanden werden muß, dann hält für alles und jedes die Stationsordnung, die Hausordnung der Anstalt, oder die Anweisung des Arztes her. Ich höre, daß mit den Eiern auch schon mal Handball gespielt wird. In der Regel sollen die Eier dabei kaum Schaden nehmen. Und nach dem Frühstück beginnt für mich ein ganz besonderes Kapitel, das ich in meinem Tagebuch mit dem Begriff der ›Zeitmaschine‹ umschreibe:

Tagebuchauszug 2 (Tagesraum, Station)

Frühstück beendet; die Stunden- und Minutenzeiger an der Wanduhr im Tagesraum werden von einer unsichtbaren Hand an- oder aufgehalten. Die Zeit bleibt stehen. Erkläre, daß ich meine Kleidung wiederhaben möchte. Weißkittel: darüber müßte erst einmal der Arzt entscheiden. Fazit: ich laufe den ganzen Tag im blauweißen ›Nadelstreifen‹-Anzug herum. Die meiste Zeit jedoch verbringe ich wie angewurzelt im Tagesraum sitzend. Es läßt sich so schwer gehen. Klaus: »Du kriegst hier so viel dope, daß du gar nicht mehr aufstehen willst und es gar nicht mehr brauchst.« Alles unter Kontrolle. Klaus sitzt mir gegenüber. Ich höre ihn aus weiter Ferne sprechen. Klaus muß wandern, hin und her. Die Tabletten wirken bei ihm entgegengesetzt. Plötzlich eine Kurve Richtung Bett: muß sich hinlegen.

Tagesraum: drei Reihen Tische, ein Fernseher in der Ecke, an der Decke angebracht, eine dicke Tür zum Käfig, eine Tür zum Arztzimmer, eine offene Tür zum Stationszimmer: Pflegerraum. Immer alles schummrig hell, Licht hauptsächlich von Neonlampen: die Hälfte davon außer Funktion.

Neben mir, über mir, hinter mir, vor mir: es raschelt, einer tuschelt mit dem anderen, es spielen ein, zwei, drei, – ich weiß nicht wieviel – Radios, Cassettenrecorder, ab

zehn Uhr ist der Fernsehapparat in Dauerbetrieb – alles ohne Unterbrechung. Kein Arzt weit und breit, der mir meine Hose, mein Hemd zurückverordnen könnte. Thermometer: 26 Grad Celsius. Vor sich hin dösen. Pillen, ach es ist wieder mal Zeit. Bekomme sie in den Mund gesteckt. Stehe gar nicht mehr auf dazu. Zeitmaschine sagt zwei Uhr: Kinderfilm auf der Mattscheibe, so weit weg und alles so schön bunt da unter der Decke. Nichts braucht man selbst zu machen. Nicht mal zur Toilette gehen. Mein Nachbar pißt auf den Boden. Hat es nicht mehr geschafft, auf die Beine zu kommen. Strafe: wird fixiert (Fesseln) erhält ›Pinkelflasche‹ ans Glied geklebt mit Pflastern, versteht sich. Beschweren hilft auch nix mehr. Spritze ins Gesäß: Worte abgeschnitten. Liegt wie tot im Bett. Oh, duselige Zeit, laß es Besuchszeit werden. Mußt heute den Walkman bekommen.
Nachmittags:
Mustafa hört türkische Musik, Günther kämmt sich dauernd und schichtet Zigaretten um, Bernd spricht mit sich selbst; bin auch bald soweit.
Zeitmaschine läuft in Zeitlupe ab. Langsam, ganz langsam stehe ich auf und lege mich in mein Bett im Wachsaal, um diese Zeilen zu schreiben.
Werner drückt sich seine Nase platt (Fensterscheibe). Wartet auf Besuch eines Kollegen.
22 Uhr: Alle Männer ins Bett, zum vierten Mal ›dope‹, bin jetzt soweit, alle viere von mir zu strecken. Da ist noch was: wieder Notbeleuchtung, Walkman ausschalten, weil sonst Batterien leer, Günther wird sauer, will von der dritten Schicht endlich die Uhr zurück. Bett wird vorgefahren: Günther an Händen und Füßen gefesselt drin, wird ins Arztzimmer gerollt, kann da so oft nach Armbanduhr verlangen, wie er will. Hört ihn niemand. Dicker Weißkittel: »Will noch jemand verarztet werden?« Meldet sich keiner zu Wort. Begründung für Wegnahme der Uhr: »Zur eigenen Sicherheit, damit sie nicht weg-

kommt«. Ich frage Werner, wie hier etwas rauskommen, wegkommen soll, doch er schläft schon.
Günthers Schreien wird immer leiser, höre ihn nur noch krächzen, die Spritzen scheinen seinen Willen nicht brechen zu können. Ob man sich an das Zeugs gewöhnen kann, solange bis es kaum noch wirkt? Pfleger kreieren neue Spitznamen für Günther: »Die Krähe.« Husten, Schnarchen, Brechen: 12 Männer im Wachsaal, rund um die Uhr unter Beobachtung, alles auffällige Verhalten kommt ins Stationsbuch. Ich kann nicht mehr, so'n Sonntag hat's in sich. Station 93.1, ›Geschlossene‹ für Männer. Laß mich wegdösen.

Tagebuchauszug 3 (Wachsaal)
Aufgewacht um sechs Uhr dreißig, übliche Waschprozedur, neue Pflegerschicht um sieben Uhr angetreten, wieder Pillen, es ist zum Schreien. Das mit den Pillen muß aufhören!
Günther: Er verlangt immer noch seine Armbanduhr. Hat sich da völlig versteift und reingesteigert. Er beschimpft die Pfleger die ganze Nacht über. Selbst die stärksten Psychopharmaka scheinen ihn nicht zu schaffen. Das einzige, was er sich gerade ruiniert, ist seine Stimme. Spricht nur noch leise, scheint immer schwächer zu werden. Pausen zwischen den Beschimpfungen werden immer länger. Um neun Uhr wird er aus dem Arztzimmer gerollt: Flüstern. Wir liegen Kopf an Kopf, nur eine Glasscheibe trennt uns. Da liegt er nackt, wie gestern gehabt, in seinem Roll- und Rohrgestellbett. ›Pinkelflasche‹ ausgetauscht. Günther bettelt nach einer Zigarette. Auch das noch. Klaus hat's gehört und steckt ihm eine in den Mund, setzt sich so lange an sein Bett, bis er sie aufgeraucht hat. Günther inhaliert tief, immer wieder nimmt Klaus ihm die Zigarette aus dem Mund, denn Günther hat »mal eben keine Hand frei«. Bekomme einen Bademantel ausgehändigt. Kann jetzt mit Klaus

kurz mal vor die Tür in den Käfig, kurz die Füße vertreten. Atmosphäre macht müde, Luft ist stickig, kaum Frischluft, da unnatürliche Wärme und kein Fenster läßt sich öffnen.
Ich frage mich, wie lange hält das ein ›normaler‹ Mensch hier aus? Eingeschlossen, keine Privatsphäre, Tagesablauf wie gestern von morgens bis abends streng reglementiert, viermal Psychopharmaka verabreicht, Hitze, aus dem Fenster schauen, Zeitmaschine, im Bett liegen, Monotonie, Monotonie, Monotonie, bis ›man verrückt‹ wird. Antwort: Ich weiß es nicht.
Und: Wie lange hält das nun wirklich einer aus, einer, der Probleme hat und nicht weiter weiß? Wie hier drinnen damit fertig werden?
Mustafa: 26 Jahre alt, Sohn türkischer Gastarbeiter, liegt gerade auch gefesselt im Bett, ist jedoch angezogen. Er hat gegen acht Uhr sein moslemisches Morgengebet wieder einmal auf dem Boden liegend unvollendet lassen müssen. Sofort waren vier starke ›helfende‹ Arme da. Jetzt liegt er wie tot auf seinem Bett. Eine Spritze in den linken Arm hat ihn still gemacht. Er hat die Augen geschlossen und zuckt von Zeit zu Zeit mit den Beinen. Seine Muskeln gehorchen ihm selbst im verordneten ›Gesundheitsschlaf‹ nicht mehr.
Bernd: kommt mit hängendem Kopf von der Toilette, in die er sich für längere Zeit verdrückt hat. Er will allein sein, das geht aber nicht bei all den Leidensgenossen auf so engem Raum. Keiner soll allein sein. »Das schadet der Gesundheit.« Es läßt sich deshalb einfach kein Ruheort finden, um einmal ganz allein über Dinge nachzudenken, die – ihn – zutiefst beschäftigen: zum Beispiel die Zwangsräumung seiner Wohnung. Seit drei Monaten hat er keine Miete mehr zahlen können, der Arbeitsplatz ist ihm gekündigt worden, weil er nicht zum ersten Mal eingewiesen wurde. Der Vermieter hat ihm schon mehrmals in den vergangenen Wochen mit der Kündigung gedroht. Bernd

ist 48 Jahre alt. Der Vermieter hat es wahr gemacht. Bernd ist in der vergangenen Woche eine Postzustellungsurkunde ausgehändigt worden. Heute ist Räumung. Eine Kündigung hätte er vom Vermieter nie erhalten, merkt er an – oder: »Sie ist mir hier nicht ausgehändigt worden.« Auch die Einspruchsfrist gegen die Zwangsräumung ist längst abgelaufen. Er hat die Urkunde von der Anstaltsverwaltung viel zu spät erhalten. Das Amtsgericht kann's nicht wissen. Während bei ihm zu Hause der Gerichtsvollzieher waltet, die Möbelpacker wüten, sitzt Bernd auf der Toilette und weint.
»Was machen die wohl mit den ganzen Möbeln?« Will das von mir wissen. Ich kann's ihm auch nicht sagen. Er steht so hilfesuchend vor mir – ich sitze ihm so hilflos im Bett gegenüber: »Vielleicht bringen sie deine Sachen bei einer Spedition unter? Sie können die Möbel doch nicht im Regen auf die Straße stellen und dort stehenlassen!« Versuch, ihm Trost zu spenden. Er nickt, ohne jedoch von meiner Antwort überzeugt zu sein. Er ist müde, unendlich müde, kann und will nicht reden, nicht mehr reden über seine Probleme. Hat es zu oft versucht. Hat keiner geholfen, kann sich selbst nicht mehr helfen. Er wackelt im Streifenanzug Richtung Bett. Uhrzeit: gegen neun Uhr morgens. Vielleicht liegt sein Selbstbewußtsein im Bett begraben. Er ist nur nicht fähig, es auszugraben.
Männer: Vorwiegend allein zu Hause, Kontaktprobleme; niemanden, mit dem sie reden können; Verlust an Selbstbewußtsein, die Fähigkeit, Entscheidungen zu treffen, abhanden gekommen.
Medikation: Haldol, Truxal[7]. *Diagnose:* Psychose. *Verweildauer:* bereits vier Monate, wird bald auf die Station für Chronische verlegt.
Der Stationsarzt: »WIR HABEN FÜR SIE KEINEN REHA-PLATZ FREI.« Was sie ihm auch nicht erklären,

7 Siehe dazu die Erläuterungen S. 11.

sind die »Neben«wirkungen der Medikamente. Und überhaupt: kein Mitpatient ist aufgeklärt über das, was er jeden Tag schlucken muß. Alle nehmen die Pillen oder Flüssigkeiten zu sich, in der Hoffnung, es wird schon für irgend etwas gut sein (Hoffnungsglaube).

Die Arztvisite beginnt um zehn Uhr. Dieses Ritual hat seinen festen Zeitpunkt. Jeder weiß Bescheid. Kaum sind die beiden Ärzte mit den dazugehörenden Pflegern und dem Karteiwägelchen (inkl. Stationsbuch) bei Klaus im Zimmer angelangt, fragt der Oberarzt wie immer: »Na, wen haben wir denn hier?«

Tagebuchauszug 4 (Vierbettzimmer Klaus/Tür offen)
Klaus G.: »Morgen, Herr Doktor, wie geht's mir denn?«
Oberarzt: »Das werden wir gleich sehen.«

Tagebuchauszug 5 (Ich befinde mich im Bett)
Gewohnheit der Patienten, dem Arzt alles und jedes zu glauben. Arzt steht, Patient liegt, guckt von unten nach oben; Arzt: von oben nach unten. Arzt fragt normalerweise: »Na, wie geht's uns denn?« Klaus hat keine Meinung mehr zu seinem Befinden. Die Selbstverständlichkeit besteht darin, die Umkehrfrage zu stellen. Hier bleibt so vieles auf der Strecke. Gleich bin ich an der Reihe.

Zwischenbilanz

Seit zwei Tagen bin ich Patient in einer der geschlossenen Abteilungen der Universitätspsychiatrie Frankfurt. In diesen zwei Tagen erhalte ich sechsmal Medikamente des Typs Haldol. Ich bin der einzige und damit auch auffällige Patient, der nachfragt. Detaillierte Informationen über Auswirkungen und Zweckbestimmungen der mir mehr oder weniger zwangsweise verabreichten Psychopharmaka erhalte ich nicht. Die Tabletten sind hellblau, flach und mit einem eingestanzten Kreuz versehen. Über das Wochenende liege ich auf der Station, werde von keinem Arzt untersucht, geschweige denn begutachtet, dämmere mit einigen Unterbrechungen, die mich enorme Anstrengungen kosten, im Wachsaal oder im Tagesraum dahin. Ich sehe diese kleine Welt wie durch einen Schleier. Um Erinnerungslücken zu vermeiden, kritzele ich sofort Erlebtes auf ein Blatt Papier und trage es später ins richtige Tagebuch nach.

Gespräche mit Patienten, die meist nur stockend, mit sehr vielen Pausen zustande kommen, weil die Psychopharmakadosierung bei ihnen sehr hoch ist und sie mit den gleichen Schwierigkeiten zu kämpfen haben wie ich: Übelkeit, nervöse Unruhe, Konzentrationsschwierigkeiten, Kopfschmerzen etc. Hinzu kommen die Wirkungen des Eingesperrtseins. Man lebt wie im Tigerkäfig, rennt von einer Seite zur anderen, lebt mit der Monotonie und weiß sie nicht zu bekämpfen, wird die ganze Zeit beobachtet.

Immer wieder kommen am Sonntagnachmittag und Montagmorgen Patienten an mein Bett, um sich mit dem »Neuen« zu unterhalten. Die »frischen Patienten« bringen die einzige Abwechslung und ein wenig Duft von draußen. Von meiner Sprachlosigkeit habe ich mich längst verabschiedet. Nur gegenüber dem Pflegepersonal gebe ich mich betont einsilbig. Ich will nicht auffallen. Denn wer auffällig wird, riskiert eine Eintragung ins Stationsbuch, dem Tagebuch der Pfleger, und: bestenfalls noch mehr Medikamente. Wer gar laut wird, muß mit dem Anbinden ans Rollbett rechnen. Mein Tagebuch bleibt derweil unentdeckt.

Am Montagmorgen werde ich ziemlich früh mit einer älteren Dame aus der Verwaltung der Anstalt konfrontiert. Es geht um die Kostenübernahme für meinen Aufenthalt, soviel jedenfalls bekomme ich noch mit. Sie will eine Menge Informationen von mir, mehrere Unterschriften unter Fragebögen mit Angaben zur Krankenkassenzugehörigkeit, Blutgruppe, Geschlechtskrankheiten, Geisteskrankheiten in der Familie (Vererbung?). An diese Dame kann ich mich nur sehr lückenhaft erinnern. Was ich im einzelnen unterschreibe, erkenne ich gar nicht und weiß es auch gar nicht mehr. In diesem Zustand der Tablettenwirkung bin ich fast willenlos. Sehr viel später wird mir vorgehalten, daß ich den sogenannten Freiwilligkeitsantrag zur Behandlung in der Anstalt (s. S. 72) unterschrieben hätte.

34 Stunden sind vergangen, seit sich ein Arzt bei der Visite für meinen diagnostizierten Selbstmordversuch interessiert.

Tagebuchauszug 6 (an meinem Bett im Wachsaal)

Stationsarzt: »So, dann kommen wir zu Herrn Heitkamp. Sie sind doch Herr Heitkamp, nicht? Er kommt aus Bonn zu uns (sich an die anderen Pfleger und an den Oberarzt wendend). Er hatte Meinungsverschiedenheiten mit seiner Freundin und sich dann ins Bad eingeschlossen. Was dann im einzelnen gewesen sein soll, daran kann er sich nicht erinnern. Was war denn eigentlich der Anlaß . . .?«

Oberarzt: »Er soll mehrfach gerufen worden sein, die Tür wurde aufgebrochen von der Polizei.« (Hat meine Akte in der Hand, liest.)

Stationsarzt: »Wie lange kennen Sie die Frau denn schon?«

Schweigen.

Oberarzt: »Sind Sie denn beide so ein bißchen hitzig?«

Schweigen. Kopfschütteln.

Stationsarzt: »Wegen Meinungsverschiedenheiten mit der Freundin wird man meistens nicht hergebracht.«

»Ich verstehe das alles auch nicht.«

Stationsarzt (zum Oberarzt): »Er wurde zwar mit dem Rettungswagen hierhergebracht, aber er ist nicht aufgrund einer polizeilichen Anordnung hier!«

»Ich weiß auch nicht, warum.«

Ein Pfleger gibt dem Stationsarzt die dünne Mappe, die der Oberarzt gerade in den Karteiwagen zurücklegt. Der Stationsarzt wendet sich wieder an den Oberarzt:

Stationsarzt: »Er kann sich praktisch an nichts erinnern. Er sagt ja nichts . . . hätte sich im Bad eingeschlossen und hätte Stimmen gehört.«

Oberarzt: »Warum haben Sie sich denn im Bad eingeschlossen?«

»Ich wollte meine Ruhe haben. Habe ich denn kein Recht auf meine Ruhe?«

Oberarzt (zum Stationsarzt): »Hatten die Angst, daß er etwas macht?«

Stationsarzt: »Ja, die Polizisten hatten das so beschrieben: daß er wohl drogenabhängig wäre und gedroht hätte, sich umzubringen.«

Kopfschütteln, wiederholtes Kopfschütteln.

Stationsarzt: »Hatten Sie so etwas Ähnliches schon mal?«

»Nein, ich bin zum ersten Mal hier!«

Stationsarzt (zum Oberarzt): »Er wirkt nach Ansicht der Pfleger nervös.«

Oberarzt: »Nein! Eigentlich ruhig . . .«

Stationsarzt: »Tja, im Moment ruhig, nicht wahr?«

(Kurze Pause des Beobachtens)

»Was soll ich denn machen?«

Oberarzt: »Ja, es gibt nicht jeden hier, der so ruhig dasitzt wie Sie!«

»Soll ich durch den Raum flitzen wie die anderen? Wie A.? Das können Sie gern haben!«

Oberarzt: »Nee, das müssen Sie nicht. Waren Sie denn schon einmal in so einer Klinik wie der unseren?«

»War noch nie im Krankenhaus!«

Oberarzt (zum Stationsarzt): »Ist er denn mit unserem EEG a priori einverstanden?«
»Nein, ich würde lieber wieder gehen!«
Oberarzt: »Wo wohnen Sie noch mal?«
»In Bonn.«
Oberarzt: »Was machen Sie denn da?«
»Studiere.«
Oberarzt: »Wie wohnen Sie denn da?«
»Wohngemeinschaft.«
Oberarzt: »So, so, Wohngemeinschaft. (Macht sich Notizen.) In einer therapeutischen Wohngemeinschaft?«
Kopfschütteln.
Oberarzt: »Was studieren Sie denn?«
»Spanisch und Soziologie.«
Oberarzt: »Aha (macht sich Notizen). Wie lange schon?«
»Länger schon.«
Oberarzt: »Sind Sie in den Ferien in Spanien?«
Kopfnicken.
Oberarzt: »Wo sind Sie denn geboren?«
(zu den Kollegen) »Mh, mh, das ist aber schwierig!«
Stationsarzt (dem Kollegen zu Hilfe kommend: »Ja, das ist insofern schwierig, weil ich die Leute nicht erreichen kann, die dabei waren.«
Oberarzt (zum Stationsarzt): »War er denn so außer sich? Was war denn nur mit ihm los?«
Stationsarzt: »Ja, da wohl!« (U. H.: Arzt meint die Party)
Oberarzt: »Alkohol? Drogen?«
»Nein, ich würde aber trotzdem gern hier raus!«
Stationsarzt: »Das halte ich ein bißchen früh dafür!«
»Hören Sie, mir gehts doch gut!«
Oberarzt: »Das müssen wir halt sehen dann. Vielleicht können wir ihn bald auf die Ambulanz verlegen. Oder wir lassen ihn zu den Bonnern bringen?«[8]
(Kurze Beratung, mir unverständlich)

8 Damit ist das LKH in Bonn gemeint.

Oberarzt: »Haben Sie Geschwister?«
»Nein.«
Oberarzt: »Was macht denn Ihr Herr Vater?«
»Der arbeitet als Arbeiter.«
Oberarzt: »Ist Ihre Mutter auch berufstätig?«
»Sie war, nein.«
Oberarzt: »Und wie alt ist Ihre Mutter?«
»Hören Sie, ich möchte hier raus, ja?«
Oberarzt: »War das von Anfang an Ihr Wunsch, Soziologie zu studieren?«
»Nein, eigentlich Spanisch, die Sprache und die Kultur haben so ihren Reiz.«
Oberarzt: »Aber jetzt hat sich das so verlagert, gell?«
Stationsarzt: »Ja, sein Interesse hat sich verlagert.«
Oberarzt (zum Stationsarzt): »Das ist ja auch eine brotlose Kunst.«
Oberarzt: »Spanisch ist doch günstiger, oder?«
»Vielleicht sollte ich's einmal mit Psychologie und Psychiatrie versuchen?«
Oberarzt: »Damit können Sie auch bald die Straße pflastern. Ein bißchen vernünftig muß man ja sein, oder was meinen Sie?«
Stationsarzt (zum Oberarzt): »Vielleicht will er Revolutionär in Mittelamerika werden? Das jedenfalls legt die Kombination nahe.«
(Allgemeines Lachen, Belustigung macht sich breit)
Oberarzt: »So, und Sie wollen unseren Laden hier verlassen? Uns den Rücken kehren?«
Stationsarzt (zum Oberarzt, eindringlich): »Die Untersuchungen müssen wir aber auf jeden Fall noch machen!«
Oberarzt: »Sie werden sich bei uns noch ein wenig einrichten müssen!«
»Ich will aber keine Pillen mehr. Ich brauche keine!«
Stationsarzt (zum Oberarzt): »Das läßt sich doch machen, oder?«
Oberarzt: »Wenn sich sein Zustand stabilisiert.«

Weitere Folgerungen, Verordnungen oder gar Diagnosen läßt der Oberarzt offen. Damit ist die erste Begegnung zu Ende. Die Visite zieht zum letzten Bett auf der Station. Der türkische Patient Mustafa ist an der Reihe:

Mustafa: »Herr Doktor, Sie spielen doch nur mit mir!«

Oberarzt: »Aber, aber – wollen Sie denn nicht gesund werden? Dann müssen Sie sich schon an unsere Verordnungen halten!«

Tagebuchauszug 7 (Tagesraum, Frühstück)

Morgenmahl: zwei Scheiben Graubrot (versetzt mit Propion- und Sorbinsäure), Butter in 25 Gramm Aluminium verpackt, zwei Extrascheiben Wurst (Tee- und Leberwurst), Marmelade und Sirup aus kleinen Sterilportionen. Fertigfutter. Sie nennen es Vollkost. Ersatzkaffee, Milch als Pulver, komplett: ein Tablett. Ich erfahre, daß der Aufenthalt hier 348,62 Deutsche Mark kostet. Pro Tag.

Tagebuchauszug 8 (im Bett im Wachsaal)

Fragen an mich selbst: Bin ich krank, werde ich krank, spiele ich krank, bin ich Patient, bin ich's nicht? Keine klare Antwort zur Hand: Identifikationsprobleme? Zugehörigkeiten: Ich habe ein Bett, in das ich zum Schlafen einsteige, mich auch schon verkrieche, wenn die Situation zu verrückt, zu stickig, zu laut, zu eingeschlossen wird. Zuordnungen: Ich habe einen bestimmten Sitzplatz im Tagesraum am Eßtisch. Erfahrungen: Ich wollte mich heute morgen woanders hinsetzen. Günther A. ist seit heute gegen 7.30 Uhr für ein paar Stunden abgebunden worden, weil Hände blau sind. Ich sitze irrtümlich auf seinem Platz. Er macht Krach, verjagt mich. Auch hier: Hackordnung. Ich verjage einen anderen von meinem Platz. Ordnung wieder hergestellt, muß schließlich sein, wo kämen wir sonst hin? Wir wüßten nicht, wo wir sonst noch hin könnten. Hier ist doch schon Endstation.

Änderung im Tagesablauf: Eine Besuchergruppe kommt und ist nach dem Morgenmahl besonders angesagt worden. Ich erhalte meine Kleidung wieder. Um neun Uhr werden alle lauffähigen Männer vorgeführt. Alles sauber und adrett. Musiktherapie im Tanzsaal. Ich erlebe zum zweiten Mal – wieder in Begleitung von Pflegern – diese Gänge. Hier braucht man Führung, sonst könnten sich Menschen in diesem Schneckenhaus verIRREN. Vielleicht soll's so sein. Großer Tanzsaal der Anstalt: hier finden auch schon einmal Gottesdienste statt, werden Urkunden an ergebene Mitarbeiter überreicht, lösen Weihnachtsfeiern Fachtagungen ab. Wir tanzen und drehen uns um die Wette. Eine verhaltene Besuchergruppe schaut kontaktscheu und aus der Distanz zu, was wir alles noch aufs Parkett bringen. Wir: handlungsschwanger und ver-rückt: Bauchtanz, Hula-Hupp, steigen durch Ringe, hüpfen gekonnt über Seile. Eine Stunde Fitness, dann geht's zurück und der alltägliche Tagesablauf hält Einzug. Arztvisite ohne mich (uns). Und: warten, warten und nochmals warten. Ich weiß nicht, auf was!

Pflegerschichten wechseln, Bettbezüge wechseln, Medikamente wechseln die Besitzer: Ich bin ganz Patient, ich will raus!

Tagebuchauszug 9 (Zimmer von Klaus, er liegt im Bett, ich sitze neben ihm, wir schauen uns an)

Klaus G. »Im normalen Lebensrhythmus würde ich mich wieder wohl fühlen.«

Klaus G. über die Ärzte: »Die halten mich nur hin. Ich glaube, da bin ich nur Versuchsobjekt für die.«

Klaus G. über die Therapie: »Die sagen mir immer, das ist gut so, nehmen Sie nur Ihre Medizin. Das wird wieder, das ist gut so.«

Klaus G. über die Anstalt: »Das ist ziemlich deprimierend hier. Das gibt mir den REST.«

Tagebuchauszug 10 (im Wachsaal wird gerade eben das letzte freie Bett belegt)

Ein neuer Patient, Fachsprache: Neuzugang – doch er ist Mensch, zwar drogenabhängig, aber verdammt noch mal Mensch. Panik macht sich bei vielen breit, weil er ein paar Läuse mit in die Station verschleppt hat. Heroinsucht: Entzugserscheinungen, das Hausmittel der Station, *Metadon*[9], wird verabreicht.

Er liegt im Bett – den Kopf mittlerweile kahl geschoren –, schwitzt, schreit, wird fixiert, er will woanders hin, will weg – das war's. Jetzt sind wir vollzählig auf dem sinkenden Schiff. Volle Belegung: volle Kassen per Tagessatz. Die Krankenkassen werden sich freuen. Mein Geld isses ja nicht – oder doch?

Tagebuchauszug 11 (nach dem Wandern)

Keine Tabletten mehr – Schleier lichten sich seit gestern langsam. Ich kann wieder richtig gehen. Gefühl, wie neugeboren zu sein. Trotzdem: Monotonie, warten, fernsehgucken; keine Bücher, keine Zeitungen, kein raus. Essen, trinken, schlafen. Die meisten der Mitpatienten haben sexuelle Probleme. Selbstbefriedigung ist an der Nachtordnung. Immerhin: 13 Männer im Wachsaal, zehn verteilt auf die Zimmer.

Ein Schachspiel: Spiele gegen Klaus, Werner, Bernd. Verliere die Spiele bis auf eines.

Pfleger (Weißkittel): trinken ohne Unterlaß Kaffee und Mineralwasser, schwatzen den ganzen Tag über

das neue Auto,
das gestrige Fernsehprogramm,

9 *Metadon:* als Polamidon-Injektionslösung. Hersteller: Hoechst AG, Frankfurt a. M. Auswirkungen: Einschränkung des Reaktionsvermögens, Atemdepression, bei Entzugssyndrom cave Abhängigkeit, Sedierung, Erbrechen, Bronchospasmen etc. *Warnung:* Das Präparat sollte nicht während und nach der Schwangerschaft genommen werden, da es die Plazentaschranke durchdringt und in die Muttermilch übergeht; absolute Vorsicht in Kombination mit anderen Analgetika.

den nächsten Urlaub,
den Autounfall,
die Schichtpläne,
über die verrückte Welt da draußen.

Sie sind sich ihrer Machtposition voll bewußt und spielen sie aus. Nur wer den Schlüssel zur Tür hat, kommt raus, darf aufschließen und wieder abschließen. Schichtwechsel dreimal am Tag.

Visite: Ich bestehe auf meiner Entlassung. Der Stationsarzt: keinerlei Krankheitseinsicht. Ich müsse noch ein paar Tage warten, bis er mehr über mich wisse. »Das wird schon wieder.« Und schon ist er wieder verschwunden.

Nachmittags sammelt ein Pfleger Bestellwünsche zwischen Koffeingetränken und Nikotinstengeln. »Wer will Schokolade?« Zwei Patienten erhalten vom Stationsarzt die Genehmigung, für zwei bis drei Stunden in die Patientencafeteria im geschlossenen Gelände zu gehen. Belohnung für gutes Verhalten. Einsicht.

Was ist Krankheitseinsicht? Ist es der gebrochene Wille auf Selbstbestimmung, auf Unterordnung in die Krankheit, um ihn so klein zu haben, daß der Patient zu allem ›ja‹ und ›amen‹ sagt? Der Tag geht um – na dann gute Nacht – (noch nicht ganz): Ich fühle mich krank, hundeelend, weil ich keine frische Luft kriege. Es ist die qualvolle Monotonie.

Tagebuchauszug 12 (Notbeleuchtung, verdammt, bald gewöhne ich mich an alles und glaube, ich bin behandlungsbedürftig, ein Aufbäumen)

Donnerstag, Interview mit Klaus G.:

»Wie geht's dir heute morgen?«

»Ich muß mich echt beherrschen, daß ich nicht anfange zu zittern. Ich krieg' das kaum in den Griff mit den Beinen und Armen.

(Kurze Pause, wir laufen unsere Runde im Käfig)

Ich hab' gedacht, ich bin ein Wurm.«
»Denkst Du das immer noch?«
»Ach Quatsch! Ich fühle mich hier drinnen wie im Gefängnis. Von all den Tabletten habe ich anfangs vier Tage nicht schlafen können. Du kannst halt in den Kopf eines Menschen nicht reinschauen, was drinnen vorgeht.«
(Wir setzen uns auf eine Bank)
»Hast Du den Eindruck, daß Dir hier über Deine Probleme hinweggeholfen wird? Fühlst Du dich gut oder schlecht aufgehoben?
»Weißt Du, daß ich hier die falschen Medikamente kriege? Die hier drinnen werden alle falsch behandelt. Wichtig ist, daß man miteinander redet. Aber hier drinnen werden alle nur mit Medikamenten behandelt. Reden ist Nebensache.«
»Woran merkst Du, daß es die falschen Medikamente sind?«
»Schau Dir den Engländer an, der kriegt dieselben Medikamente wie ich. Ich werde nervös und zittere, kann nichts mehr machen. Er liegt den ganzen Tag im Bett und sagt nichts mehr. Was sollen die bewirken? Wie soll ich gesund werden? Das macht doch oben alles kaputt!«
(Es entstehen immer wieder Pausen, in denen wir eine Runde drehen müssen, weil wir sonst auffällig werden. Ich erzähle Klaus G., daß ich etwas von drinnen nach draußen tragen möchte, um über die Zustände zu berichten. Er macht sofort mit und hält mir auch später den Rücken frei, als ich die traurige Situation der gefesselten Patienten zu fotografieren beginne.)
»Sag' mal Klaus, apropos draußen: ich meine – jetzt wirklich draußen. Denkst Du oft daran, was außerhalb dieses Zaunes passiert?«
»Was denkst Du denn! Aber Deine Zukunft kannste nicht planen, weil Du nicht weißt, wie es wird. Ich fang bei Null an, wenn ich hier rauskomme.«

Tagebuchauszug 13 (Donnerstagabend)

Zwei Besuche heute: Michael und Alexa.

Beim Anblick meiner Reisetasche bekomme ich richtige Arbeitsgelüste. Jetzt geht es erst richtig los. Die Weißkittel haben so viel zu tun und zu bereden, daß die ›frische Wäsche‹ in der Tasche nicht kontrolliert wird.

Schach gespielt, Fußball gespielt auf der Station. Die Fenster halten dem Schuß stand. Der Ball ist nach drei Pässen futsch: einkassiert. Heute ist eine nachlässige Pflegerschaft am Werk. Das tut auch mal gut.

Meine Freundin, die mich an diesem Donnerstag, fünf Tage nach der Einweisung, besuchte, gibt zu den Gerichtsakten:

»Ich selbst hatte das Gefühl, mich in einem Gefängnis aufzuhalten. Türen wurden auf- und abgeschlossen. Ein Gespräch mit einem Arzt kam nicht zustande, weil dieser nicht zu sprechen war. Ich drohte in einem Telefonat mit der Einschaltung eines Rechtsanwaltes.«

Kriegsangst – ein Symptom?

Der sechste Tag bricht auf der geschlossenen Station in der Frankfurter Universitätspsychiatrie an. Diverse Patienten werden zum wöchentlichen Meeting – dem Einzelgespräch – mit dem Stationspsychiater, dem Arzt, gebracht. Es findet zwischen dem Wachsaal und dem verschlossenen Ausgang zum Labyrinth im Besprechungszimmer des Stationsarztes statt:

Klaus G.: »Herr Doktor, ich werd' hier noch verrückt, hier drinnen!«

Stationsarzt: »Da sind Sie nicht der einzige.«

Klaus G.: »Aber das ist schlimmer hier als im Gefängnis!«

Stationsarzt: »Woher wollen SIE das beurteilen können? Meines Wissens waren SIE in noch keinem Gefängnis.«

Dann werde ich zu Herrn Doktor gebracht. Er nimmt vor seinem Schreibtisch Platz und bietet mir in einiger Entfernung einen harten Stuhl an.

Arzt: »Hatten Sie bei Ihren Freunden Alkohol getrunken?«

»Eine Flasche Bier.«

Arzt: »Also unwesentlich. Und wie ging es dann weiter? Sie tanzten oder Sie hatten Auseinandersetzungen? Und dann sind Sie weggelaufen?«

»Ich bin dann ins Bad gelaufen, habe mich dann eingeschlossen und wollte erst mal meine Ruhe haben.«

Arzt: »Hatten Sie denn gedroht, ich bringe mich um, oder so was?«

»Nein, das müßte ich ja wohl wissen!«

Arzt: »Wollten Sie sich denn zu einem anderen Zeitpunkt umbringen?«

»Ich wollte nichts mehr als meine Ruhe haben. Und dann kam natürlich schon die Polizei, die massiv eingeschritten ist.«

Arzt: »Die Polizei wurde dann von Ihren Freunden . . .«

». . . ja, von irgendeinem Bekannten angerufen. Ich weiß nicht von wem.«

Arzt: »Und wie sind Sie dann hierhergekommen? Mit der Polizei?«

»Habe ich doch alles schon gesagt: mit dem Krankenwagen und so weiter und so fort.«

Arzt: »Sie sind also nicht gegen Ihren Willen gekommen, oder doch?«

»Doch, aber was blieb mir denn anderes übrig?«

Arzt: »Weiß denn jemand, daß Sie hier sind?«

»Ja, ich durfte schon telefonieren. Hatte gestern Besuch von meiner Freundin, die Sie sprechen wollte. Warum ging das nicht? Und ich sag's noch einmal: Ich möchte hier raus!«

Arzt: »Die Polizei hat also (liest im Bericht) die Badezimmertür aufgebrochen.«

(Kopfnicken. Ich schreibe mit.)

Arzt: »Haben Sie sich denn gewehrt, als die Polizei kam?« Kopfschütteln.

Arzt: »Können Sie sich genau daran erinnern?«

»Klar!«

Arzt: »Haben Sie wirklich nichts genommen, Drogen oder so?«

»Ich nehme nie Drogen dieser Art, die Sie jetzt meinen.«

Arzt: »Auch sonst keine Erfahrungen in dieser Art?«

»Nein, nein.«

Arzt: »Die Polizei meint, Sie wären in einem Zustand gewesen, wo Sie nichts mehr mitbekommen haben. Ist das richtig? Sie waren in einem Zustand, in dem Ihr Bewußtsein durch irgend etwas getrübt worden ist. Das nehmen wir einmal an!«

»Ich kann Ihnen nur sagen, daß dieser vergangene Samstag ein Tag lebhafter Diskussionen bei mir war. Und eigentlich hing alles damit zusammen, daß ich richtige Angst vor einem Krieg habe. Und daß ich durch diese Raketen, die jetzt aufgestellt werden, noch mehr Angst habe. Das geht so weit, daß ich in einer Bürgerinitiative mitarbeite und dabei natürlich mein Studium vernachlässige. Und nicht nur darüber gibt es für mich Konflikte: Warum soll ich überhaupt noch studieren, wenn hier langsam – wissen Sie – so schleichend – alles kaputtgeht. Dioxin im Essen, kaputte Umwelt, Rüstung . . .«

Arzt: »Waren Sie denn sehr erregt gewesen darüber, auch als die Polizei kam, Herr Heitkamp?«

»Nee, ich wollte mal über alles in Ruhe nachdenken, und ich hab' dann auf einmal mitgekriegt, daß die Polizei vor der Tür steht. Darf man denn nicht mal nach Ruhe suchen dürfen in einer Welt, in der alles so laut abgeht?«

Arzt: »Angst auch vor der Polizei?« (Macht sich Notizen.)

»Man weiß ja nicht, was noch alles auf einen zukommt.«

Arzt: »Jetzt also nicht nur Angst vor der Polizei, sondern auch – na, wie soll ich es ausdrücken? –, so eine unbestimmte Angst? Haben Sie so eine Stimme gehört, die Ihnen sagte: das müssen Sie so tun?«

»'Ne was?«

Arzt: »'Ne unbestimmte Angst? So ein Kopfdruck?«

»Angst!«

Arzt: »Während Sie da so saßen?«

»Ja, das ging richtig turbulent zu – im Hausflur der Hausmeister, 'ne ganze Menge im Flur, alle guckten – und vorher hörte ich ja nur die Stimmen . . .«

Arzt: »So komische Stimmen? Waren es auch Stimmen, die gar nicht vorhanden waren?«

»Nicht vorhandene Stimmen? Das weiß ich gar nicht, ob ich die auch hören kann.«

Arzt: »So, das wissen Sie nicht . . .« (Macht sich Notizen. Ich mache mir auch Notizen und stenografiere mit.)

»Und dann wurde die Tür irgendwann aufgebrochen: Was haben Sie denn gemacht die ganze Zeit?«

»Ich hab' mich dort hineingesetzt und nichts gemacht.«

Arzt: »Ja, ich meine, es ist schon auffallend, daß Sie da, allein sitzend, nichts tun. Was meinen Sie?«

»Auffallend?«

Arzt: »Ja, auffallend, nicht? Ich meine Ihre Art und Weise. Ich denke, da ist noch ein bißchen mehr passiert, auch Dinge, an die Sie sich vielleicht gar nicht mehr erinnern können? Sie wüßten nicht, was das noch sein könnte? Vielleicht ein schlimmes Erlebnis? Ein Schlüsselerlebnis?«

»Nee, diese Erlebnisse liegen schon länger zurück. Der Krach mit den Eltern, der tägliche Frust beim Militär bis zur Verweigerung, der simulierte Einsatz von Atomwaffen bei einem Wintermanöver und so weiter. Schlimme Zeiten, finden Sie nicht auch?«

Arzt: »Na gut, Sie wissen also gar nicht mehr, was so alles passiert ist. Ich entnehme dem Bericht (er blättert), daß . . .«

»Ich weiß sehr gut, was passiert ist und was passieren wird, wenn das so weitergeht: Krieg wird's geben, das isses. Allerdings: Nach den Tabletten wußte ich wirklich zeitweise nicht so richtig, wo's langgeht. Das ist schon ein beängstigendes Gefühl, hier eingeschlossen zu sein.«

Arzt: »Sie meinen auf der Station, oder draußen auf der Toilette?«

»Unwohl wird einem richtig dabei!«

Arzt: »Hm, hm . . .«

»Wenn man die anderen Mitpatienten sieht, entweder unruhig oder lethargisch. Wohl von den Tabletten, oder?«

Arzt: »Hm – hm (beiläufig). Ja, das ist schon darauf zurückzuführen.«
(Er macht sich längere Notizen.)
»Also, so direkt einen Blackout, nicht?«

»Ja, aber erst hier drinnen, nicht!«

Arzt: »Und Sie wollten sich nicht umbringen?«

»Nee, das habe ich bisher noch nicht vorgehabt!«

Arzt: »Noch einmal, Herr Heitkamp: Als die Polizei die Tür aufgebrochen hat, da sagten Sie eben, es ging turbulent zu, wohl auch laut. Was waren das für fremde Stimmen?«

»Das waren Stimmen im Haus. Natürlich fremde Stimmen, ich kenne die Leute ja nicht.«

Arzt: »Aber daß irgend so eine Stimme direkt zu Ihnen gesprochen hat? So von oben?«

»Nee, nee, eher von vorn.«

Arzt: »Hm, hm, sehr eigenartig. Irgendwie, daß Sie eine Stimme halluniziert haben?«

»Das kann ich Ihnen beim besten Willen nicht sagen. Dafür sind Sie ja da.«

Arzt: »Hatten Sie früher schon mal so was gehabt? Vielleicht die Eltern, die Großeltern?«

»Nein, also Stimmen von oben hatten wir noch nicht in der Familie. Nur bei autogenem Training ziehe ich mich so weit zurück, daß ich vollends abschalte. Aber Stimmen – schön und gut –, nee, hab' ich nie gehört. Und trotzdem, was wäre wenn?«

Arzt: »Hat Ihre Freundin auch Angst?«

»Da müssen Sie sie selber fragen.«

Arzt: »Haben Sie Probleme mit Ihrer Freundin?«

»Klar, wer hat die nicht!«

Arzt: »Fühlen Sie sich verlassen und hilflos – oftmals?«

»Kann man sich hier drinnen schon fühlen.«

Arzt: »Haben Sie sich denn in letzter Zeit besonders stark politisch – oder –, ich mein', bei diesen Friedensinitiativen engagiert?«

»Könnte man so sagen.«

Arzt: »Seit wann ist das so?«

»Seit Mitte '83 stärker. Aber schon nach der Verweigerung. Seit ich diese Szenarien vom Atomkrieg mit durchspielen mußte. Wenn der definierte Feind eine Grenzlinie – in diesem Fall die Weser – überschreitet, dann werden ca. 280 Atomsprengköpfe von Bremerhaven bis Fulda-Gap hochgehen und allein dabei rechnen die Strategen mit 1,5 Millionen toten Deutschen und 3,5 Millionen strahlenverseuchten Bundesbürgern. Allein auf meine Heimatstadt sollen drei Atombomben fallen, wenn es Krieg gibt. Und alle übriggebliebenen Verletzten werden in drei Kategorien aufgeteilt: Eins, zwei, drei. Eins krepiert, drei braucht nicht medizinisch versorgt zu werden, zwei bekommt, soweit möglich, Dekontamination. Da krieg' ich's mit der Angst zu tun, wenn ich überlege, wie's jetzt, dann und danach sein soll. Können Sie sich so viele Tote vorstellen?«

Arzt: »Hm, hm . . .« (Er zappelt im Sessel herum.)

»Wenn man das als Verteidigung versteht, weiß ich gar nicht mehr, was es zu verteidigen gibt und gilt. Da gibt's doch nix mehr. Das ist doch Mord (mich in Rage redend). Und jetzt die Pershings. Wozu brauchen die die denn, wenn die gar keinen Krieg wollen? Wir haben diesen Krieg realistisch durchgespielt bei der Bundeswehr! Das ist doch das Verrückte!«

Arzt: »Und Sie sind anerkannt worden?«

»Ja, sofort – 1982.«

(Pause; er macht sich längere Notizen; der Mann mag mir während des ganzen Gesprächs nicht in die Augen gucken, warum nicht? Ich gehe in der Zwischenzeit zur Toilette. Dazu schließt er mir wieder die Tür auf, damit ich sein Arbeitszimmer verlassen kann.)

Arzt: »Und Ihr Studium?«

»Muß man mal sehen.«

Arzt: »Ich spekulier' jetzt mal so rum.« (Klopfen an der Tür: Es folgt eine längere Unterbrechung. Ein anderer Arzt kommt ins Zimmer und erklärt ihm, daß zwei Patienten verlegt werden, damit Betten zugänglich gemacht werden können. Der eine soll ins Psychiatrische Landeskrankenhaus Wiesloch, der andere in die Anstalt in Weinsberg. Wie ich später erfahre, ist Bernd nach Wiesloch verschubt worden. Der Richter soll ihm einen Einweisungsbeschluß auf ein Jahr ausgestellt haben, d. h. Zwangsunterbringung. Beide werden gemeinsam verschubt, »dann können wir Kosten sparen«.)

Arzt: »Also Sie sind ins Bad gegangen, weil Sie nicht mehr weiter wußten. Sie haben diese Zwänge in sich nicht mehr ertragen. Es wundert mich ein bißchen, daß sie das alles so eng sehen, Herr Heitkamp. Daß Sie dann aber auch so reagieren müssen. Ist doch klar, daß Sie anecken! Denken Sie doch mal an was anderes, an was Schönes! Das Besondere ist ja, das Überraschende für mich, daß Sie sagen, früher ist nichts passiert. Sie sind ein bißchen hitzig, gell? Und Ihre Freundin, Ihre Eltern, sind die – sagen wir mal unter Vorbehalt – mit dem einverstanden, was Sie machen, was Sie denken?«

»Na ja . . .«

Arzt: »Sehen Sie, ich denke – die auch nicht! Ich habe da schon was gegen Ihre Ängstlichkeit.«

»Ich will so schnell wie möglich hier raus!« (lauter)

Arzt: »Aber, Herr Heitkamp, wir werden Sie gegen Ihren Willen gar nicht halten können. Bei Ihrer akuten Situation – oder wenn wir das so sagen können –, bei Ihrer Krankheit, besteht zwar ein Anlaß, aber Sie können jederzeit woanders hingehen. Wir sind doch kein Gefängnis, nicht? Wir können Sie auch überweisen lassen.«

»Ich will nach Hause! Es sieht hier fast so aus wie im Gefängnis!«

Arzt: »Man darf ja auch nicht verkennen, daß die meisten hier eigentlich für den Patienten sind. Man muß nur manchmal auch gegen ihn sein – gerade was Ausgang angeht –, das ist ja nur in seinem Interesse.«

»Warum einschließen, warum wegsperren?«

Arzt: »Das geht nicht anders. Weil sie andere gefährden oder sich selbst.«

»Andere gefährden? Angenommen, sie kommen eines Tages wirklich raus, dann sind sie kaputt, finden sich nicht mehr zurecht!«

Arzt: »Das wird schon repariert, ja, ja. Das wird hier schon gemacht. Noch einmal zu Ihnen (guckt mich mißtrauisch an): Wesentliche Erkrankungen? Wirklich keine psychischen Erkrankungen in der Familie?«

»Nee, nur Furunkel.«

Arzt: »Wo denn?«

»Am Bein.« (Er macht sich Notizen.)

Arzt: »Als Kind nie Bekanntschaft mit einem psychiatrischen Krankenhaus gemacht, oder früher versucht, sich das Leben zu nehmen?«

»Ich sagte es schon: NEIN!«

Arzt: »Oder wenigstens mal mit dem Gedanken gespielt?«

(Ich bin ziemlich erstaunt über seine Dreistigkeiten.) – Kurze Pause.

»Worin sehen Sie eigentlich den Sinn des Lebens?«

Arzt: »Krampfanfälle gehabt? Geschlechtskrankheiten?«

»Kann mich nicht entsinnen.«

(Er macht sich Notizen, klappt seinen Ordner zu und schaut mich zum ersten Mal im Gespräch an.)

»Haben Sie keine Angst vor'm Krieg?«

Arzt: »Natürlich!« (Runzelt aber die Stirn.)

»Was machen Sie dagegen?«

Arzt: »Es kommt darauf an, wie wichtig das für mich ist. Das würde mir eigentlich nichts bringen, wenn ich mir den ganzen Tag Gedanken darüber machen würde.«

»Ablenken, verdrängen?«

Arzt: »In gewisser Weise, ja. Sonst ist man einfach amnäsiert. Sie müssen auch mal sehen, daß ich hier meine Arbeit machen muß.«

Dieses erste Gespräch mit dem Psychiater dauerte etwas länger als 50 Minuten. Es wurde immer wieder unterbrochen, weil er sich seitenlange Notizen machte. Es blieb das erste und letzte ›therapeutische‹ Einzelgespräch in dieser psychiatrischen Anstalt. Was folgte, war die Ungewißheit über meine Fortdauer der Einweisung: wie lange ich noch zu verbleiben hatte – oder ob ich mit meinem Drängen auf Entlassung Erfolg bekommen würde. Von meiner Freundin wurde bereits die Einschaltung eines Rechtsanwaltes erwogen. Diese Möglichkeit wurde auch der Anstaltsleitung und dem Stationsarzt mitgeteilt. Während des Tages und in den Abendstunden – immer wenn ich freie Zeit hatte – griff ich zur Tasche, um zu filmen, was weiterhin mit Günther A. geschah. Es gab nur kurze Intervalle, in denen Günther losgebunden wurde. Sogar das Essen wurde ihm im Fütterverfahren ›eingetrichtert‹. Wehren war zwecklos. Da lag er nackt, verschnürt wie ein Bündel des Elends und keiner von uns konnte ihm helfen, weil keiner einen Schlüssel zu den Manschetten der Arm- und Beingurte hatte. Günther A. litt Qualen.

Noch einmal sollte ich Gelegenheit haben, einem Psychiater über die Schulter schauen zu dürfen, beim EEG[10].

10 Elektroenzephalographisches Diagramm: Messung von Hirnströmen, der Hirntätigkeit.

Tagebuchauszug 14 (Donnerstag, ein Tag mit vielen Ereignissen: bin jetzt am Abend ganz schön kaputt)

Früh aufgestanden. Arzt ist immer noch der Meinung, daß ich vielleicht eine Geisteskrankheit habe: Polizeibericht spricht von Erinnerungslücke oder Unansprechbarkeit. Meine Hirntätigkeit soll überprüft werden. Ein Pfleger bringt mich in den anderen Teil des Traktes. Die Tür wird hinter mir zugeschlossen, ich sitze auf einer Bank und warte vor dem ehemaligen Schockraum, der jetzt umquartiert ist. »Der Elektriker« unter den Irrenärzten läßt es mich bequem machen in einem alten Zahnarztstuhl. Dann vermißt er meinen Kopf, vertikal, horizontal, diagonal: dreifünf und dreiacht und dreizehn, immer murmelt er ein paar Zahlen, während er mir die Haarpracht durchwühlt, um mit einem Blaustift Kreuze auf meiner Kopfhaut zu machen, auf denen später die Elektroden festgemacht werden sollen.

»Vierzehn und drei sind elf.« (Psychiatrie-Diagonale)

»Fünfzehneinhalb plus siebenkommafünf sind einundzwanzig.«

»Ich möchte Sie korrigieren, Herr Doktor, das sind 23.«

Arzt: »Ach ja, Sie haben recht, ich habe heute morgen meinen Taschenrechner zu Hause vergessen.«

(Und so geht die Kopfmessung weiter.) »Das dauert noch ein bißchen, wenn ich mit dem Kopf rechnen muß.«

»Was haben Sie jetzt gemacht?«

Arzt: »So, jetzt habe ich ausgerechnet, wo die Punkte hinkommen.«

»Was heißt denn noch mal EEG?«

Arzt: »Elektroenzephalographie, das Hirnbild, nicht. Dreikommaneun, dann kommt ein Punkt bei elfkommasieben.«

»Sie beschriften jetzt also meinen Kopf?«

Arzt: »Ja, die Kopfhaut. Ist ja abwaschbar, die Kopfhaut. Sie nehmen da keinen Schaden. Siebenzwanzigkommadrei . . . vierunddreißigkommaeins, machen Sie den

Kopf ein bißchen nach vorn, . . . neununddreißig. So jetzt geht's so rüber.«

Ärztin (kommt dazu und schaut ihrem jüngeren Kollegen über die Schulter): »Was machen Sie denn da?«

Arzt (das Metermaß in den Händen haltend): »Ja, das habe ich zu Hause gefunden.«

Ärztin: »Das gibt's nicht mehr!«

Arzt: »Das gibt's nicht mehr, so was?«

Ärztin: »Wir haben was Neues.«

Arzt: »Na, wenn ich hier fertig bin, vererbe ich's Ihnen. Der Punkt hier war aber richtig, gell? Der hier.«

Ärztin: »Ja, der ist noch richtig.«

»Und das, was Sie hier mit mir machen, ist wissenschaftlich einwandfrei?«

Arzt: »Ja, auf jeden Fall, doch!«

»Das klingt alles ein wenig anmutig.«

Arzt: »Dreikommasieben, siebenunddreißig weniger dreikommasieben sind dreiunddreißigkommadrei. Das ist furchtbar mit dem Kopfrechnen.«

»Da haben Sie es ja einfacher mit Männern, die Glatze haben?«

Ärztin: »Ja, ja, da haben Sie schon recht.« (Ihrem Kollegen besorgt über die Schulter blickend.)

Arzt: »So, jetzt geht's hier lang. Also wirklich, 'nen Mann mit Glatze ist traumhaft für die Sache. So, noch ein bißchen vorbeugen. Aber so viele Männer damit gibt's gar nicht. Eigentlich schade.«

»Wie nennt sich Ihre Berufsbezeichnung hier?«

Arzt: »Ich bin eigentlich Arzt hier, nicht, und das ist hier für diesen EEG-Schein.«

»Psychiater?«

Arzt: »Ja, und da muß man 'ne spezielle Ausbildung machen, um das zu werden.«

Das Zahlenspiel geht weiter, wird müßig. Im Verlauf der Prozedur schlafe ich im Sessel ein. Der Tag ist stressig. Geweckt werde ich von einem lachenden Psychiater, der mir einen kleinen Elektroschock verpaßt hat, denn in der Zwischenzeit hatte er mir die Elektroden auf den Kopf gepflanzt. Das EEG gibt dem Stationsarzt Aufschluß über meine Gehirntätigkeiten: »Keine Einschränkungen« – das gibt die Auswertung bekannt.

Tagebuchauszug 15 (Freitag)
Warten, warten, warten. Ich erfahre, daß meine Entlassung kurz bevorsteht.
Klaus G.: »Hier kommste bald raus. Haste gut gemacht.«
Dieter, der Ex-Polizist: »Ja, dir fehlt ja nix, mach's man gut.«
Werner: »Ja, und wad is' nu mit Schachspielen am Wochenende?«
Am Abend ist's gewiß: Wenn ich nicht noch groß ›Terz‹ mache, kann ich morgen nach Hause. Ich möge aber eine ambulante Therapie bei einem niedergelassenen Nervenarzt wegen meiner Ängste beginnen, ist der weise Rat eines Pflegers, der's mir vom Arzt ausrichten läßt. Gute und schlechte Stimmung in mir: Freiheit – aber was ist das wirklich? Und: Da lasse ich sie, die mir Freunde geworden sind, zurück, ausgesetzt.

Am Samstag werde ich gegen Nachmittag aus der geschlossenen Station entlassen. Keiner fragt, wie ich nach Hause kommen könnte, wo ich hinfahre, ob ich genügend Geld bei mir habe. Ich erinnere mich an die Worte des Arztes, der mir noch vor ein paar Tagen sagte: »Das wird schon repariert.« Was macht denn nun einer, der sich draußen wirklich nicht zurechtfindet? Den draußen niemand erwartet? Wie lange dauert es, bis er wieder eingewiesen wird? Diese Gedanken geistern mir durch den Kopf, als ich allein und diesmal ohne Begleitung durch die öden Gänge des ZENTRUMS DER PSYCHIATRIE der Frankfurter Universitätsklinik zur Ausgangstür eile.
Vorbei an dem Spruch: Ist Realität ein Hirngespinst?

(. . . aber ich komme wieder . . .)

Ich fühle mich nicht gut
daher bin ich schlecht
daher liebt mich niemand.
Ich fühle mich gut
daher bin ich gut
daher liebt mich jeder.
Ich bin gut
Du liebst mich nicht
daher bist Du schlecht. Also liebe ich Dich nicht.
Ich bin gut
Du liebst mich
daher bist Du gut. Also liebe ich Dich.
Ich bin schlecht
Du liebst mich
daher bist Du schlecht.

Roland D. Laing: »Knoten«, 1969

AUFFALLEND AUFFÄLLIG, DIESE IDEEN. EINWEISUNG II

Der macht Randale

Raststätte Montabaur bei Limburg an der Lahn. Ich warte bei einer Tasse Kaffee auf eine günstige Gelegenheit.
Lastzüge rollen an dem großen Panoramafenster vorüber. Es ist ein dunkler Abend, Nieselregen draußen und eine kühle und sterile Atmosphäre drinnen. Es ist bereits Herbst, die Bäume kahl, der Nebel an der Tagesordnung. Nur die neonweißen Laternen draußen zeichnen das Geschehen in einem fahlen Licht.
Zwei Wochen ist es jetzt her, daß mich die geschlossene psychiatrische Abteilung der Frankfurter Universitätsklinik wieder ausgespuckt hat. Eine Woche habe ich davon krank im Bett gelegen, dann wieder geplant.
Nun sitze ich hier und ein Gedanke schießt mir durch den Kopf: Ich will wieder rein, wieder eingewiesen werden in

eine geschlossene Anstalt. Eine wohlweislich verrückte Idee.
Die Zeit in der Frankfurter Universitätspsychiatrie hat erkennen lassen, daß dort das Stadtvolk einquartiert wird. Ich will nun erstens in ein anderes Bundesland und zweitens in die ländliche Umgebung. In der Landesnervenklinik Landeck hatten wir höflich bei Professor Haase angefragt, ob wir mit Patienten sprechen dürfen. Er hatte abgewunken. Also der direkte Weg.
Diese Raststätte muß der richtige Ausgangspunkt für meine zweite Einweisung sein: anonym, kalt und Treffpunkt. Es gibt einige Anstalten, die in der Nähe von Autobahnen liegen. Und ich habe sie mir ausgemalt: HADAMAR, das ehemalige Vernichtungslager für psychisch Leidende und politisch Andersdenkende, in dem während der Nazi-Diktatur mehr als 15 000 Menschen ermordet wurden. Es liegt ganz in der Nähe. Die Landesnervenklinik Andernach bei Koblenz kommt ebenfalls in die engere Auswahl.
Blieben übrig die Landeskrankenhäuser Bonn, Düren und Köln, und die haben wiederum Großstadtcharakter.
Nun sitze ich hier in der Raststätte und will trampen. Doch welche Wahnideen soll ich produzieren, bei meinem schlechten Verhältnis zur Schauspielerei? Welche außergewöhnlichen Ideen darf man haben? Welche Probleme müssen einen plagen, um eingewiesen zu werden?
Da war doch noch die Empfehlung des befreundeten Arztes, mir mal den *»Großen Bleuler«* anzuschaffen.

Eugen Bleuler: Um die Jahrhundertwende war er ein berühmter Psychiater in der Schweiz und hat so einiges an Fachwissen für die noch junge und unausgereifte Wissenschaft der Psychiatrie hinterlassen. »Der Bleuler«, hieß es kurz, »ah ha, den wollen Sie haben. Muß ich bestellen, ist uns ausgegangen.« Die Dame in der Buchhandlung hatte schon Bescheid gewußt. *Bleuler*, des Psychiaters Grundgesetz. Jeder Medizinstudent mit Fachrichtung Psychiatrie

muß sich auf ›ihn‹ berufen können, denn das Standardwerk ist Grundlage für jedwedes Handeln in einer Anstalt – für Krankheitsdefinition und die zwangsläufige Aussonderung.
Kann mir der *Bleuler* denn den Weg weisen, die eingesperrten Menschen drinnen im Glashaus besser verstehen zu lernen, hatte ich mich gefragt? Ihre Ängste und Nöte, ihre Traumvorstellungen und die oft liebevollen, zuweilen aber auch brutalen Phantasien, mit denen sie sich dem Schema F der Krankheitseinsichtigkeit zu unterwerfen haben?
Keine Woche später halte ich die Bibel des Psychiaters in meinen Händen: 700 Seiten dick, 1200 Gramm schwer, blauer Umschlag, eng zusammengerückte Schrift, als gelte es, alles unterzubringen, das gesamte abweichende Verhalten in Kategorien zu unterteilen.
Der Bleuler gibt Ratschläge auf seine Art[1]:

> »Fürchten Sie sich nicht vor der Psychiatrie! Die Psychiatrie ist in ihrem Wesen einfach und menschlich. Bei gesundem Verstand, etwas Lebenserfahrung und mit warmem Herzen sind ihre Grundlagen leicht zu erfassen.«

Bevor ich in die Raststätte zum Trampen gekommen bin, hatte ich mich dank *Bleuler* in die Psyche eines Psychiaters hineinversetzen wollen, der nach dem Lehrbuch sein Handeln abstimmt.
Des *Großen Bleulers* Grundthese für nur eine Form der Verrücktheit fand ich etwas weiter hinten im Buch. Ich freundete mich mit den Wahnideen an, denn ich mußte ja wissen, wie die Dogmen der Psychiater aussehen:

> »So wird man (der Psychiater) eine Wahnidee annehmen müssen, wenn ein harmloser Bauernknecht ohne jede Begründung behauptet, er sei durch eine Geisterhypnose zum Spionagechef einer Großmacht geworden, wäh-

1 *Bleuler, Manfred,* Vorwort des Psychiatersohnes für Medizinstudenten im Beginn des Psychiatriestudiums zu *Bleuler, Eugen* (siehe Anm. 2).

rend es nicht wahnverdächtig ist, wenn sich jemand durch göttliche Fügung für die Aufgabe, die ihm nahesteht, berufen fühlt.«[2]

Daß Ein- und Ausgrenzung so nah beieinander liegen: Da fragte ich mich, worin denn der Unterschied zwischen einem harmlosen Bauernknecht, der bloß mal Spionagechef werden will, und einem schlechten Schauspieler besteht? Nur einer von beiden kann eben Präsident werden.

Ich verlasse die Raststätte. An der Tankstelle frage ich das erstbeste Pärchen. Sie haben noch zwei Plätze im Wagen frei und nehmen mich mit, sind aber nicht gerade begeistert. Ich sehe nämlich ein wenig abgerissen aus.

Scheibenwischer im Takt, SWF 3 immer dabei, Rock und Pop bei guter Laune. Gesprochen wird kaum, der Fahrer will nach Hause. Bis Köln sind es noch etwa 120 Kilometer. Ich sitze hinten im Wagen, habe meine Reisetasche zwischen den Beinen. »Haben Sie einen Arbeitsplatz, oder sind Sie so arbeitslos wie ich?«

»Habe 'nen Job«, kommt die Antwort nach hinten, »arbeite als Hausmeister in 'ner Schule, die zu einem Kloster gehört.« – »Sehen Sie, ich nicht. Ich warte schon seit über zwei Jahren darauf, wieder irgendwo eingestellt zu werden. Bin Buchhändler von Beruf«, erkläre ich der Beifahrerin, die bis jetzt noch gar nichts gesagt hat.

Beide starren nach vorne, sie dreht sich aber halbwegs herum, als ich ihr erzähle, daß ich gerade aus Frankfurt komme, weil ich mich da vorgestellt hätte.

»Ja, und?« will sie mehr wissen. »Nichts, ja und«, erwidere ich, »wieder einmal umsonst gewesen. Die 84. Bewerbung und immer dasselbe: Sie hören von uns.«

Ich mache einen niedergeschlagenen Eindruck. »Ist doch alles nur dummes Zeug, was der Kanzler versprochen hat,

2 *Bleuler, Eugen,* Wahnhaftes Denken. Lehrbuch der Psychiatrie. Berlin/Heidelberg 1979, S. 51.

von wegen Arbeits- und Ausbildungsplätzen«, gebe ich zum besten. Stille zur Antwort. Möchten mir wohl nicht so recht widersprechen.
»Können Sie sich das vorstellen? 84 Bewerbungen, und alle waren ’ne Niete. Kein Job für mich da, und Arbeitslosenhilfe wollen sie mir auch noch streichen, jetzt.«
»Schlimme Sache«, ist sein Kommentar. Er schaut jetzt des öfteren in den Rückspiegel, um meinen Gesichtsausdruck zu erhaschen. Ich mache es mir bequem im Fond des Wagens, drehe mir eine Zigarette und lümmle mich herum.
»Ungerecht, finden Sie nicht? Wieviel verdienen Sie eigentlich?« will ich wissen.
»Würden Sie bitte Ihre Zigarette ausmachen, hier wird nicht geraucht«, kommt statt dessen die Antwort.
Wir sind am Dernbacher Dreieck angekommen und biegen auf die Autobahn 48 ab. Ich rauche immer noch. Spannung hat sich im Wagen entwickelt. Ich will die Gedrehte zu Ende rauchen. Als ich sie endlich ausmache, ist der Wagen bereits voller Zigarettenqualm.
»Ist doch alles nur Gelalle, was die von der Regierung vorhaben. Sollte ich doch tatsächlich letzte Woche Hilfsarbeiter beim Atomreaktor Mülheim-Kärlich spielen«, provoziere ich weiter. »Aber solche Dreckjobs will ich nicht. Ich will Bücher verkaufen, anständige Arbeit machen.«
Wieder keine Reaktion der beiden vorn. Ich versuche es auf die andere Tour. Ich rüttle einfach mal am Beifahrersitz. Die Frau dreht sich wütend um, sie habe genug von meiner Geschichte. Verständnis ja, aber Unverschämtheiten solle ich gefälligst unterlassen. Ich sage ihr, daß es mir auch langt, sie hätten ja einen sicheren Job, und solange es nicht ihren eigenen Vorgarten beträfe, sei sie stinkunsensibel. Und ich hätte nicht mal den Riecher einer Chance. Ich sei mit alledem nicht einverstanden und überhaupt, alles wäre Scheiße.
Ich wolle mir die Finger nicht dreckig machen, das müßten die anderen machen, sagt er jetzt. Aha, er pariert, überlege

ich. »Ich mache doch nicht alles für Geld«, schicke ich nach.
»Wer arbeiten will, kriegt auch eine Arbeit. Faulenzer ohne Job gibt es schon genug.«
Ich spiele den Säuerlichen: Seine Antwort sei doch schlichtweg eine Unverschämtheit.
Die beiden vorne werden sichtlich gereizter. Der Atomreaktor, von dem wir gerade sprachen, kommt zum Vorschein, als wir aus dem Westerwald ins Rheintal kommen.
Ich erzähle ihm, daß ich in Gesprächstherapie bin, um mit meinen Problemen fertigzuwerden. Ich sei erst vor kurzem aus einer Anstalt entlassen worden: Geschlossene Station: »Gesprächstherapie, so ein Unsinn, völlig überflüssig für so was!« Ich werde wütend: Er habe ja keine Ahnung von der Realität.
Die Frau will überhaupt nicht mehr reden. Sie hat sich wohl auf ihre Popmusik im Radio gefreut. Nun wird sie mit meinem Mist konfrontiert. Wir biegen auf die B 9 ab, als ich dreist frage, ob er mir 20 Mark für Bier und Zigaretten pumpen könnte.
Ich merke, sie wollen mich loswerden. Und tatsächlich hält er in einer Parkbucht. Er deutet an, daß mein Lift hier zu Ende sei. Ich lache laut: »So geht es ja nicht!« und mache ihm klar: »Einfach so mitten in dunkler Nacht und einsam auf weiter Flur könnt ihr mich nicht loswerden!«
Er steigt aus, öffnet die hintere Beifahrertür und signalisiert mir, daß ich aussteigen soll. Ich mache mich lang, halte mich verbissen oben am Haltegriff an der Decke fest. Ich schreie, daß ich nicht will, daß er mich nach Hause bringen soll und mich bloß nicht anfassen möge, sonst würde ich beißen. Fürs erste gibt er auf.
Fünf Kilometer sind wir von der nächsten Stadt entfernt und die heißt Andernach. Ich lese das Straßenschild, als wir von der B 9 abbiegen und in die Stadt fahren. Er will mich absetzen, daran läßt er keinen Zweifel. Sie wollen mir am Bahnhof eine letzte Chance geben, auszusteigen. Ich weige-

re mich. »Los raus, oder ich rufe die Polizei!« Er ist wütend, aber auch gleichzeitig unsicher. Ich stelle mich taub.
Sie ist resoluter. »Ruf doch endlich an! Mach doch etwas!« drängt sie. Beide steigen aus und durch das offene Beifahrerfenster vorn höre ich, wie sie mit der örtlichen Polizei sprechen. »Was? Dafür sind sie nicht zuständig? Der macht Randale im Auto!«
Die Landesnervenklinik liegt ganz in der Nähe. Vielleicht noch drei Straßen, denke ich. »Ich will ins Kloster! Bringt mich doch ins Kloster, wenn schon nicht nach Hause.« Das Kloster Maria-Laach liegt ganz in der Nähe.
Und: Er arbeitet ja auch in solch einem Kloster. »Ich will den Padre sprechen! Arbeitslos und ohne Brot, da hilft nur das Kloster in letzter Not!«
Sie rufen wieder bei der Polizei an. Die geben den Tip, als er anmerkt, ich sei meschugge im Kopf, die Anstalt wäre in nächster Nähe.
Als die beiden einsteigen und den Wagen starten, brauchen wir keine fünf Minuten mehr. Jugendstilhäuser mit gebogenen Gittern vor den Fenstern und zur Abwechslung mal was Saniertes: bunte Häuser in Kastenquadrat aus den 70er Jahren mit dem bekannten Panzerglas.
Daß alles so einfach abgehen würde . . .
Der Schlagbaum öffnet sich. Ich klammere mich am Haltegriff des Wagens fest. Stille. Beide steigen aus und gehen auf den Arzt zu, der ihnen entgegenkommt. Fester Schritt, etwas gebeugt, aber dominant. Sie schildern ihm kurz, was sich im Wagen abgespielt hat.

»Kannst mich ruhig Walter nennen!«

»Wen haben wir denn da?« spricht er und will die Tür aufreißen. Aber da hat er nicht mit mir gerechnet. Bevor er mit seiner Hand am Türgriff ist, drücke ich blitzschnell den schwarzen Knopf der Türverriegelung runter.

Er weiß sich trotzdem zu helfen, greift einfach nach vorne rum, zieht den Knopf wieder hoch, öffnet die hintere Beifahrertür und bittet mich auszusteigen. »Deine Fahrt ist hier zu Ende!«

Nach einigem Zögern willige ich ein. »Komm mal mit«, sagt er bestimmt, greift mich am Arm und zieht mich in das kleine Aufnahmehäuschen rechts hinter der Schranke. »Wo willst du hin?« – »Ins Kloster.« – »Ins Kloster?« Ich nicke. »Ja, was wollen wir denn da?« – »Arbeitslos und ohne Brot, da hilft das Kloster in letzter Not!« – »So, so«, meint er, »und wo kommst du denn her?«

Kein Blickkontakt, kein Wort mehr. Er zieht mich auf einen Stuhl vor seinem leeren Schreibtisch und nimmt selbst auf einem anderen Stuhl Platz. Er sitzt höher als ich. Der hilflose Autofahrer kommt ein letztes Mal betreten rein und stellt die Reisetasche ab, die mir schon in der Frankfurter Psychiatrie gute Dienste geleistet hat. »Was geschieht denn nun mit ihm?« Der Arzt ist der Meinung, er könne abfahren, ich wäre in der Landesnervenklinik erst einmal gut aufgehoben.

Der Arzt mustert mich eingehend. Ich bin ihm ausgeliefert. Reicht der Wunsch, Ruhe in einem Kloster finden zu wollen vor dem Alltagslärm, aus, um eingewiesen zu werden, womöglich noch zwangsweise?

»Wie heißt du, was für einen Tag haben wir heute, wo wohnst du eigentlich?«

Ich gebe keine Antwort, und schon gar nicht, als er mir zwei Geldstücke auf den Tisch legt und mich fragt, wieviel das denn nun zusammen sei. Er telefoniert mit seiner Aufnahmestation. Der Pfleger vom Dienst soll doch mal rüberkommen.

Prüfung meines Zustandes, ich rühre mich nicht vom Fleck. Hatte der Arzt seinen *Bleuler* richtig gelesen? Habe ich nun einen Wahn, oder nicht? Im *Bleuler* steht: »Zum Wesen des Wahns gehört seine Unerschütterlichkeit.«[3]

3 In: *Bleuler, Eugen,* Lehrbuch der Psychiatrie. A. a. O., S. 51.

Und in einem bin ich jetzt absolut festen Willens: Ins Kloster soll's schon gehen.
Aber *Bleuler* schreibt auch:

> »Man darf die Irrtümlichkeit einer wahnverdächtigen Idee nicht an der eigenen weltanschaulichen Überzeugung messen. Der Begriff der Wahnidee ist kein genau umschriebener. Gerade auf dem Gebiete des Glaubens, der Weltanschauung und des Aberglaubens wird man sich häufig eines Urteils besser enthalten.«[4]

Ich schaue auf einen Punkt auf der großen Wandkarte: Andernach. Diese Klinik hat ein Einzugsgebiet von rund einer halben Million Menschen, die in und um Koblenz wohnen. Endstation oder Drehtür für Menschen, die nicht so funktionieren, wie es die anderen wollen. Mehr als 800 Patienten leben hier. Einlieferungsgründe: Trunksucht, Drogenkonsum, Straftaten aufgrund von Unzurechnungsfähigkeit, einfach Ver-rücktsein durch psychotisches Verhalten, was immer das auch heißen mag: Menschen, die oftmals ihr halbes Leben hier verbracht haben, immer wieder in Abständen, manche für immer, viele in geschlossenen Stationen.
Ich erinnere mich an ein böses Wort: Wenn du dich nicht benimmst, kommst du nach Andernach . . .
»Wen haben wir denn da Neues bekommen?« Ich hatte den Pfleger gar nicht hereintreten gehört. Nun ist er da und mustert mich. Ich bin unwillkürlich etwas zusammengezuckt. Ich bin auch über mich erschrocken, denn ich wollte mir nichts anmerken lassen – total in mich gekehrt sein. Hat der Psychiater etwas gemerkt? Ich spüre den prüfenden Blick des Arztes. Ich weiche aus. Äußerlich bin ich wieder die Ruhe selber. Er beobachtet mich. Bin ich auffällig? Der Psychiater versucht noch einmal, mit mir ins Gespräch zu kommen, vielleicht, um dem Pfleger einmal seinen ›Klostermenschen‹ zu demonstrieren.

4 A. a. O.

»Wohin willst du denn nun wirklich?« – »Ins Kloster, wirklich!« – »Na ja, da bist du bei uns erst mal richtig. Das haben wir bald wieder! Da mach' dir mal keine Sorgen.« Und zum Pfleger: »Sehen Sie, unser Mann will ins Kloster. – Wer hat dir denn den Floh ins Ohr gesetzt, ins Kloster gehen zu müssen? Wer hat denn da geredet? Hörst du etwa Stimmen?«
Eine Reihe von Fragen prallen auf mich. Ich antworte nur: »Will endlich meine Ruhe haben, muß deshalb ins Kloster!«
In diesem Moment kommt der Pfleger ganz nah grinsend an mich heran und sagt freundlich: »Ich heiße Walter, kannst mich ruhig Walter nennen. Wir werden schon unseren Spaß miteinander haben. Was willst'en du im Kloster?« – »Ausruhen!« Jetzt schweigen beide. Endlich. Lange Sekunden. Kopfschütteln beim Arzt. Dann fragt er den Pfleger: »Ist schon merkwürdig, der Kerl, nicht?« Der Pfleger kreuzt die klotzigen Arme vor seiner Brust und sagt ebenfalls kopfschüttelnd: »Auffallend auffällig, diese Ideen, gewiß, Herr Doktor.«
Beide sind der Meinung, ich solle hierbleiben. Da stehe ich plötzlich auf und will gehen. Kaum habe ich die Tür erreicht, ist der Pfleger auch schon da und hält mich fest. »Wo wollen wir denn hin?« Dieses ewige WIR geht mir auf die Nerven, aber ich wehre mich nicht, denn das kann schlimm ausgehen bei einem solch starken Kerl wie Walter. »Station Männer A«, sagt der Arzt wie aus der Pistole geschossen.
Jetzt reden die beiden über mich, als wäre ich gar nicht mehr da. Für den Arzt habe ich offenbar mein Quantum erfüllt. Sie halten mich an den Armen fest, gehen mit mir, als sei ich betrunken oder schwer krank und könnte es nicht mehr selbst schaffen. »Komm' mal mit, und bleib' schön ruhig, dann passiert dir auch nichts.« Als ich erwidere, daß ich aber ins Kloster, nicht in die Anstalt will – mein Orientierungsvermögen also preisgebe –, da sagt der Arzt: »Wir bringen dich da jetzt hin.«

Es ist also wieder soweit. Die zweite Einweisung ist perfekt. Es fehlt nur noch der richterliche Beschluß.
»Arbeitslos und ohne Brot . . .« Ich wiederhole gerade noch einmal diesen Satz, da meint der Arzt: »Religiöser Wahn! Männer A ist das richtige für ihn.« Er muß den *Bleuler* doch nicht verstanden haben.

> »Eine einfache Umschreibung besagt: Wahn ist eine irrtümlich unkorrigierbare Überzeugung, aber lange nicht jede irrtümliche, unkorrigierbare Überzeugung ist ein Wahn. Hängt eine solche mit mangelhafter Bildung, mangelhaften Kenntnissen oder mangelnder Intelligenz zusammen, so ist sie kein Wahn. Ebensowenig sind irrtümliche Vorstellungen Wahnideen, die sich aus einer verständlichen Gefühlseinstellung ergeben. Insbesondere ist eine weltanschauliche oder religiöse Überzeugung kein Wahn, selbst wenn sie viele für einen Irrtum halten.«[5]

Kaum ist die Tür vom Aufnahmehäuschen offen, spurte ich los. Die beiden im weißen Kittel sind im ersten Moment zu erstaunt, um reagieren zu können. Der Arzt schreit dem Pförtner etwas zu, und dann höre ich zunächst nichts mehr. Ich flüchte auf den Park zu, renne über den nassen, gepflegten Rasen und komme noch bis zu einem schmalen Weg. Dann haben sie mich wieder. Die Reisetasche wird mir aus der Hand gerissen. Sie zerren mich mit und wir steuern auf ein modernes Haus zu. Der Arzt, noch völlig aus der Puste, schließt die Außentür auf. Ich werde reingeführt, der Psychiater sperrt von innen wieder ab. Ich bin in der Falle.
Der Pfleger schiebt mich weiter. Wir durchqueren einen Flur. Auf einem an die Wand gehefteten Blatt steht: »Ruhe zu jeder Zeit.« Ich bin auf dem Gang zur Station. Die nächste Tür wird aufgeschlossen. Nun fällt die Stationstür mit einem leisen Klick zu. Aufgenommen in der geschlosse-

5 A. a. O., S. 50.

nen Gesellschaft: Doch niemand ist zugegen, der mich willkommen heißt. Es ist schon 23 Uhr. Ich kann gerade noch einen Blick auf meine Armbanduhr werfen, dann heißt es: »Sachen abgeben.«
Ich soll mich ausziehen, meine Reisetasche abgeben, meine Hosentaschen leeren. Die Reisetasche wird mir sofort abgenommen, das Bargeld, meine Uhr und der Schlüsselbund wandern in ein braunes Briefkuvert.

Im Arztzimmer: Ich muß mich bis auf die Unterhose ausziehen, werde angewiesen, Platz auf der Liege des Arztes zu nehmen. Unterdessen sitzt er am Schreibtisch, muß den obligatorischen Schriftwechsel, der mit jeder Einweisung verbunden ist, erfüllen. Dann kommt er auf mich zu. »Seien Sie mal ganz locker, atmen Sie ganz tief ein, und . . .« In diesem Moment haut er mir mit seinem Messinghammer aufs rechte Knie. Muskelreflexprüfung! Ich zucke, es tut höllisch weh im ersten Augenblick. Ich denke, er muß erkennen, daß es keine eingeschränkten Reflexe bei mir gibt.
Er muß das doch erkennen, spätestens in dem Moment, in dem er mir mit seiner kleinen Taschenlampe in die Pupillen der Augen leuchtet. Er kann auch hier nur festgestellt haben, daß sich meine Pupillenfunktionen im Normbereich befinden, daß ich Reaktionen zeige, daß ich das Gegenteil von dem bin, was man einem Menschen zuschreibt, der wirklich für Momente eingeschränkt bewußtseinsfähig ist.
Die Untersuchung währt keine fünf Minuten. Diagnose: »Geistesstörung mit Hinweisen für paranoide Denkinhalte.« Walter, der Oberpfleger, darf mich nun in Empfang nehmen. »Aber, Herr Doktor«, setze ich an. Der schneidet mir den Satz ab und sagt schnell: »In den nächsten Tagen, vielleicht morgen.«
»Mach keine Mätzchen!« ist Walters erster Spruch, um mich erst einmal auf Distanz zu halten. Er will mich einschüchtern. Ich sehe das Rollbett mit den installierten Fesselgurten

vor dem Stationszimmer stehen. Walter: »Wir gehen jetzt mal schön ins Bett.« Mit seiner Pranke umschließt er wieder meinen Oberarm und zieht mich Richtung Flur. Draußen angekommen, stehen zwei weitere Pfleger in Wartehaltung: »Wenn du ruhig bist, brauchen wir dich auch nicht anzubinden.«
»Bitte, keine Gewalt«, gebe ich von mir und lasse erkennen, daß ich ein guter Patient sein will, daß ich mich unterordnen werde.
Erleichterung in den Mienen der drei Pfleger. Einer hält ein Nachthemd, der andere ein Paar Pantoffeln für mich bereit. Ich stülpe beides über, denn ich bin ja immer noch fast nackt. Dabei komme ich mir richtig klein vor, so ausgezogen, werde fortlaufend beobachtet, gemustert, geprüft, vielleicht macht sich der eine oder andere noch gar lustig über mich. Das muß man hier ertragen können.
Ich soll mich ins Bett legen. Dann geht es ab. Dämmrige, schummrige Beleuchtung auf dem Flur, ein langer Gang, und in meinem Bett werde ich von drei stämmigen Männern in weißen Uniformen über das Linoleum gerollt. Wieder eine Tür, die wiederum aufgeschlossen werden muß.

Schnarchen empfängt mich, einer der Menschen in den Betten richtet sich halb auf, blickt interessiert auf die neue Fuhre und dreht sich dann wieder um. Ruhe, Dunkelheit, der Geruch von Schweiß und Bohnerwachs.
Ich werde in eine Ecke gerollt und abgestellt. Es würde alles wieder gut werden, sagt Walter.
Ich befinde mich im Wachsaal der geschlossenen Männeraufnahmestation. In der Mitte: ein Glaskasten. Ein Pfleger beobachtet die Schlafenden, liest ein Pornomagazin und raucht eine Zigarette nach der anderen. Mein Bett befindet sich direkt an einer Fensterfront. Die Fenster: zur Hälfte aus Milchglasscheiben, ohne Griffe, mit Rolläden, die nur elektrisch – vom Glaskasten aus – bedient werden können. Keine Nachttischlampe, dafür ein Strahler an der Decke,

über jedem Bettenplatz. Auch dieser Strahler ist nicht selbst zu bedienen. Die Schaltzentrale sitzt im Glaskasten. Dabei sieht das Haus von außen doch gar nicht so verschlossen und unmenschlich aus.

16 Betten in vier Reihen auf vielleicht 60 Quadratmetern. 16 Menschen ratzen nahezu im Takt, der eine furzt gerade, ein anderer übergibt sich in den ersten Minuten meiner stillen Teilhabe an der neuen 16er-Gemeinschaft. Das Licht geht schlagartig an. Der Patient hinter mir hat auf den Fußboden gebrochen. »Das Schwein hat wieder alles vollgemacht!« sagt der Pfleger laut und legt seinen Porno weg.

Walter kommt auf mich zu: »Hier ist dein Schnäpschen.« Ich tue so, als wenn ich nichts gehört habe, schaue mir die Reinigungsaktion des anderen Pflegers an. Walter tippt mich an, hält mir das Glas vor den Mund. »Dein Schnäpschen, Kumpel.« – »Trinke keinen Schnaps, mag keinen Alkohol.« Ich schüttele, um meine Meinung zu unterstreichen, zur allgemeinen Belustigung neben mir, noch einmal den Kopf. Ich will es nicht, doch ich kriege meine Ration – und meine Strafe –, denke ich.

»Deine Medizin«, sagt Walter jetzt lauter mit drohendem Unterton. Ich frage, was denn da drin sei und ob ich das denn nehmen müsse. Walter bejaht und merkt an: »50 Milliliter Haldol[6] und Neurocil[7].«

Ich bin erschrocken. Diese Menge muß einen Elefanten umhauen. Schon fast hoffnungslos, aber trotzdem stelle ich noch die Frage: »Was passiert, wenn ich's nicht einnehmen würde?« Walter: »Dann müssen wir's dir spritzen!« Ich nehme das Schnabelgläschen und schaue mir die wasserver-

6 Siehe dazu die Erläuterung, S. 11.

7 *Neurocil:* Neuroleptikum (Psychopharmakon); Hersteller: u. a. Troponwerke, Köln, Bayer AG, Leverkusen; Anwendung: Psychosen aus dem schizophrenen Formenkreis; Auswirkungen: wie bei *Haldol*, zusätzlich: Magen-Darm-Störungen, Hautreaktionen, Kreislaufstörungen, Provokation epileptischer Anfälle, Sehstörungen.

dünnte Flüssigkeit genau an. »Nimm es endlich, oder müssen wir dich fixieren? Wir wollen doch keine Gewalt, oder? Wir wollen doch ruhig sein?«
In der Zwischenzeit bin ich halb aus dem Bett rausgekommen, sitze auf der Bettkante und mir ist schrecklich unwohl bei dem Gedanken, soviel auf einmal nehmen zu müssen. Ich kippe mir das Zeug in den Mund und lege mich sofort wieder hin.
Walter beobachtet mich weiter. Ich habe immer noch nicht geschluckt, nur den ersten kleinen Teil. Ich drehe mich um und stelle mich schlafend. Als Walter kurz darauf weg ist, spucke ich den Rest ins Bettlaken.
Nach einigen weiteren bangen Minuten geht das Licht aus. Die dämmrige Notbeleuchtung bleibt jedoch an, das Erbrochene ist in einem Eimer verschwunden und alles beruhigt sich wieder.
Schnarchen hinter mir, neben und vor mir. 16 Menschen in einem Zimmer, etwas größer als die gute Wohnstube der Eltern. Ich werde müde, sanft entkrampfen sich meine Beine, meine Waden fühlen sich auf einmal an, als würden sie über dem Bett schweben.
Ich bin fast eingeschlafen, als es wieder Krach gibt. Ich merke, daß ich für heute nicht der letzte Neue bin. Hinter der Milchglastür der Wachstation tobt jemand. Der beobachtende Pfleger in seinem Glaskasten schließt die Tür auf, ein Reserverollbett wird in den Gang geschoben. Eine Ärztin bringt einen weiteren Gast: Alter vielleicht Mitte 30, sportlicher Typ. Er will auf keinen Fall hierbleiben: »Ich will hier raus!« Er schreit und tobt, und dann hat der Pfleger auf einmal die Faust im Gesicht. Die Türen werden blitzschnell verschlossen und der Neue ist erst einmal eingesperrt. Pfleger von anderen Stationen werden herbeitelefoniert. Es gibt Aufregung – aber nicht nur unter den Pflegern, auch einige Patienten neben mir wachen wieder auf, beobachten zwischen Neugier und Angst. Dann wird es noch einmal laut, wir hören Kampfgeräusche, Stöhnen, Schläge und

Fußtritte, Schreie von Pflegern: doch endlich richtig zuzupacken – dann hören wir nichts mehr. »Das Schwein ist ruhig!«

Ruhe zu jeder Zeit!

Mir ist, als wenn da jemand leise rufen würde. Dann noch einmal diese Stimme, nur etwas lauter. Wie durch eine Mauer dringt es zu mir: »AUFSTEHEN!« Das muß wohl ein schlechter Scherz sein. Ich drehe mich auf die andere Seite, aber da ertönt es noch einmal laut: »AUFSTEHEN, DIE GANZE BANDE, LOS!« Das Licht geht an. Ich habe Kopfschmerzen, ich kneife die Augen zusammen. Im ersten Moment weiß ich gar nicht, wo ich bin, habe Schwierigkeiten, mich zu konzentrieren.
Als ich den Mann im weißen Anzug auf mich zukommen sehe, fällt mir ein: Andernach, ach ja, Walter. »Wie spät ist es?« – »Fünf Uhr dreißig«, seine fröhliche Stimme, »gleich Dienstschluß.« Mein Bettnachbar will nicht aufstehen. Walter weiß sich zu helfen. Er stellt das Bett schräg, nachdem er die Fußrasten für die Rollen betätigt hat. Der Mann neben mir plumpst wie ein Sandsack auf den Boden.
»Waschen, Zähne putzen, kämmen!« ruft ein anderer Pfleger laut. »Mach schon«, sagt Walter, »wir müssen die Station ordentlich der nächsten Schicht übergeben.« Ich gehe ins Bad, wo bereits die Mehrzahl der Mitpatienten eingetroffen ist. Ich fühle mich an meine Bundeswehrzeit vor der Verweigerung erinnert. Keine Intimsphäre, kein Privatleben, keine Nische zum Verkriechen bietet sich.
Statt dessen stehen die Pfleger rum und baden einen nach dem anderen durch. Haare waschen, der obligatorische Griff an das Glied, dann wird der Rücken geschrubbt. Ob das wohl jeden Morgen so zugeht hier?
Ich werde begrüßt. Aha, der Neue! »Warum biste denn hier? Haste was angestellt? Essen ist schlecht.«

»Mann, was is'n los mit dir?« fährt mich der gerade aus dem Bett Gefallene an. »Wollte ins Kloster, bin hier gelandet«, wimmle ich ihn erst einmal ab, denn der Kopf ist mir schwer, so daß ich mich kaum konzentrieren kann. Als flögen Flugzeuge durchs Gehirn.

Die Magengegend ist ganz flau. Ich wasche mich im Nachthemd, muß aber auch die Klamotten ausziehen, denn jetzt soll ich auch gebadet werden. »Kann ich selber«, sage ich und stoße den Pfleger weg, der mir ans Glied will. Ich weiche seinem Blick aus, damit er keine Angriffsfläche hat. Später stelle ich meine Waschutensilien, die ich zur Körperpflege wiedererhalten hatte, in den kleinen Nachtschrank.

Ich will erst einmal abwarten, was denn da alles noch so kommen wird. Als erstes kommt Karl, der aus dem Bett Gefallene. Er stellt sich vor, wir kommen zwangsläufig ins Gespräch. Denn zwischen Waschen und Frühstück um 7 Uhr gibt es noch eine Stunde Leerlauf. Ich soll das System des Leerlaufs noch kennenlernen. Dafür rede ich um so mehr mit den Kumpels von nebenan.

Seit acht Monaten ist Karl schon hier auf dieser Aufnahmestation. Hat ein- bis zweimal im Monat epileptische Anfälle. Eigentlich wohnt er in einer kleinen Gemeinde in Bayern. Ich frage, wie er denn nach Andernach gekommen sei. Er wäre im Zug unterwegs gewesen, seine Schwester in Norddeutschland besuchen. Wurde dabei in Koblenz aufgegabelt, weil er keine Fahrkarte bei sich gehabt habe. Er müßte sie wohl verloren haben, er hatte sich eine gekauft. Er sagt mir gleichzeitig, daß die Polizei gemeint habe, er sei schwarzgefahren. Als er dann in das Bahnpolizeibüro geführt wurde – er hinkt ein wenig –, hätte er fürchterliche Angst gehabt, denn er wäre schon des öfteren in der Psychiatrie gewesen, und man weiß ja nie.

Dabei sei ihm, wie immer in solchen Situationen, ganz schwindelig geworden. Alles hätte sich nur noch gedreht. Und er fiel hin.

»Wo warst du denn schon überall drin?« – »Hah«, sagt er und winkt ab, »in acht Anstalten haben sie mich eingesperrt, und das alles in 19 Jahren.« Karl ist 44 Jahre und der Älteste im Wachsaal. Wo er schon überall gewesen ist? Bedburg-Hau, München-Haar, die Reichenau bei Konstanz, im Landeskrankenhaus Bonn, in Köln, in Berlin-Spandau, Zwiefalten bei Reutlingen, Andernach zu guter Letzt. »Immer bin ich irgendwo umgekippt, wegen meiner epileptischen Anfälle. Die haben sich dann immer gleich geekelt, wie ich da so rumlag, auf der Straße oder in der U-Bahn. Immer ganz hilflos.«
Von Beruf ist Karl studierter Bau-Ingenieur. Seit 19 Jahren ist er »auf Rente«.

Ich beschließe, wieder ein Tagebuch zu beginnen, und bitte den neuen Pfleger vom Tagesdienst, mir doch einen Schreibblock und einen Stift zu besorgen. »Will meiner Freundin schreiben, wo ich bin.«
Dann gibt es auch schon Frühstück. Aber vorher muß ich mich wieder in einer langen Reihe anstellen. Vor dem Frühstück gibt es noch eine Extraration: Die Schnabeltasse auf nüchternen Magen. Psychopharmaka, dieses Mal nur Haldol, wie mir die einzige Krankenschwester im Team verrät. Wieder dieses mulmige Gefühl, wieder dieses Zucken in der Magengegend. Dieses Mal muß ich es schlucken, denn jeder Patient wird genau angesehen. Und in der Hausordnung steht, daß es Pflicht ist, die Medikation zu nehmen. Und die Hausordnung prangt groß vor der Scheibe des Glashauses: »Ruhe zu jeder Zeit!«

Tagebuch

Auszug 1 (Wachsaal, sterile Atmosphäre, hell und weiß)
Der Mann von gestern abend, der letzte Eingewiesene, liegt in seinem Bett. Er ist gefesselt, völlig nackt, hat

blaue Flecken am ganzen Körper, die Bettdecke ist nur knapp über seinem Bauch angelegt. Brust und Kopf sind mit unzähligen Blutergüssen belegt. Bewegen kann er sich nicht. Er liegt in einem der vier Betten hinter einer Trennscheibe. Da kann niemand rein, ist zugeschlossen. Ich sehe diese Dinge kurz nach dem Frühstück. Er kann sich weder auf die Seite legen noch auf den Bauch. Gefesselt an allen vieren, liegt er auf dem Rücken. Der Mann ist nicht bei Bewußtsein. Von Zeit zu Zeit wimmert er, stöhnt laut, zieht an den Fesseln. Die Pfleger haben den Mann böse zugerichtet. Eine unbändige Wut ist in mir. Ich kann ihm nicht helfen. Den anderen geht es genauso. Karl hat Tränen in den Augen.

9 Uhr: Es hat sich herausgestellt, daß der Gefesselte Lehrer von Beruf ist. Kam von der Kur direkt in die Anstalt. Unterrichtet Sport an einer Schule in der Nähe von Andernach, sagt ein Pfleger spöttisch, »es hat sich ausgesportet«. Um Viertel nach neun bekommt er seine Dämpfungsspritze, wie es heißt, reingestochen. Psychopharmaka intramuskulär, und er wimmert dabei ein bißchen lauter. Es ist ein Grauen, das mitanzusehen – es mitansehen zu müssen. Den ganzen Tag spielt so eine bayerische Dudelmusik auf der Station. Macht einen richtig aggressiv. Um 10 Uhr ist Visite. Arzt und Team kommen an mein Bett, fragen, »wie's uns denn geht?«

»Uns geht es schlecht« – meine Antwort. Sage aber deutlich, daß ich keine Medikamente mehr will. Arzt von gestern abend ist in Urlaub gefahren. Assistenzarzt gibt Weisung an Pfleger, es ab Mittag mal ohne zu versuchen. Sage deutlich, daß ich nach Hause will. Keine Reaktion beim Team. Lächeln im Gesicht des Assistenten. Ich soll ein paar Tage dableiben, bis der Stationsarzt nächste Woche wiederkommt. Um 11 Uhr ist der Spuk vorbei. Pfleger ziehen Betten ab.

Die Putzfrau ist die scheinbar normalste Frau, mit der ich schwatze. Sie hat Mitleid mit uns, spricht mit jedem ein paar aufmunternde Worte und zieht dabei mit Schrubber und Wischlappen über das Linoleum. Ein Pfleger kommt an mein Bett, macht das Bett, das ich auch schon gerichtet habe.

Komme mit ihm ins Gespräch. Erzählt mir, daß er seit einem Jahr Streß auf dieser Station hat. Hat eigentlich die Nase voll von dem Beruf, doch: »Was soll ich anderes machen?« War bis vor einem Jahr Bankkaufmann, hatte die Lehre beendet, war nicht übernommen worden. Jetzt hat er die Hilfsausbildung zum Krankenpfleger mitgemacht – das 1jährige – und schafft für 1400 Mark. Den ganzen Tag, vier Tage in der Woche, jeweils eine Schicht zwölf Stunden lang. »Nervenaufreibend«, sagt er. Ich möchte meine Jeans und mein Hemd wiederhaben. »Heute nicht und morgen auch nicht, und wenn du dich bis übermorgen benimmst, dann vielleicht.«

Frage, warum der Mann so angeschnallt worden ist? Erhalte nur die Antwort, daß der sich nicht gefügt hat, hat Widerstand gegen seine Einweisung ausgeübt, war überhaupt nicht »krankheitseinsichtig«. Ich frage, ob das so brutal zugehen muß. Der Ex-Bankkaufmann weiß keine richtige Antwort. Zieht das zweite Bett meines Nachbarn Karl ab. Will darüber mit mir nicht sprechen. Ihm geht es wohl auch nicht gut dabei, und trotzdem setzt er ihm die nächste Spritze gegen Mittag. Kurz vor zwölf kommt der Essenwagen aus der Zentralküche. Patienten packen unzerbrechliche Plastikteller aus, jeder erhält ein Plastikbesteck. Die Suppe schmeckt, gelinde gesagt, zum Kotzen. Weiß jetzt, warum der wohl nachts auf den Fußboden gebrochen hat, denn das Frühstück war nicht nur spärlich, sondern auch lieblos. Die Käsescheiben müssen schon etwas älter gewesen sein, der Kaffee besseres Abwaschwasser.

Der Fernsehapparat läuft kontinuierlich. Ab 10 Uhr sitzen etwa immer die Hälfte aller Eingewiesenen im Fernsehraum. Dort gibt es auch Mittagessen, die weiteren Mahlzeiten und ein Schachspiel. Die meisten von uns sind müde, noch unausgeschlafen. Doch in die Betten dürfen wir nicht. Also ab in den Fernsehsaal. Oder: Wandern. Einige wandern von einer Ecke des Wachsaals bis zum anderen Ende des Fernsehraumes. Die Tür steht immer offen. Alle Wände sind aus Glas, so daß der wachhabende Pfleger auch seine Beobachtungen machen kann.

Mittagessen: Ich löffle die Suppe aus, die ich mir eingebrockt habe. Plötzlich fällt neben mir jemand um. Starr liegt er auf dem Rücken, die Beine steif im rechten Winkel angehoben, als sei er rückwärts von einem Stuhl gefallen. Die Suppe läuft ihm aus dem Mund. Er röchelt. Einige Patienten schreien nach den Pflegern. Die kommen im Eilschritt, Panik auf der Station. Ein Pfleger schreit zum anderen: Akineton![8]

Karl lapidar: »Dem haben sie wieder zuviel von dem Gift[9] gespritzt.« Der Mann wird weggetragen.

Auszug 2 (nach dem Essen)

Er kommt auf ein Bett und bekommt Akineton gespritzt. Pfleger holt Zunge aus dem Rachen wieder hervor.

8 Siehe dazu die Erläuterung S. 46.

9 Auswirkungen von *Neurocil*, die ich mir vergegenwärtige, nachdem ich einen Waschzettel klaue: »Unter der Behandlung kommt es gelegentlich zu einem mäßigen Blutdruckabfall, der bei gefäßlabilen Patienten bis zu orthostatischen Kreislaufreaktionen führen kann. Bei häufigen Gaben soll man die Injektionsstelle wechseln. In einzelnen Fällen wird eine leichte Steigerung der Pulsfrequenz beobachtet. Infolge Überdosierung oder besonderer Reaktionsbereitschaft können parkinsonähnliche Symptome oder diskynetische Reaktionen auftreten, die durch Antiparkinsonmittel reversibel sind. Kindern sollte wegen erhöhter Empfindlichkeit (. . .) in sehr geringen Dosen und einschleichend gegeben werden. Unerwünschte Wirkungen: Sehstörungen, Hypotonie, Potenzierung atemdepressorisch wirksamer Substanzen kommen vor. Die Krampfschwelle kann erniedrigt werden. Eine regelmäßige Blutdruckkontrolle ist zu empfehlen.« Analog zum Waschzettel: NEUROCIL – BAYER LEVERKUSEN. Moderne Arzneimittel für Pharmazie an Universitäten. *Helwig*, Stuttgart, 5. Aufl. 1980, S. 172 f.

Patient entkrampft sich nach ca. 15 Minuten. Er erhält in der Zwischenzeit Mund-zu-Mund-Beatmung.
Dann kann er die kalte Suppe weiterlöffeln. Er ist matt, schlapp, und ich sehe, wie ihn das alles körperlich mitgenommen hat. Der Mann im Bett, der Lehrer, wird gefüttert. Er wurde ›wach‹ gemacht. Bekommt Brei per Löffel in den Mund gesteckt. Will losgemacht werden. Hängt jetzt schon mindestens 12 Stunden an den Seilen.
12.30 Uhr: Schlafstunde – Mittagsruhe.
Alle müssen in die Betten. Die Rolläden werden per Knopf heruntergelassen. Ich weiß gar nicht, ob draußen nun schönes Wetter ist oder ob es regnet. Es ist trockenwarm auf der Station. Kein Fenster ist geöffnet. Wir machen einfach nichts. Nichts und nochmals nichts. Was gibt es auch groß zu tun? Warten – abwarten – sitzen, auf der Station die Beine bewegen, austreten. Bei jedem Gang auf die Toilette geht ein Pfleger mit, bleibt vor der Toilettentür stehen, die er zuvor mit einem Steckschlüssel aufgeschlossen hat.
Mittagsruhe bis drei Uhr. Dann gehen automatisch die Rolläden wieder hoch. Ich kann durch die Glasscheibe sehen, wie der Lehrer sich an Armen und Beinen rotblaue Stellen holt. Er scheuert mit den Handgelenken und reißt des öfteren an seinen Seilen. Aber zwecklos, die kriegt er allein nicht los.
Alle Mitpatienten stehen unter ›dope‹. Viele sind kaum ansprechbar. Andere rauchen den ganzen Tag: 50 bis 60 Zigaretten. Es ist Donnerstag, bis zu den allgemeinen Besuchstagen sind es noch zwei Tage. Samstag und Sonntag kommen die Angehörigen. Besuchszeit zwischen 14 und 17 Uhr. Ich komme hier nicht raus. Die Fenster, die Türen, die Fensterrolläden sind verschlossen. Platzangst. Verdammt! Und es ist erst der erste Tag! Zusammenreißen.
Am Nachmittag kommt ein Alkoholiker. Ein anderer Patient kommt auf die offene Station in einem anderen

Haus. Mensch, ist der froh – der tanzt durch den Saal – packt seine sieben Sachen – andere sind neidisch, wünschen aber viel Glück. Der Alkoholiker hat nur einen Arm und ist stocknüchtern. Wurde in Düsseldorf auf dem Bahnhof erwischt, sagt er. Hatte Bewährung erhalten, mußte sich wöchentlich melden. Ist aber ausgerissen – nun haben sie ihn wieder – und er schläft ein paar Betten vor mir.
Um 16 Uhr geht das Fernsehen wieder an: Kinderstunde.
Um 17 Uhr gibt es Abendessen. Danach legen sich die ersten bereits wieder ins Bett. Ich erhalte gegen meinen Willen wieder Psychopharmaka. Werde mich morgen beschweren!
Laufe immer noch im Nachthemd rum, und das den ganzen Tag über. Meine Sachen sind in einem Spind draußen auf dem Flur verstaut. Es trennt uns eine Schwingtür aus Milchglas davon. Dahinter spielt sich das Leben ab. Da sind diejenigen untergebracht, die in einem Vierbettzimmer leben dürfen. Vom Flur gehen fünf Vierbettzimmer ab. Wir müssen also ca. 36 Menschen auf dieser Männerstation sein. Werde versuchen, einen guten Eindruck zu machen. Muß ja Besuch erhalten, will ja nicht nur Tagebuch schreiben, will auch mal 'nen Drükker[10] machen.

Auszug 3 (abends)

Spiele mit Karl Schach. Werde von ihm besiegt. Bin wohl zu müde. Muß immer wieder aufstehen, denn ich kann mich schlecht konzentrieren. Verliere am laufenden Band. Mache fünf Spiele und verliere jedes Spiel. Karl wird mir richtig sympathisch. Wie lange muß er noch bleiben? Er sagt, er hat eine Freundin. Die würde ihn am Wochenende besuchen. Karl ist zwangseingewiesen. So schnell wird er hier nicht rauskommen. Der nächste Überprüfungstermin ist erst in zwei Monaten.
Nach den Nachrichten um acht Uhr gehe ich schlafen.

10 Drücker = Foto.

Auszug 4 (Freitag mittags)

Wie jeden Morgen müssen wir uns duschen und ich bekomme wiederum Psychopharmaka. Auf dieser Station arbeiten nur Männer im Zweischichtverfahren zu jeweils 12 Stunden. Keiner der Patienten aus dem Wachsaal darf seine eigene Kleidung tragen. Keiner von uns darf den Wachsaal bzw. den kleinen Tagesraum, in dem auch gegessen wird, verlassen. Und niemand darf sich ohne Erlaubnis des Oberpflegers tagsüber ins Bett legen. Somit sitzen die meisten Patienten im Tagesraum, sind völlig sediert und wissen mit der Zeit, die nicht weiterlaufen will, nichts anzufangen. Die Pfleger sind brutaler als die in der Uni-Psychiatrie Frankfurt. Keine menschliche Wärme, die meisten von ihnen haben woanders keinen Arbeitsplatz gefunden, haben noch nicht einmal eine reguläre Ausbildung zum Pfleger, d. h. sind ohne Examen angestellt und bezeichnen sich als »Pfleger mit Einjährigem« – sind Hilfspfleger. Es wird geschlagen. Ein Pfleger, der zuvor als Weinbauer nicht mehr weiterarbeiten konnte, tut sich besonders hervor, die jungen hilflosen Patienten zu drangsalieren: Er macht Witze über einen 13jährigen Epileptiker, der mit seinem 16jährigen Bruder schon lange auf dieser Station ist. »Eure ganze Familie is' so bescheuert.« Die meisten der hier zwangsverwahrten Patienten kommen aus der Eifel oder aus Koblenz: ländlicher Bereich. Es spricht sich herum, wenn der Nachbar nach ›Andernach‹ kommt. Und in diesem Fall ist fast die ganze Familie betroffen. Die Mutter und zwei Söhne, die drei Schwestern – alle sind mehr oder weniger in dieser Großanstalt – Drehtürpsychiatrie. Eine Rehabilitation findet nicht statt. So werden Witze gemacht, die jeder von uns über sich ergehen lassen muß: primitivste Witze, wie ich sie in meinem ganzen Leben noch nicht gehört habe, und: sexuelle Diskriminierung der Patienten und ihrer Angehörigen. Karl wird besonders hochgenommen.

Der Pfleger, der morgens den Patienten immer ans Glied packt, zu Karl: »Du hast aber einen kleinen!« Oder: »Glaubst du, daß du einer Frau damit was ausrichten kannst?« Oder: »Leih mir deine Freundin nächstes Mal aus, ich kann's bestimmt besser als du mit deinem kleinen!«

Karl erträgt das. Ich weiß nicht wie. Aber er hat das psychische Gerüst dafür, diese Pfleger auszuhalten.

Gegen 11 Uhr: Mein Einweisungsbeschluß kommt mit einem Dutzend anderer Beschlüsse vom Amtsgericht Andernach per Postzustellungsurkunde.[11]

Realität: Seit drei Tagen kein Arztgespräch, keine detaillierte Untersuchung, kein Richter, mit dem ich sprach. Der Beschluß ist hektographiert: alles gesetzwidrig. So erfahre ich auch diese Praktik mal am eigenen Geist.

Diagnose des Arztes: akute Psychose mit Aggressionen. Einen besseren Aufschluß über seine Qualifikation konnte der Stationsarzt gar nicht geben.

Ich muß unwillkürlich lachen über den Bescheid. Sofort habe ich ein Pflegerpaar am Hals. Ich bin wieder ruhig. Hier muß absolute Ruhe herrschen. Ich werde noch WAHNSINNIG auf dieser Station, wenn ich hier länger als eine Woche bleiben muß. Das hält doch keiner aus!

Auszug 5 (nachts)

Habe soeben den amerikanischen Streifen »Alcatraz« anschauen können. Hat mich zehn Mark gekostet, da der nach 22 Uhr lief und ein paar von uns die Pfleger bestechen mußten, um das sehen zu dürfen. Kaufen Alkohol (Bier) davon für sich.

Hat bei mir so manche Erinnerung der letzten Tage wieder hochkommen lassen. Der Knast von San Francis-

11 Nach einem Urteil des Bundesverfassungsgerichts aus dem Jahre 1981 muß der einweisende Richter vor einem Unterbringungsbeschluß den Patienten in Augenschein genommen haben.

co »Alcatraz« dürfte zu seiner Zeit nicht gerade milder gewesen sein als diese Anstalt. Kann ich das so schreiben an dieser Stelle: Fluchtpläne? Egal.

Die Pfleger müssen 12 Stunden arbeiten, das macht sie wild und brutal. Die merken gar nicht, daß sie's mit Menschen zu tun haben. Wir sind ihre IRREN. Ärzte lassen sich nicht blicken. Die spielen wohl lieber Tennis irgendwo im Anstaltsgelände (oder in Andernach selbst), habe den Arzt prahlen gehört.

Arbeitstherapie für Patienten: 7 Mark am Tag.

Ich habe heute erfahren, daß Andernach noch ausgelagerte Bereiche der Anstalt in Richtung Ahrtal und Eifel haben soll. Ein Mitpatient erzählte Stories von dort. Es soll dort alte Menschen geben, die schneller gestorben sind, als die Dörfer Leichenwagen aufbieten konnten. Patienten mußten andere Patienten in Richtung Kühlhaus bringen. Ob das stimmt?

Schlafen gehen um 1 Uhr morgens.

Auszug 6 (Samstag abends)

Ich schaffe es nicht mehr, regelmäßig Tagebuch zu führen. Die Medikamente zerstören mich von innen. Es ist, als müßte ich durch eine Wand rennen, um mich zu befreien. Heute morgen habe ich einen Bademantel erhalten, den ich übers Nachthemd ziehen darf.

Besuch am Nachmittag: Kollege bringt den Drücker mit.[12] Es ist sehr, sehr schwer, ihn zu benutzen, da alle rund um die Uhr beobachtet werden. Man darf ja keine persönlichen Gegenstände behalten.

Ich habe es geschafft, die Medikamente verschwinden zu lassen.

Auszug 7 (Sonntag)

Ich warte auf Besuch. Ich warte auf Besuch. Ich warte auf Besuch. Ist's Tag oder Nacht? Ich weiß es nicht.

12 Ich habe die kleine Kamera mit Leukoplast hinter der Heizung deponieren müssen, damit sie kein Pfleger findet.

Am Sonntagmorgen bekomme ich von einem handgreiflichen Pfleger die Medizin eingetrichtert. Ich weiß nicht, was es ist, ich kann mich nicht wehren. Ich darf zurück in mein Bett und mich hinlegen, weil sich alles dreht. Ich warte auf Besuch. Mein Freundin will kommen. Ich muß fit sein, das ist das einzige, was ich mir immer wieder einrede. Denn sonst bin ich nicht besuchsfähig, darf nicht in den Besucherraum raus und sie darf wieder zurückfahren, ohne mich gesehen zu haben. Ich denke den ganzen Tag nur an diesen Besuch, weil ich ihr mitteilen muß, daß ich raus will und es aus eigener Kraft wohl kaum schaffen werde.

Es passieren viele Dinge. Der Lehrer ist den vierten Tag angeschnallt, und seine Hände sind absolut blau. Er wird abgebunden, auch er erhält Besuch während der obligatorischen Zeiten. Ein anderer Patient sitzt auf der Heizung, und ohne es zu merken, verbrennt er sich den Hintern. Er hat wirklich nichts gemerkt, weil ihn die Medikamente dafür unempfindlich gemacht haben. Ein Mitpatient hat einen epileptischen Anfall. Drei Pfleger biegen ihm die Knochen zurecht und stecken ihm einen Scheuerlappen in den Mund.

Gegen drei Uhr erhalte ich zum ersten Mal meine Kleidung wieder, weil den Besuchern generell gezeigt werden soll, daß es uns an nichts mangelt: Kleidung – Hose, Hemd, Pullover.

Für die Angehörigen wird eine Show gegeben, die bemerkenswert gut eingefädelt ist.

Auszug 8 (morgens)

Wir durften gestern nachmittag mit unseren Angehörigen in Begleitung dreier Pfleger auf dem Stationsgelände spazierengehen. Die Pfleger waren o. k. – Alteingesessene aus der Stadt und ohne Hektik. (Vielleicht lag's am Sonntag.)

Karl ist in die Büsche mit der Freundin – niemand hat's bemerkt. Als wir die zweite Runde drehten, haben sich

die beiden einfach am Schluß wieder eingereiht. Ha, war das ein Spaß! Alle haben die Lücke ausgefüllt, damit's von den Pflegern keiner mitbekam. Solidarität unter Gleichgesinnten. (. . .)
Meine Freundin wird vom Pfleger gefragt, von welcher Station sie denn käme. Ich bin erstaunt, welche Dreistigkeit die sich rausnehmen. Sie bleibt ruhig und meint, daß sie hier noch nicht einmal arbeiten würde. Da erst merkt dieser ehemalige Weinbauer, daß sie mich besuchen kommt. Aber sie darf nicht mit mir alleine spazierengehen. Also nur in eben erwähnter Gruppe in Begleitung.
Ich habe meine Kleidung einfach behalten. Ich hätte mich dafür fesseln lassen. Ich hätte einem von denen die Faust ins Gesicht gestreckt. Nun, es war nicht notwendig. Die alten Pfleger ließen es geschehen.
Meine Freundin hat gestern einen Eklat provoziert. Sie will doch mal vom Oberpfleger wissen, warum ich drinnen sei. Die wären wohl verrückt geworden, mir einen Einweisungsbeschluß auf sechs Wochen zu verabreichen. Kein Arzt im gesamten Block. Es war ihnen peinlich und sie mußten sie von der Station ins Besucherzimmer zurückbringen. Die holt mich hier raus. Ich weiß das! Und so gute Fragen, die sie stellte (z. B.):
Warum wird hier diese Tür abgeschlossen? Warum darf ich nicht an sein Bett? Warum können wir nicht allein auf dem Klinikgelände spazierengehen? Die Antworten bleiben aus.
Sie will den Arzt sprechen. Sie will »den Verantwortlichen in diesem Laden« sprechen. Sie will überhaupt alles wissen, z. B.: Wer hier die Verantwortung hat. Und: Sie will mich gleich mit nach Hause nehmen. Der ehemalige Weinbauer steht mit sperrangelweitem Mund da. Soviel Widerspenstigkeit hat er lange nicht mehr erlebt, ohne gleich die Pranke heben zu können. Hier muß er ruhig und beherrscht bleiben.

Fazit: Gleich habe ich eine Unterredung mit dem Stationspsychiater. Es hat sich herumgesprochen, daß sie mich rausholen will – notfalls mit 'nem Rechtsanwalt.

Die flexible Diagnose

Im Stationszimmer des Psychiaters findet ein eilig anberaumtes Arzt-Patienten-Gespräch statt, das an den Tag bringt, daß meine »akute Psychose mit Aggressionen« doch eben nur eine »abnorme Erlebnisreaktion« gewesen sein soll. Die Einweisungsdiagnose lautete noch auf Geisteskrankheit.

Die Diagnose für das Amtsgericht, einen Tag nach der Einweisung, wurde als »akute Psychose mit Aggressionen« umschrieben. Das nun eine Woche später eilig anberaumte Arzt-Patienten-Gespräch fördert für den Psychiater nur noch eine »abnorme Erlebnisreaktion« zutage.

Im Gutachten des Psychiaters der Station Männer A der Nervenklinik Andernach steht:

> »Der Patient war notfallmäßig aufgenommen worden, nachdem er als Tramper den Autoinsassen als offenbar geistesgestört und auch als aggressiv aufgefallen war. Der Patient erklärte bei seiner Aufnahme, er komme aus Frankfurt, er habe dort die Stimme Gottes gehört, diese habe ihm gesagt, er müsse in ein Kloster gehen, er wolle diesem Befehl jetzt auch nachkommen.«

Da muß sich der psychiatrische Obermedizinalrat wohl verhört haben. Von »Gottes Stimme« war in unserem Eingangsgespräch, das keine 5 Minuten in Anspruch nahm, nicht die Rede.

Der Stationspsychiater diagnostizierte bei mir:

> »gedankeninhaltliche Hinweise für paranoide Denkinhalte religiösen Charakters sowie Hinweise für Wahrnehmungsstörungen im Sinne imperativer Stimmen«.

Doch dann muß in den Diagnosevorstellungen des Psychiaters ein Umdenkungsprozeß stattgefunden haben. Aus dem Gutachten:

> »Im weiteren Verlauf der stationären Beobachtung zeigte sich der Patient psychisch völlig unauffällig, freundlich und kooperativ. Wir konnten (ihn) bei gutem Befinden aus der stationären Beobachtung entlassen.«

Er vollzog die diagnostische Wende: »abnorme Erlebnisreaktion (ICD 3092)«.[13]

Wie viele »abnorme Erlebnisreaktionen« füllen unsere psychiatrischen Anstalten?

Einladung nach Wunstorf

Im April 1985 lief im ARD-Abendprogramm der REPORT-Bericht über die Selbst-Einweisung von mir und einem Kollegen in vier psychiatrische Anstalten und die Erfahrungen, die wir in ihnen machen konnten.[14] Viele Zuschauer fühlten sich daraufhin ermutigt, ihre Erfahrungen oder Ängste mitzuteilen, aber auch ihren Protest anzumelden. Wir erhielten ca. 20 kg Briefe, von denen hier einige auszugsweise zitiert werden sollen:

13 ICD = International Code of Disease, Krankheitsdefinition der WHO (Weltgesundheitsorganisation).

14 Während meines Aufenthaltes in Andernach ist mein Kollege Michael Herl ins Landeskrankenhaus Düren bei Aachen eingeliefert worden. Nach zwei Tagen wird er jedoch wieder entlassen, weil ein junger Psychiater, der offensichtlich andere Maßstäbe anlegt, seine Probleme verstehen kann. Im LKH Düren soll ein ›menschlicherer‹ Wind wehen, da eine ganze Riege von Ärzten in den Ruhestand geschickt worden war, weil sich bei ihnen jahrelang Menschen zu Tode gequält hatten. Doch Michael Herl versucht es ein zweites Mal. Dieses Mal in Hessen in der alten Euthanasieklinik bei Wiesbaden-Eltville, dem »Eichberg«. (Literatur: *»Der Krieg gegen den psychisch Kranken«*. Nach Holocaust. Psychiatrie Verlag, Loccum 1980). Er wird zwei Wochen lang festgehalten und kann von Glück reden, daß seine Freundin alles dransetzt und ihn über viele Arztgespräche freibekommt.

Werner P., Nürnberg: »Die Idee, sich als Reporter in die Psychiatrie einschließen zu lassen, wurde endlich verwirklicht und ist Ihnen gut gelungen.«

Gerda V., Hannover: »Seit Ihrem Beitrag über die bundesdeutsche Psychiatrie betrachte ich unser Fernsehen noch nicht für verloren.«

Holger H., Frankfurt: »Ich bin Sozialarbeiter und arbeite seit 10 Jahren in verschiedenen Bereichen der Psychiatrie. Ich möchte mich bei Ihnen bedanken, für den Mut und das Interesse, das Sie durch die Art Ihrer Sendung der Lebenssituation psychisch Kranker entgegengebracht haben.«

Caritasverband für Stuttgart e. V.: »Wir haben mit großem Interesse Ihre letzte Sendung verfolgt. Wir sind täglich konfrontiert mit Arbeitslosigkeit, Wohnungsnot psychisch kranker Menschen und massiven Überforderungssituationen der direkten Umgebung der Betroffenen (Angehörige, Nachbarn, Vermieter etc.).«

Dr. Hans R., Braunschweig: »Wie ich feststellen konnte, haben Sie nicht nur großes Interesse für die Psychiatrie, sondern auch gute Fachkenntnisse. (. . .) Als objektiver Berichterstatter sollten Sie sich vielleicht auch einmal die Mühe machen, das Los der Ärzte und des Pflegepersonals zu schildern.«

Ortrud R., München: »Wenn Sie helfen wollen, sollten Sie aufklären, Angst abbauen, Vertrauen schaffen.«

Horst D., Bonn: »Als Jurist muß ich doch Freiheitsberaubung und Körperverletzung (bedingter Vorsatz) im großen Umfang vermuten. Soll man hier Strafanzeige stellen?«

Hartwig S., Kiel: »Ich teile das Schicksal vieler Tausender hier in Deutschland. Ein Brief kann den Jammer nicht darstellen, der sich in psychiatrischen Anstalten abspielt. Ich kann nur hoffen, daß Sie derartige Praktiken wiederholen, in solchen Sendungen. So hautnah und wirklichkeitsgetreu, wie Sie das Leben als psychisch Kranker in

Ihrer Sendung beschrieben haben, habe ich noch keinen gesehen, abgesehen vom ZDF-Bericht über das Kloster Blankenburg.«[15]

Dr. M. O., ärztlicher Leiter des psychiatrischen St.-Alexius-Krankenhauses in Neuss: »Ihre Sendung ist unseres Erachtens nicht angetan, ein objektives Bild von der Psychiatrie zu geben. Mit einer Lüge, nämlich psychisch krank zu sein, erschleicht man sich Einlaß in eine psychiatrische Klinik. Man täuscht, man gibt vor, etwas zu haben, was man nicht hat, und wer zu sein, der man nicht ist. Wer mit solchen Mitteln arbeitet, wer so doppelbödig ist, muß sich auch gefallen lassen, daß man ihm den Vorwurf macht, daß das, was er feststellt, nicht sauber ist. Und das ist es ja nun auch in der Tat nicht.«

Ute B. (Patientin in einem LKH): »Nachdem ich mit dem Professor ein zweistündiges Gespräch hatte, bekam ich Ausgangssperre. Gründonnerstag hatte ich Arrest.«

Karl-Heinz A., Mannheim: »Ich weiß aus eigener Erfahrung, was Sie mitgemacht haben.«

Hans-Peter C., Berlin: »Allerdings ist die Wirklichkeit doch grausamer, als der Filmbeitrag es zu vermitteln mag. Patienten werden regelmäßig in gröbster Art und Weise geschlagen.«

Prof. Dr. R. D., Psychiatrie Freiburg: »Die Sendung erschwert lediglich die Situation der Kranken und Mitarbeiter.«

Maria S., Neunkirchen: »Was den Beitrag betrifft (. . .), muß ich gestehen, daß mich die Zustände in den Kliniken mehr als entsetzt haben. Vor allen Dingen wurde auch einmal angesprochen, wie schnell (man) in diese Situation kommen kann.«

Dr. Otto M., Bochum: »Interessant wäre es für uns zu erfahren, wer die Kosten für die stationären Aufenthalte

15 *»Rückkehr aus dem Niemandsland«*, Dokumentarfilm im ZDF von Heiner Gatzemeier.

der beiden Reporter getragen hat. Nach langer Berufserfahrung müssen wir Ihnen sagen, daß es sich bei den Reportern um psychisch-alterierte Persönlichkeiten handeln muß. Sich unter den gegebenen Umständen in eine geschlossene psychiatrische Anstalt zu begeben, ist (. . .) für einen normal strukturierten Menschen kaum vorstellbar.«

Arno K., Bremen: »Die Aufnahmen mit der versteckten Kamera haben mich sehr betroffen gemacht. Warum werden Fehldiagnosen nicht zum Skandal?«

Dr. Detlef P., Psychiater, Maastricht (Niederlande): »Dieser Bericht hat mich sehr beeindruckt, er war auch fachlich sehr gut unterbaut und gab die Situation wieder. Warum ich schreibe? Meine Ausbildung habe ich in Deutschland gehabt und kann also die Lage der Psychiatrie in beiden Ländern gut einschätzen und vergleichen. Und da gibt es riesenhafte Unterschiede.«

Dr. Bernhard K., Psychiater, Königstein: »Für Ihren Beitrag über Verhältnisse in psychiatrischen Kliniken möchte ich Ihnen danken, weil Sie sich mit Fairneß und Augenmaß diesem heiklen Thema angenommen haben. (. . .) Der offenbar mühelos gelungene Versuch, als ›Patienten‹ in die Klinik aufgenommen zu werden, braucht nicht zu verwundern. Ihr Beitrag hat in beklemmender Weise deutlich gemacht, daß die traditionelle Ausbildung der Studenten im Fach Psychiatrie und auch die Weiterbildung der angehenden Fachärzte ein gefährliches Defizit aufweist.«

Prof. Dr. H.-J. B., Frankfurt: »Darf ich vorab sagen, daß uns – Pflegepersonal und Ärzte – das Vorgehen und die Reportage (. . .) empört und gekränkt haben. (. . .) Daß die Reportage selbst ein desinformierendes Ergebnis hatte, mag einmal am Willen zur Sensation gelegen haben, zum anderen (. . .) auch an der Überforderung des Laien Heitkamp durch die schwierig zu verstehenden psychiatrischen Sachverhalte, deren Hintergründe und

Zusammenhänge nicht durch einfaches journalistisches Miterleben zu erschließen sind. Sie könnten viel für psychisch Kranke tun. Auf meinen Rat können Sie dabei zählen.«

Und dann veröffentlichte der Reformpsychiater Prof. Dr. Asmus Finzen, der ärztliche Direktor des Landeskrankenhauses Wunstorf, eine eingehende Kritik der Sendung in der FAZ[16]:

(. . .) »Der Psychiater, der diese Bilder sieht, hat kaum Möglichkeiten der Rechtfertigung. Er kann nur verzweifelt für sich ins Feld führen, daß diese Bilder nicht die Wirklichkeit der Psychiatrie darstellen, daß sie verzerren, daß sie verfälschen oder daß sie Ausnahmefälle, skandalöse, verfolgungswürdige Zustände dekuvrieren. (Gewiß, es muß selten einmal gefesselt werden; aber dann gehört ein Krankenpfleger ans Bett; so ist die Würde des Gefesselten auf jeden Fall zu wahren.) Man kann also diese anklagenden Bilder nicht vom Tisch wischen: entweder es stimmt etwas mit dem Beitrag nicht oder mit der Psychiatrie. Dann aber wären die verantwortlichen Landesregierungen aufgerufen zu handeln – und zwar sofort. So, wie sie in dem Film dargestellt ist, darf Psychiatrie nicht sein. Man müßte sich mit Händen und Füßen gegen eine Einweisung in eine solche Anstalt wehren. Da hilft es nicht einmal, dagegen anzuführen, daß die weitaus meisten Kranken freiwillig die psychiatrische Klinik aufsuchen. (. . .)

Die Sendung vom Dienstagabend macht ratlos. Dabei wäre es leicht, auf Unstimmigkeiten hinzuweisen. So geht es zum Beispiel nicht an, der geschlossenen Aufnahmestation für akut Kranke ein Wohnheim für chronisch-psychisch Behinderte als positives Gegenbeispiel gegenüberzustellen. Das lenkt nur ab. Als Psychiater möchte

16 *»Entmündigung im Selbstversuch«*. In: Frankfurter Allgemeine Zeitung vom 11. 4. 1985.

ich aufschreien: So wie in »Report« darf Fernseh-Berichterstattung nicht sein. Als Journalist würde ich darauf bestehen: Wenn Psychiatrie so ist, muß das auch gezeigt werden. Als Psychiater halte ich dagegen: Aber sie ist nicht so.

Man möchte Franz Alt und seine Leute einladen, sich vier Wochen Zeit zu nehmen, auf einer typischen, einigermaßen gut geführten psychiatrischen Aufnahmestation unverdeckt, Tag und Nacht, zu leben und zu filmen.«

Diese Einladung möchte ich annehmen.

»Die Frage, ob man auf Großkrankenhäuser verzichten kann, stellt sich erst, wenn alternative psychiatrische Versorgungseinrichtungen über den Einzelfall hinaus den Beweis ihrer Funktionsfähigkeit erbracht haben.«
Prof. Dr. Asmus Finzen, LKH Wunstorf

REHABILITATION – DAS ENDE DER ANSTALT?

Freiwillige Aufnahme in Wunstorf

Eine Einladung, die im Raum steht, sollte nicht ausgeschlagen werden. Professor Asmus Finzen, Jahrgang 1940, Psychiater, Kritiker, Schriftsteller, steht zu seinem Wort (vgl. S.149) und läßt miterleben und filmen. Nach einem längeren Einführungsgespräch, in dem er seine Arbeit im Landeskrankenhaus Wunstorf bei Hannover skizziert, Funktionen und therapeutische Arbeitsweisen erläutert, entscheide ich mich dieses Mal nicht für das Leben in einer Aufnahmestation sondern für die Rehabilitation, die Wiedereingliederung von psychisch leidenden Menschen.
›Rehabilitation‹ ist ein Kernstück seiner Konzeption: die ›vormals‹ – teilweise zwangseingewiesenen – Patienten dem täglichen Leben draußen wieder näher zu bringen. Die REHA-Station, wie sie kurz genannt wird, ist damit Raum für neuartige Erfahrungsweisen in der Psychiatrie, die eigentlich nicht neu sind. Finzen, der sich in Großbritannien und in der Schweiz weiterbildete, versucht heute in Wunstorf die übertragenen positiven Erfahrungen der 70er Jahre im Ansatz zu realisieren – soweit man ihn läßt: denn durch Einengung finanzieller Rahmenbedingungen muß der beste therapeutische Vorsatz im Ansatz steckenbleiben.

Nach einem langen Gruppengespräch mit lebhafter Diskussion »auf der Reha« werde ich von den Patienten akzeptiert: vier Wochen auf der Station, Tag und Nacht, ein Bett in einem Vierbettzimmer, der Inhalt der Reisetasche in einem von mir abschließbaren Schrank – auch alle Mitbewohner der Station können über ihre Kleidung und Wertsachen frei verfügen. Die Türen sind offen, neben einem großen Gemeinschaftsraum liegt die Küche, in der die Bewohner der Station kochen und backen können, eine Waschmaschine steht allen zur Verfügung, ein Musikraum und Blumen, viele Blumen.

Ein erster Eindruck: Gruppenatmosphäre einer Jugendherberge und Gemeinschaftsgefühl unter den meist jungen Patienten.

Asmus Finzen erzählt, wie er über Umwege seiner beruflichen Laufbahn nach Wunstorf kam, von seinen Erfahrungen im Umgang mit Menschen in der Tagesklinik in Tübingen, den Begegnungen mit Ronald D. Laing, dem englischen Anti-Psychiater, in der Wohnkommune Kingsley-Hall in London, vom mühsamen Prozeß der Veränderungen in der deutschen Psychiatrie; von den ständigen Konflikten mit der staatlichen Bürokratie, dem Träger der Anstalt, um finanzielle Zuwendungen; von der anfänglichen Skepsis des Pflegepersonals in Wunstorf gegenüber Neuerungen; von der Aufbruchstimmung einer Psychiatrie-Reform und der aufkommenden Resignation im Alltagsgeschäft.

Es ist zuviel Arbeit auf einmal für einen – und auch für das Team, das er 1975 mit nach Wunstorf brachte: Mark-Henry Ball, Jürgen Lotze und die vielen anderen jungen Kolleginnen und Kollegen, wie Finzen beschreibt, als er ein Zwischenresümee für 1977 zieht: »34 neue Ärzte, Psychologen, Sozialarbeiter, von denen kaum einer über 35, die meisten unter 30 Jahre alt waren.« Trotzdem kehrt Asmus Finzen den Satz des Londoner Psychiaters Douglas Bennett über die schrecklichen Zustände in englischen Kliniken der 50er Jahre um. Bennett: »Lieber gar keine Behandlung als eine solche.«

Finzen versucht sich an der Anstalt Wunstorf anders, reformerisch: Aufbau einer Tagesklinik, Reduzierung von Zwangseinweisungen, gemischt-geschlechtliche Stationen,

Entlassung von Patienten, die das Krankenhaus nicht brauchen, Reha-Station, Wohngemeinschaften, Förderungen von Beurlaubungen, Ausweitung von Ausgangsregelungen. So versteht er seine Psychiatrie der Befreiung, den Weg der kleinen Schritte.

Finzen steht am Anfang und nach seiner Meinung beginnt es damit, daß Gewalt und Bevormundung im Umgang mit Patienten ›minimiert‹ werden muß. Wenn von Gewalt die Rede ist, kann Fritz Fischer, Pfleger im 3. Jahrzehnt in Wunstorf, einiges berichten:

> »Früher haben wir mit dem Rohrstock am Eingang gestanden und haben aufgepaßt, daß alles ruhig war. Stillsitzen und nicht Herumlaufen im Wachsaal. Jeden Tag derselbe Trott, immer Essen austeilen, Betten saubermachen, beaufsichtigen. Es wurde uns nicht anders beigebracht. Wenn ich heute noch einmal am selben Punkt stehen würde, ich könnte diesen Beruf nicht noch einmal so beginnen.«

Fritz Fischer ist älter geworden in seinem Beruf und hat umgelernt. Heute arbeitet er in der Reha-Station, hat den weißen Kittel ausgezogen, den Rohrstock schon lange in die Ecke gelegt. Er fühlt sich gut in seiner jetzigen Berufsrolle:

> »Ja, es ist schwieriger geworden, weil man sich mit den Patienten auseinandersetzen muß. Gruppen- und Einzelgespräche, der tägliche Rhythmus ist abwechslungsreicher. Ich habe gelernt, mit Menschen umzugehen, was ich eigentlich schon vergessen hatte.«

Asmus Finzen über das frühere Leben in der Anstalt Wunstorf:[1]

> »Eine halbe Stunde frische Luft stand jedem zu. Aber dieser Ausgang vollzog sich wie ein Hofgang im Gefängnis: Rundgang im geschlossenen Hof mit ausgetretenen Pfaden. An jedem Tor standen zwei Pfleger auf Posten.

1 Aus seinem Buch »Das Ende der Anstalt«. Psychiatrie-Verlag, Loccum 1985.

1974 wurden die Patienten bei der Aufnahme jeglichen privaten Besitzes entkleidet. Kosmetika, Schmuck (einschließlich Ehering) und Wertgegenstände (einschließlich Armbanduhr) mußten abgegeben werden und wurden vom Oberpfleger verwahrt. (. . .) Der Stationsalltag war stumpf und einförmig: Aufstehen um sechs Uhr, Essenholen durch besonders eingeteilte Essenholer, Stationsputz durch besonders eingeteilte Stationsreiniger, Küchendienst durch einen besonders dafür eingeteilten ›Küchenbullen‹. 7.30 Uhr Frühstück. Die Frühstücksbrote wurden durch den Küchenbullen, einen zusätzlich für den Küchendienst eingeteilten Patienten oder einen Pfleger geschmiert. Danach für einige Patienten Arbeitstherapie außerhalb der Station; für die meisten Pappenstecken innerhalb der Station. Dafür war ein Pfleger besonders eingesetzt, der für die Anleitung dieser stumpfsinnigen Beschäftigung – Kartons für Schnapsfläschchen zusammenstecken – eine Gehaltsgruppe höhergestuft wurde. (. . .) Das ist seit 1976 anders.«

Ich treffe die Patienten am Abend meines ersten Tages in der Bowlingbahn einer nahegelegenen Kneipe. Dienstagabend ist Gruppenabend, die Bahn ist reserviert worden, die Kugeln rollen. Die Station hat 16 Patienten. Fast alle sind gekommen, bis auf Michael, der in seinem Rollstuhl die Kraftanstrengungen des Bowling meidet und lieber Musik hört und ›zu Hause‹ – auf der Station – geblieben ist.

Tagebuchauszug

Ich lerne Gerda Winter kennen. Von allen auf der Station ist sie mit ihren 48 Jahren die Älteste. Wir zwei sind die einzigen, die sich ein Bier genehmigen, alle anderen bleiben wegen oder trotz der verringerten Medikamenteneinnahme doch bei Orangensaft oder Limo. Es ist gemütlich und angenehm, einer so ausgelassenen Menschengruppe bei ihrem Spaß zuschauen zu dürfen. Von

»Anstaltsleben‹ keine Spur. Nach einer abgeschlossenen Runde werfe ich die Kugel mit. Es gibt eine Stationsvorschrift, die besagt, daß man möglichst nicht nach 22 Uhr auf die Station zurückkehren soll – also früher. Alle akzeptieren dieses von allen mitgetragene Gesetz.

Ein Monat Reformpsychiatrie

Wunstorf früher:
Um 1880 werden die Gebäude einer verlassenen Kaserne des Artillerieregiments in eine Korrektions- und Armenanstalt umfunktioniert. Der Anstaltsdirektor im Jahr 1914 in einer Beschreibung seiner Pflichten:

> »Das Landesarmenhaus ist dazu bestimmt, in erster Linie solche Personen (aufzunehmen), die infolge körperlicher oder geistiger Schwäche nicht imstande sind, sich selbst zu ernähren. Auch in großer Zahl solche Personen, die infolge Willensschwäche und sittlicher Entartung den in der Freiheit an sie herantretenden Versuchungen nicht zu widerstehen vermögen und für sich allein oder mit Angehörigen der öffentlichen Armenpflege anheimfallen: Müßiggänger, Landstreicher, Trunkenbolde, unverehelichte Mütter (. . .). Diese Personen sollen in der Anstalt festen Halt finden und zu ordnungsgemäßem Leben und Arbeitsamkeit erzogen werden.«

Im Archiv des Landeskrankenhauses nachzulesen: 1930 wird die Armenanstalt in eine »Heil- und Pflegeanstalt für psychisch Kranke und geistig Behinderte« umbenannt. Die Patientenbelegung steigt rasch an: von 600 Patienten auf rund 1000 Menschen im Jahre 1939. Viele von ihnen werden nach dem Inkrafttreten des NS-Unrechtgesetzes vom 14. Juli 1933 (Gesetz zur Verhütung erbkranken Nachwuchses) zwangssterilisiert und verstümmelt. Die Zahl der bei den Operationen getöteten Menschen läßt sich heute nicht

mehr feststellen. Am 1. September 1941 wird die Anstalt Wunstorf geschlossen und dient fortan als Lazarett. Zwischen April und August 1941 werden mit sogenannten Reisebussen 212 Patienten nach Hadamar gebracht. Dort werden sie in den Gasduschen der Keller von Nazi-Psychiatern und ihren Gehilfen ermordet. Bis zum heutigen Tag gibt es für die Opfer, die dieses Inferno überlebt haben, weder Entschädigung noch Anerkennung.
Nach dem Krieg wird die Anstalt Wunstorf wieder eröffnet und hat als Großanstalt 1973 mehr als 1400 Patienten, die unter den bereits geschilderten Umständen geschlagen, eingeschlossen und medikamentös – auch mit Elektroschocks – malträtiert werden. Viele Patienten sterben in dieser Zeit. Dann kommt Asmus Finzen und sein Team und stellt die vorherige Anstaltsordnung auf den Kopf.

Gerda Winter:

»Meine Geschichte ist eine ganz alltägliche. Ich wurde in einem kleinen Ort am Deister geboren. Meine Kindheit und Jugend verliefen – abgesehen von den Ereignissen des Zweiten Weltkrieges und den erschütternden Eindrücken beim Eintreffen des Flüchtlingsstromes, woran ich mich auch heute noch genau erinnern kann – behütet und glücklich in geordneten Verhältnissen einer Arbeiterfamilie.
Ich erhielt Ostern 1954 das Zeugnis der Mittleren Reife. Mein Wunsch war es, Bibliothekarin zu werden. Leider ließ sich dieser Traum nicht erfüllen, da mein Vater aufgrund einer Berufskrankheit bereits mit 42 Jahren Rentner wurde und die von mir gewünschte Ausbildung mit einer Rente von 180 Mark nicht zu finanzieren war. So begann ich eine Anlernzeit als Bürogehilfin, die ich 1956 mit einer Prüfung vor der Industrie- und Handelskammer abschloß.«

Gerda Winter hat mir ihren Lebenslauf beschrieben. Nach den Sprüngen und Würfen auf der Bowlingbahn saßen wir noch lange in einer Sitzecke auf der Station, die Kerzen brannten – Vorweihnachtszeit. Weihnachten würde sie zum ersten Mal nach 28 Jahren Ehe ohne ihren Mann feiern:

»Weihnachten 1955 lernte ich meinen Mann kennen und lieben. Wir heirateten 1957 und begannen mit geringem Einkommen einen eigenen Hausstand zu gründen. Die Jahre vergingen mit äußerster Sparsamkeit, bedingt durch den Bau eines Hauses und die Geburt unserer Tochter.

Die erste tiefgreifende psychische Erschütterung widerfuhr mir beim Tod meiner 52jährigen krebskranken Mutter im Juli 1963. Abgesehen von haltlosen Weinkrämpfen hatte ich das Gefühl des Gespaltenseins, ich stand neben mir. Ich war nicht fähig, Verstand und Gefühl in Einklang zu bringen. Ich lebte in einem Alptraum.

Nach Rücksprache mit meinem Hausarzt suchte ich einen Psychiater auf. Aufgrund unserer damaligen finanziellen Situation konnte ich nur an einer Sitzung teilnehmen, die mir natürlich nicht weiterhalf, zumal sich aufgrund dieser einmaligen Befragung nichts ›Abnormes‹ ergab.

Während der folgenden Jahre fühlte ich mich oft unwohl, war leicht erregbar und konnte manchmal grundlos weinen. Während dieser Phasen hatte ich Platzangst, war nicht in der Lage, einen Fahrstuhl zu benutzen oder ein Auto zu lenken. Ich litt unter Tiefenangst beim Schwimmen und fürchtete, bei nebligem Wetter zu ersticken.«

Die Reha-Station im Landeskrankenhaus Wunstorf ist so konzipiert, daß sie die Patienten nach einer Dauer von drei bis sechs Monaten entläßt, aber auch früher. Wichtig für den Diplom-Psychologen Helmut Wirth, der die Station therapeutisch leitet, ist die Erkenntnis, daß seine Patienten nicht nach Hause geschickt werden können, ohne daß ein Mindestmaß an Problembewältigung erreicht wurde. Oft ist das Zuhause der Herd für seelisches Leiden, die Familiensituation wird zusätzlich unerträglich, weil die Angehörigen nicht wissen, wie sie auf das verstörte/gestörte Verhalten reagieren sollen. Aus diesem Grund bildete sich eine Angehörigengruppe: Im Team wird mit den Vätern, Müttern, den engsten Verwandten ein gemeinsames Therapieziel erarbeitet. Andererseits ist die Situation am Arbeitsplatz nach mehrmaligen Einweisungen bei vielen Patienten so verfahren, daß die Stelle gekündigt wurde oder der Eingewiesene sich nicht zurücktraut. Der Sozialarbeiter der Reha-Station, Bernd Mickmann: »Arbeitslosigkeit und das oftmals fehlende Selbstvertrauen sind die größten Probleme, die wir zu bewältigen haben.«

Doch wohin, wenn keine Rückkehrmöglichkeit aus der Anstalt ins normale Leben möglich scheint, weil weder eine Wohnung vorhanden ist noch Angehörige auf einen warten? Für viele Patienten aus der früheren Anstalt Wunstorf war nach jahrelanger Verwahrdauer eine Rückkehr nahezu unmöglich. Für sie galt es, wieder Fähigkeiten zu selbständigem Leben zu erlernen, kannten sie doch nur die Bevormundung. Zu diesem Zweck wurde ein Verein gegründet, der sich der dringendsten Sorgen der zu Entlassenden annimmt. Das Stichwort heißt Wohngemeinschaften. Für diejenigen, die nicht wissen, wo sie bleiben sollen, die auch der Nähe des Gesprächspartners bedürfen, wenn sie wieder in eine Krise kommen, wurden in der Nähe der heutigen Landesklinik Wohnungen zur Verfügung gestellt. Auch hier besteht das Ziel, die Ex-Patienten nicht ›heimisch‹ werden zu lassen, d. h. sie sollen sich zwar wohlfühlen, aber nicht hospitalisiert werden. Sie mögen, so wird es ihnen höflich beigebracht, nach rund einem oder eineinhalb Jahren ›bitte schön‹ ausziehen, sich in diesem Zeitraum selbst etwas suchen, versuchen, auf die Beine zu kommen. Hilfe zur Selbsthilfe in Wunstorf?

»Ja, ausdrücklich«, sagt der Psychologe Helmut Wirth. »Wir schmeißen keinen raus, wir wollen aber auch niemanden hier behalten und somit wieder in ein unmenschliches System zwingen.«

Jeden Morgen ist gemeinsame Sitzung aller Patienten auf der Reha-Station in Wunstorf. »Wie geht es Dir heute morgen, Gerda?« Die Fragen gehen rund, die Probleme, aber auch die vielleicht ersten Erfolgserlebnisse nach langer Zeit werden ausgesprochen. Jeder hört dem anderen zu. Wenn sich ein Patient ärgert, beispielsweise über »das dreckige Bad von gestern«, dann gibt es von der Gruppe mehr oder weniger verordneten Druck, damit die dafür jeweils Eingeteilten es säubern. Die Pläne fürs Blumen gießen, fürs Essen holen oder gar selbst kochen, für das Aufräumen hier und da, alles, was die Station betrifft, wird in der Gruppe entschieden. Verantwortung zu übernehmen, wird wieder erlernt.
Und es wird lebendig, wenn Michael aus dem Rollstuhl heraus sich völlig gleichberechtigt zu Wort meldet und auf andere eingehen muß: Er hat es im langen Zusammenleben zu erlernen vermocht. Dieses tägliche Gespräch hält die Gruppe beisammen, stärkt das Selbstbewußtsein, zeigt aber auch jedem die eigenen Schwächen auf, derer sich hier niemand schämen muß: im Gegenteil – »wir sind Gleichgesinnte«!
Fast alle Patienten sind um 8 Uhr aufgestanden. Wer länger liegen bleibt, muß dafür einen triftigen Grund nennen. Pfleger Fritz Fischer geht dann nachgucken. Oft entsteht ein sehr persönliches Gespräch am Bett, oder der Patient kann bei Kaffee oder Tee zu einem direkten Einzelgespräch ins Stationszimmer eingeladen werden.

Gerda Winter geht es schlecht – nicht nur an diesem Morgen. Im Gegensatz zum Bowlingabend ist sie nun still, hockt in einer Ecke, hat verweinte Augen. Lange spricht sie mit mir über ihr Schicksal: »Nach 28 Jahren kündigte mein Mann unsere Ehe auf.« Ihre zwei Kinder sind seit geraumer Zeit aus dem Haus. Ihr Mann hatte eine Freundin, jünger als sie. Lange verschwieg er ihr das, und als sie ihn darauf ansprach, zog er aus dem gemeinsamen Haus aus, kam aber immer wieder zurück, weil sie ihm ja seine »Klamotten«

immer noch waschen sollte. »Er soll sich bloß nicht wieder blicken lassen«, sagt sie. »Ich kann nur noch weinen. Das bringt Erleichterung.«
Irgendwann war ihre Kraft zu Ende. »Plötzlich finde ich keinen Schlaf mehr und kann kaum noch essen. Innerhalb ganz kurzer Zeit verliere ich fünf Kilo Gewicht und bin damit nicht mehr in der Lage, meinen täglichen Verpflichtungen am Arbeitsplatz und im Haushalt nachzukommen. Ich empfinde alles als sinnlos«, erklärt sie mir die vorangegangenen Wochen. Sie ließ sich freiwillig in das Landeskrankenhaus einweisen.

> »Die Depressionen sind schrecklich. Der Schmerz geht vom Magen aus bis in die Kehle, die wie zugeschnürt ist. Ich bin ganz wund innen, die Hände zittern und der Schweiß steht mir auf der Stirn. So furchtbar ist das, daß mich das fast zerreißt. Das ständige Schwitzen macht mich halb verrückt. Hat das Leben noch einen Sinn? Ich weiß jetzt jedenfalls, wo meine Seele sitzt.«

Trotzdem hat Gerda Winter großes Glück. Ihr Arbeitgeber, bei dem sie schon viele Jahre unbeanstandet gearbeitet hat, wird ihr nicht kündigen.
Bernd Mickmann:

> »Wir müssen versuchen, beim Arbeitgeber Verständnis für die jeweilige Situation des einzelnen zu wecken, ihm klarmachen, daß das jedem von uns passieren kann, immer wieder. So ein Mensch braucht in der Not den sicheren Arbeitsplatz mehr denn je. Gerade, wenn's ihm schlecht geht, und er kann die Hoffnung haben, in ein paar Wochen wieder dort zu stehen, wo er aufgehört hat, bevor er zu uns kam.«

Im Verlauf der Wochen spreche ich mehrmals mit Asmus Finzen, der mich in Ruhe auf der Reha-Station leben und beobachten läßt. Er tut so, als wäre ich gar nicht vorhanden, doch hinter den mittäglichen Arzt- und Therapeutenkonferenzen steckt oftmals die Frage des einen oder anderen, ob

man sich den so offen – von so einem – in die Karten gucken lassen könne. Ich merkte, daß mir in der ersten Woche oftmals unverhohlene Skepsis entgegenschlägt. Sie kennen die »Geier-Kollegen« von den Boulevard-Zeitungen, die ab und zu hierher kommen, um die Schicksale der seelisch Leidenden zu vermarkten, Selbstmorde – die auch hier vorkommen – auszuschlachten.
Ich streite mich auch mit Therapeuten, Krankenschwestern und mit Finzen selbst. Für mich sind es »Einweisungen«, wenn er von »Aufnahmen« spricht, er belegt, daß die Zwangseinweisungen in den vergangenen Jahren auf unter 20 Prozent gefallen sind. Ich spreche von »meinetwegen sanfter Gewalt«, wenn die Patienten davon überzeugt werden sollen, »daß wir ja keinen Richter brauchen, oder?« Er gesteht ein, daß er noch nicht alles zum Besten hat verändern können, aber »ein Anfang ist gemacht«.
Asmus Finzen hört es nicht gern, wenn ich ihn als den »Macher« bezeichne. Er hat recht. Es sind die Teams, die Krankenschwestern, die Krankenpfleger, die die harte Arbeit leisten. Doch wer ist krank, und vor allem, was heißt das: Krankheit? Die Menschen, die Patienten, mit denen ich hier lebe, haben meist keine anderen Probleme als meine Bekannten und die Leute »draußen«. Sie unterscheiden sich aber in einem: Ihr Verdrängungsmechanismus ist irgendwann einmal ausgerastet, und so sind sie zerbrochen oder wie auch immer ›anders‹ geworden als die vielen anderen.

Tagebuchauszug:

> Jedem von uns kann das passieren. Muß es überhaupt eine Anstalt oder eine Klinik geben? Muß es das Ghetto sein, oder geht es auch anders? Das Ende der Anstalt? Was ist das: Psychose, Manie, Depression, Schizophrenie? Was versteckt sich dahinter? Das NORMALE!

Die strittigen Diskussionen sind selbstreinigend, schaffen zwar keine Klärung, zeigen aber auf, daß hier nichts zu verbergen ist.

Tagebuchauszug:

Sie haben Mut hier drinnen in diesen alten Kasernengemäuern, und sie müssen den Mut den Patienten weitervermitteln, vor all den Problemen, die draußen warten.

Nach der ersten Woche stelle ich fest: Wenn die Therapie hier drinnen unter den besten Voraussetzungen anschlägt, sind die Leute wieder fit für das Leben draußen. Um mehr geht es offenbar nicht. Fritz Fischer: »Leider haben wir nicht die Möglichkeiten, die Ursachen der Probleme an der Wurzel zu packen. Das müßten eigentlich die Politiker tun, die's aber nicht machen und uns hier alle alleine lassen.«

Gerda Winter bekommt nach nur einer Woche »Aufnahmestation« grünes Licht für die Reha-Station. Denn in Wunstorf gibt es auch heute noch geschlossene Stationen, wie zum Beispiel die Aufnahmestation oder die Station für »Chronisch-Kranke«, den Langzeitpatienten.

Warum gibt es für sie kein konkretes Reform-Konzept?

Darauf habe ich niemals eine plausible Antwort erhalten. Es bleibt bei einem Achselzucken.

Allerdings gibt es eine Tagesklinik als Gegenstück zur Reha-Station. Dorthin kommen die Klienten, die nachmittags nach Hause gehen und am nächsten Morgen wieder eintreffen. Gestalt-, Beschäftigungs- und Gesprächstherapie stehen hier im Mittelpunkt. Ein Problem ist die Finanzierung, denn Krankenkassen weigern sich bis heute, eine ambulante, freiere Behandlung durch die Übernahme der Tagessätze generell zu gewährleisten. Dabei ist die Klinik ohne Betten unvergleichlich billiger. Statt dessen zahlen sie die stationären, oftmals unnötigen und teuren ›Bettensätze‹.

Hier scheint mehr Ideologie als praxisnahes Verständnis im Spiel zu sein. Und die Lobby der Kliniken, der Bettenbereitsteller, scheint gut daran zu verdienen.

Gerda Winter über die offene Reha-Station:

»Hier lerne ich in vielen Einzel- und Gruppengesprächen mich selbst zu erkennen, mich mit all meinen menschlichen Schwächen und auch guten Seiten zu akzeptieren; kurz: endlich ICH zu sein. All das, was einem gesunden Menschen selbstverständlich ist, muß ich mir in mühsamen, oft schmerzlichen Schritten langsam erarbeiten.«

Also bist Du noch krank?

»Ja, und nein, – ich lerne meine Wünsche zu artikulieren und zu signalisieren, wo ich sonst immer in stummer Verzweiflung nichts gesagt habe. Besonders in der Rhythmikgruppe, in der durch übersteigerte Mimik und Gestik erlernt wird, Signale zu setzen, zu sich selbst zu finden.«

Asmus Finzen: »Die Verweildauer bei uns liegt im Durchschnitt bei 52 Tagen pro Person.« Nicht jeder Patient kommt auf die Reha. Andere, so es geboten erscheint, werden direkt entlassen.

Gerda Winter schreibt mir nach meinem vierwöchigen Aufenthalt im Landeskrankenhaus einen Brief von zu Hause. Sie wurde zum selben Zeitpunkt entlassen wie ich:

»Heute, nach dem Aufenthalt in der Klinik, bin ich ein anderer Mensch geworden. Die Depressionen sind verschwunden. Zurückgeblieben ist nur die Traurigkeit über den Verlust meines Partners und die Erinnerungen an schöne gemeinsame Erlebnisse. Leuchtende Stunden, nicht weinen, daß sie vergangen, dankbar sein, daß sie gewesen.«

Ich verlasse die Reha-Station und bin eingeladen, mir den gemeinnützigen Verein »EX & JOB« in Wunstorf und die geplanten Arbeitsbeschaffungsmaßnahmen in »Küster's Hof« für die ehemaligen Patienten anzuschauen. Dieser Hof ist ein Projekt zur Förderung beschützender Wohngemeinschaften und Arbeitsmöglichkeiten – mitten in der 35 000 Einwohner zählenden Stadt Wunstorf bei Hannover. In einem ehemaligen Gehöft entsteht durch Selbsthilfe ein Zentrum, das schon jetzt 16 Arbeitsplätze anbietet. 1988 sollen es nach Angaben der Sozialarbeiter Bernd Mickmann und Norbert Tietz rund 30 Plätze sein: »Keine Behindertenwerkstätten!«

Hier sollen die zu entlassenden Patienten – oder die bereits draußen wohnenden Klienten – eine Anlaufstelle haben, wenn gar nichts mehr geht. Und eine einigermaßen gerechte Bezahlung muß nach Angaben der verantwortlichen Projektleiter gewährleistet sein: »Wir wollen keine Almosen verteilen.« Gearbeitet wird in den Bereichen Möbelrestauration/Holzbearbeitung, Metallbearbeitung (Fahrradwerkstatt), Maler- und Lackierarbeiten, Lagerhaltung und in der Sparte Abholung von Möbeln und Hausrat. Diese Wertgegenstände werden im Second-Hand-Verfahren wieder weiterverkauft. Die Verpachtung einer Kneipe sichert zusätzliches Einkommen. So werden Arbeitsplätze geschaffen – das Projekt kostet umgerechnet 1,7 Millionen Mark – andererseits sollen Wohnungen für Wohngemeinschaften den EX & JOB-Klienten ein mittelfristiges Zuhause bieten. (Die Finanzierung wurde zu einem großen Teil durch eine Spende der »Aktion Sorgenkind« des ZDF in Höhe von 500 000 Mark gewährleistet.)

Übrigens: Die Ex-Patienten müssen Miete für ihre Zimmer zahlen, damit die Kosten für die Häuser abgetragen werden können und sie sich an das tägliche Geben und Nehmen gewöhnen. Die Miete hält sich im Rahmen: sie liegt bei 120 Mark.

Wer will denn davon etwas wissen?

Diese vier Wochen Aufenthalt in der Wunstorfer Klinik in eine kaum 10minütige Fernsehreportage zu fassen, die Unterschiede zur herkömmlichen Verwahrpsychiatrie zu nuancieren, die verschiedenen Welten zu beschreiben, die therapeutischen Ziele herauszustellen, ist nahezu unmöglich. Die politischen Magazinsendungen der ARD müssen immer kürzer ausfallen, werden an entscheidenden Stellen zensiert, die Sendezeiten auf ein Minimum zusammengestrichen, die Entscheidungen der Programm- und Fernsehdirektoren immer konfuser.

Der Versuch, das Modell Wunstorf zu beschreiben, muß zwangsläufig bei einer Reportage von einer Länge um 30 Minuten enden. Dafür jedoch ist kein Platz und außerdem – beim Südwestfunk kehrt ein neuer Chefredakteur mit neuem Besen – ist das Thema sowieso nicht aktuell und scheint »zwar nicht ganz uninteressant, aber nicht zwingend«.

So landet diese Reportage – wie eine von vielen ungesendeten Beiträgen der Kollegen – im Archiv.

Mein Dank gilt den Patienten, den Pflegern und den Ärzten der 6.1 der Reha-Station des Landeskrankenhauses von Wunstorf, die mir ihr Vertrauen schenkten und dabei nicht wußten, daß ich für ein Abwrackunternehmen gearbeitet habe, das öffentlich-rechtlicher Journalismus heißt, und dem so ziemlich alles egal ist. Ausnahmen bestätigen die Regel.

Vom mühsamen Alltag in der Reformpsychiatrie – vom Ende der Anstalt – von Psychiatrie überhaupt – »wer will denn davon schon was wissen?« sagt ein Kollege nach der ohne den Beitrag gelaufenen Sendung.

»Hast Du einen Alten in der Familie,
dann hast Du ein Juwel.«
Altes chinesisches Sprichwort

EIN MENSCH KANN HALT NICHT EWIG LEBEN!

Alt und vermögend – aber warum geisteskrank?

In den Sozialhilferichtlinien des Landes Rheinland-Pfalz steht geschrieben:

> »Im Interesse des Pflegebedürftigen ist darauf hinzuwirken, daß ihm soweit wie möglich häusliche Pflege gewährt wird.«

Es ist Sonntag. Ich steige die Treppenstufen zum dritten Stock des Altenpflegeheimes »St. Joseph« in Münstermaifeld bei Koblenz hinauf. Von dem Münchner Rechtsanwalt Frank Niepel habe ich erfahren, daß hier in dem kleinen Eifelstädtchen eine 90jährige Frau gegen ihren Willen eingesperrt ist. Ich habe mir einen Anzug angezogen, die Haare gekämmt und will auf die katholischen Ordensschwestern des Heimes einen seriösen Eindruck machen. Still ist es hier, aufgeräumt und sauber. Niemand begegnet mir auf den Gängen hoch in die Abteilung für alte, pflegebedürftige Frauen und Männer. Dort schauen sich fünf alte Menschen das Kinderprogramm im Fernseher an, der in einer Ecke steht. Sie blicken durch das Fernsehgerät hindurch, so als könnte irgendwo dahinter ein verträumtes Programm ablaufen. Gedankenversunkene alte Menschen, nicht ansprechbar, in einer Gesellschaft, die sich jugendlich trimmt, die ihre Alten den Heimen und Gerichten zur Entmündigung preisgibt. Kinderstunde am Sonntagnachmittag. Ich frage nach Johanna Rausch. Keine Antwort. Eine Ordensschwester kommt mir entgegen. Was ich denn hier wolle. Ich stelle mich vor, sage so etwas wie »Bekannter von Frau Rausch« und werde in ein Dachzimmer geführt.

Sie kommt mir entgegen – angezogen –, gerade vom Bett aufgestanden, sie freut sich auf den fremden Besucher, den sie erst einmal mit Neugier in Augenschein nimmt.
Eine Pflegerin kommt hinzu. Mein erster Eindruck, sie ist resolut und hartgesotten in ihrem Beruf. Sie muß auf die 40 zugehen, trägt einen blauen Kittel, der ihr Autorität verleiht, und sie raunt mir zu: »Ja, wenn sie zur Frau Rausch wollen, sehen Sie sich vor, die mag überhaupt keine Männer, schon gar keine mit Bart.«
Wir setzen uns in das kärglich eingerichtete Dachzimmer: ein Tisch, zwei Stühle, ein Rollbett mit Gitterstäben, ein Schrank. Dachkammermilieu. Johanna Rausch freut sich sichtlich über meinen Besuch. Ich verstehe das erst besser, als ich von der Pflegerin erfahren muß, daß die nächsten Verwandten seit geraumer Zeit Besuchsverbot haben. Eine entfernte Nichte jedoch, die Alleinerbin des Vermögens von Johanna Rausch ist, darf hin und wieder gucken, ob die Tante wohl schon im Ableben begriffen ist. Ich kenne die alte Frau nur von einem Foto. Das Foto entstand im Dezember 1984, und da war sie noch zu Hause in ihrem schönen Fachwerkhaus an der Mosel. Damals war sie rundlicher, hatte einen wacheren Blick. Die Schwester berichtet, daß Johanna Rausch schon mehr als 30 Pfund Körpergewicht im Altenpflegeheim verloren hat. »Sie will und will sich hier nicht eingewöhnen! Sie soll aber!«

Deswegen haben die engsten Verwandten wohl auch Besuchsverbot. Bis zuletzt hatten sie immer wieder versucht, die alte Dame mit nach Hause zu nehmen. Vergeblich. Und Johanna Rausch rechnet bei jedem Besuch damit, daß sie raus darf. Sie könnte, denn sie ist kein Pflegefall.
Ich wärme die Hände der alten Frau, Hände eines arbeitsreichen Lebens. Auf dem Zimmer ist es kalt. Im Winter wird

es hier nicht wärmer. Johanna Rausch faßt sofort Vertrauen zu mir. Scheinbar mag sie doch Männer mit Bart. Sie ist traurig, wenn sie auf die Situation im Altenpflegeheim zu sprechen kommt. »Ich werde ja doch bald sterben«, und sie weint, wenn sie an ihr Zuhause denkt, in dem sie mehr als vierzig Jahre gewohnt hat. Die Pflegerin kommt ins Zimmer und schaut nach uns. In der Gegenwart von Johanna Rausch sagt sie laut und deutlich, daß die alte Frau verrückt sei, daß sie ins Bett pinkeln würde, nicht essen wolle und immer eigene Wege geht. Johanna Rausch beißt die Zähne zusammen. Sie versteht jedes Wort, trotzdem tut die Schwester so, als wäre die alte Dame gar nicht vorhanden. Sie will mir weismachen, ich solle diese Person nicht so ganz ernst nehmen. Betretenes Schweigen. Die Schwester wendet sich zum Gehen, verläßt das Zimmer wortlos.
Das Rollbett in der Ecke, ausgerüstet mit einer Fesseleinrichtung, mit Gittern zum Hochklappen, das ganze Gebilde zum Wegrollen, irgendwohin. Morgens, mittags, abends Essen empfangen, notfalls wird gefüttert, wenn sie nicht ruhig ist, erhält sie eben ein Medikament, wenn sie sich wehrt, wird sie fixiert. Johannas Hände zittern. Wir gehen zusammen ans Fenster, und da merke ich, daß sich die alte Frau auf die Zehenspitzen stellen muß, wenn sie runterschauen will auf die Straße. Das Fenster beginnt für sie in Kinnhöhe. Sie erzählt mir von der Kartoffelernte des benachbarten Bauern, der vergangene Woche die Erdäpfel eingefahren hat.

Ich erinnere mich an die Akten und an die vielen Briefe, die der Anwalt bisher geschrieben hat. In seiner Kanzlei konnte ich das Urteil zur Entmündigung in allen Details nachvollziehen. Vom Koblenzer Vormundschaftsgericht war das Urteil handschriftlich geändert worden. Aus »Geistesschwäche« hatte das Gericht »geisteskrank« gemacht. Ist diese Frau geisteskrank? Keineswegs. Warum dann die Entmündigung?

Langsam wurde mir klar, daß es hier um mehr geht. Die alte Frau hat ein Vermögen zu vermachen. Mehrere hunderttausend Mark auf den Sparbüchern, einen Batzen Wertpapiere, ein schönes altes Haus.
Laut Gesetzbüchern und Kommentaren, in diversen Grundsatzurteilen kann ein Mensch, der geistesschwach ist, eine Testamentsänderung jederzeit rückgängig machen. Ein geisteskranker Mensch jedoch nicht mehr. Er ist unmündig. Bei den weiteren Recherchen stieß ich auf eine solche Testamentsänderung. Die entfernte Nichte hatte mit ihrer Tante bei einem Notar das bereits 1967 von einer Erbengemeinschaft verfaßte Testament vollends ändern lassen. Die Unterschrift unter dieser Testamentsänderung entsprach, soweit ich das feststellen konnte, urkundig nicht der Originalunterschrift von Johanna Rausch in ihrem Personalausweis. Demnach ist die Nichte jetzt Alleinerbin.
Nach dieser Testamentsänderung wurde Johanna Rausch unter Pflegschaft gestellt. Kein halbes Jahr später, und sie konnte über ihr Vermögen nicht mehr verfügen. Die Verantwortung für die alte Dame übernahm ein Amtspfleger, der mit bis zu 160 Mündeln, Pfleglingen und Hinterlassensregelungen ohnehin schon ausgelastet war. Über seinen Pflegling hat er sich jedoch seine Meinung gebildet: Johanna Rausch sei eine »abgehärmte Person, die das Leben wohl hinter sich hat«. Wie der Zufall es will, ist dieser Amtspfleger mit der Nichte gut befreundet. Er engagierte eine Pflegefrau. Die nächsten Verwandten fanden nach einem Jahr heraus, daß Johanna Rausch Psychopharmaka zwangsweise eingeflößt bekam. Die Pflegefrau flüchtete, als sie überführt wurde. Denn diese Medikamente wurden ohne ärztliches Rezept verabreicht. Vier Tage später wurde die Pflegerin leblos aufgefunden. Obduktionsbefund: tot, ohne Fremdeinwirkung. Aber da gibt es noch offene Fragen, denn im Protokoll stand ferner: Schlagwunde vom linken Haaransatz bis zur Nasenwurzel.

Ich las: Die Haustür der Wohnung war von außen verschlossen, der Schlüssel steckte. In der Wohnung waren die Koffer gepackt, die tote Frau lag über den Koffern. Kein Abschiedsbrief.
Selbstmord? Die Akten bei der Staatsanwaltschaft Koblenz waren geschlossen worden. Warum? Ich fand heraus, daß die Pflegerin einen falschen Namen geführt hatte und vorbestraft war. Bevor sie vom Amtspfleger engagiert wurde, hatte sie im Altenheim der Arbeiterwohlfahrt in Neuwied gearbeitet. Dort mußte sie entlassen werden, weil sie alte Menschen mißhandelt und Kolleginnen Geld gestohlen hatte. Chefin dieses Altenheimes ist die Ehefrau unseres Amtspflegers. Der Rechtsanwalt Bossi aus München stellte damals Strafanzeige gegen ihn, über ein Ermittlungsverfahren kam die Koblenzer Staatsanwaltschaft jedoch nicht hinaus.
Ich recherchierte beim Koblenzer Amtsgericht und fragte die Staatsanwälte. Auf meine Fragen erhielt ich die Antwort: Kein Kommentar. Dem Kollegen Peter Lindermann von der Rheinzeitung Koblenz wurde nachdrücklich angeraten: Fragen Sie nicht weiter!
Während das Vermögen von Johanna Rausch den Besitzer wechseln sollte, war ihr Leben selbst keinen Pfennig mehr wert. Im Zuge der Auswechslung des Amtspflegers, Träger des Bundesverdienstkreuzes, wurde sie entmündigt und für geisteskrank erklärt.

Wir stehen immer noch am Dachfenster der Kammer.
Die Tür zum Dachzimmer geht wieder auf. Eine Schar Pflegepersonal stürmt in den Raum. »Sehen Sie, Schwester Oberin, ein ordentliches Zimmer, und so sauber, alles hat seine Ordnung.« Die Oberin von diesem Franziskanerverein verzieht keine Miene, und sie kontrolliert an jenem Sonntag die anderen Räume. Sauberkeit und Ordnung. Und an Zucht mangelt es auch nicht. Im nächsten Moment geht die Tür wieder auf. »Was machen Sie denn da?« Ich

habe die Kamera in der Hand. »Sie wollen doch nicht etwa ein Foto machen?«
Die Schwester schaut grimmig, aber unsicher drein. Soll sie mich hinauswerfen? Ich hatte Johanna Rausch zuvor gefragt, ob ich ein Foto machen dürfe. Sie erlaubte es. Ein Gespräch, das ich mit ihr über zwei Stunden lang führte, durfte ich ebenfalls aufnehmen.

Johanna Rausch: »Besser fühle ich mich draußen.«

Meinen Sie jetzt mit draußen ihr Zuhause oder einfach die frische Luft?

»Das Haus an der Mosel.«

Ist Ihnen kalt? Soll ich Ihnen die Hände ein wenig halten?

»Ach ja, wenn Sie wollen. Es ist schon manchmal kalt hier im Zimmer. Manchmal möcht' ich meinen, ich sterbe hier drinnen.«

Das bestimmt noch nicht! Sie wollen doch nach Hause. Können Sie sich noch an Ihren letzten Geburtstag in Niederfell (bei Koblenz) erinnern?

»Ja, mit so vielen Blumen, nicht. Alles ist so schön zu Hause. Hier wird man krank.«

Sie werden bestimmt wieder gesund, wenn Sie nur den Mut haben.

»Ich komm' hier ja nicht raus! Immer nur hier und keiner kommt.«

Bekommen Sie denn keinen Besuch mehr?

»Ich weiß nicht, warum die nicht mehr kommen. Am liebsten würde ich ja wieder zurück. Aber das geht wohl nicht.«

Kennen Sie denn Ihren Vormund, die Frau, die immer von der Kreisverwaltung kommt?

»Nein.«

Die nächsten Verwandten von Ihnen sind zur Kur in Bayern, aber die werden bestimmt bald wiederkommen.

»Die Ruth und der Hubert dürfen ja nicht.«

Wissen Sie denn, warum die nicht dürfen?

»Die würden mich mitnehmen.«

Was machen Sie denn so den ganzen Tag?

»Ach, ich weiß nicht, nichts.«

Sie zeigt auf ihr Bett und die Fixierriemen. »Dabei? Und immer Langeweile und immer allein.«

Ach, Frau Rausch, ich glaube, daß Sie in zwei, drei Wochen wieder nach Hause dürfen.

»Ja, glauben Sie? Ich glaub' das nicht! Die lassen mich hier allein.«

Allein läßt uns die Pflegerin jedoch nicht. Sie will das Gespräch immer wieder stören und zuhören, was gesprochen wird.

Der Besuch soll für mich bald zu Ende sein, so will es die Schwester. Wir ertragen diese Störversuche mit gequältem Widerwillen. Johanna Rausch erzählt mir noch, daß ihr die Nichte an das Haus will. »Holen Sie mich hier raus, bitte!«

Doch die Besuchszeit ist für mich vorbei, die Schwester macht es nun endgültig und eindringlich klar. Sie geht nicht mehr aus dem Zimmer und macht dazu eine unmißverständliche Aufforderung. Bevor sich die Situation zuspitzt und bevor die alte Dame in Angst und Pein versetzt werden könnte, verabschiede ich mich.

Johanna Rausch ist den Tränen nahe, als ich gehen muß. Ich verspreche ihr, wiederzukommen. Doch später erhalte auch ich ein generelles Besuchsverbot und werde sogar bereits im Foyer an den Schultern gepackt. Der Hauswart drängt mich ab.

Noch mehrmals passiert mir das. Die gläubigen Pharisäer des Heimes machen Ernst – und die Schwester Oberin spricht von Hausfriedensbruch. Da muß ich es aufgeben.

Hausfriedensbruch – diese Worte kenne ich doch irgendwoher aus der Psychiatrie. So läßt man ungebetene Besucher rausschmeißen. Nur in einem katholischen, dazu öffentlich vom Kreis Mayen-Koblenz finanzierten Heim, hatte ich ein solches Wort nicht vermutet.

Auf dem Gang nach draußen, die Türe wird mir aufgehalten, sagt mir die Schwester: »Wir mußten die Verwandten aussperren, weil die Frau Rausch immer so unruhig wird, wenn die kommen.«

Der natürliche Restwille der Johanna Rausch

Szenenwechsel: Redaktion Südwestfunk-Report. Ich schreibe Briefe für Interviewtermine an das Amtsgericht Koblenz, an den neuen Vormund, die Kreisverwaltung und den Landrat Georg Klinkhammer (CDU), den Amtspsychiater, der Frau Rausch begutachtet hat, das Sozialamt, die Verwandten. Eine Woche später habe ich noch keine Antwort vom Amtsgericht. Ich telefoniere noch einmal rum. Beim Amtsgericht ist mittags wieder kein Richter zu sprechen – auch nicht nach drei Uhr. Am nächsten Tag erhalte ich einen Einschreibebrief vom Landgerichtsdirektor aus Koblenz auf den Tisch:

> »(. . .) bitte ich jedoch um Verständnis, daß weder Herr Richter am Amtsgericht noch ich zu dem von Ihnen angesprochenen Fall konkret Stellung nehmen können, da es sich um ein Entmündigungsverfahren handelt, welches zudem noch nicht abgeschlossen ist.«

Ich versuche es noch einmal telefonisch. Frage: Das Entmündigungsverfahren ist noch nicht abgeschlossen, warum? Johanna Rausch ist doch von Ihnen endgültig am 12. Dezember 1984 für unmündig erklärt worden. Das Urteil ist rechtskräftig! Warum? »Kein Kommentar mehr!«
Warum haben Sie Frau Rausch für geisteskrank erklärt, obwohl der Psychiater sie nur für vergeßlich hält? »Ich sage nichts mehr gegenüber der Presse!«
Die Entmündigte wurde am 18. April zwangsweise ins Heim verbracht. Veranlaßt wurde dies von der Behörde des Landrates Georg Klinkhammer. Er ist ein bekannter Politiker in Rheinland-Pfalz. Noch zu Zeiten, als Helmut Kohl in

Rheinland-Pfalz aktiv war, wurde Georg Klinkhammer Landrat. Der rheinland-pfälzische Politiker und Duz-Freund von Kohl besetzte ganz nebenbei auch zahlreiche einflußreiche Posten. So sitzt Klinkhammer unter anderem im Aufsichtsrat des größten Atomstromproduzenten RWE. Im Schnellverfahren zog er das Zustimmungsverfahren für das Atomkraftwerk Mülheim-Kärlich in seinem Kreistag durch. Natürlich kosten diese Tätigkeiten viel Zeit. Ein Interview fand keinen Platz mehr im Terminkalender dieses vielbeschäftigten Mannes. So relativiert sich auch die Bedeutung des Lebens eines einzelnen einsamen, dazu noch alten Menschen.

Kein Gespräch mit Johanna Rausch, kein Glückwunsch zum 90. und 91. Geburtstag, kein Händedruck vor der Kamera. Kein Interesse?

Die Aktennotiz von Johanna Rausch ist ihm bekannt: »Ich will hier raus! Ich werde hier noch verrückt!«

Immerhin gibt es einen Pressesprecher. Nachdem die Sachbearbeiterin der Behörde die Angelegenheit zum Dienststellenleiter, der wiederum die »Sache Rausch« zum Dezernenten, jener zum anderen Referatsleiter der Sozialbehörde verwiesen hatte, der den Landrat bat – der sich verleugnen ließ – da mußte Heinz Lempertz, der ehemalige Klosterschüler und jetzige Pressesprecher an das Mikrofon:

> »Die Kreisverwaltung Mayen-Koblenz geht davon aus, daß nach einem Gutachten eines Psychologen noch im Dezember (1985) (. . .) die Entscheidung endgültig getroffen werden kann.«

Darin sollte sich Herr Lempertz irren.

Er erwartete immerhin das fünfte Gutachten in zwei Jahren über Johanna Rausch. Nie – nicht einmal – hatten die Behörden selbst den Wunsch verspürt, mit der alten Dame zu reden, ihre Wünsche zu berücksichtigen, ihre Meinung zu respektieren, ihre Grundrechte zu akzeptieren.

Diese Verhaltensweisen erlebte ich so ziemlich der Reihe nach bei allen Institutionen, die in Akten und Amtsschrei-

ben den ganzen Tag Menschen verwalten. Das Stichwort heißt immer wieder ›Psychiatrie‹. Verantwortlichkeiten, Menschlichkeiten und Rechte werden in Zuständigkeiten, Akten und Fälle gekleidet – Menschen zu Nummern gemacht, mit Bettenschlüsseln berechnet, die Menüs und Psychopharmakadosierungen gleich mit. Welche Stimme haben denn die Sprachlosen, die kein Gehör finden bei den Mächtigen? Wer schaut denen auf die Finger, tritt ihnen auf die Füße? Kurt Tucholsky: »Wer vor sechs Mikrofonen redet, hat immer mehr zu sagen als andere.«
Ende Dezember 1985 war Johanna Rausch immer noch nicht in ihr Haus an der Mosel zurückgekehrt. Die Erstellung des angekündigten Gutachtens währte bis Ende Februar 1986. Statt zu handeln, gab die Kreisverwaltung die Vormundschaft ab. Immer wieder war von der Erforschung ihres »natürlichen Restwillens« die Rede – was immer das sein mag. Johanna Rausch bekam einen neuen Vormund: eine Rechtsanwältin aus Koblenz. Schon am dritten Tag ihrer Vormundschaft verfügte sie: »Die Alte bleibt drin!«
Das bereitstehende und mit einem Vorvertrag ausgerüstete Pflegerehepaar, welches Frau Rausch in ihrem Haus betreuen sollte, wurde von ihr entlassen.
»Es geht nicht darum, ob Frau Rausch mit den Eheleuten Müller (den Betreuern – U. H.) nach Niederfell ziehen möchte, die Frage ist eine ganz andere: Wo ist Frau Rausch am besten aufgehoben.«
Darüber hinaus verhängte die Vormundin ein generelles Besuchsverbot über die 91jährige.
Eine Eingabe an den Petitionsausschuß und ein Bittbrief an Ministerpräsident Dr. Bernhard Vogel blieben ohne Ergebnis. Vogels Referentin Dr. Wilfling: »Für Frau Rausch wird derzeit im Altenpflegeheim bestens gesorgt.«
Am 17. Dezember 1985 wurde meine Reportage über Johanna Rausch von der ARD – in Report – gesendet. Heute ist Johanna Rausch 92 Jahre alt.

Zwei Tage nach der Sendung rief mich eine Schwester aus dem Altenpflegeheim Münstermaifeld in der Redaktion an. Sie wollte ihr Mißfallen an den Inhalten der Reportage kundtun und mir klarmachen, daß es Johanna Rausch in diesem Altenpflegeheim gut ergehe. Ich muß ihre Meinung akzeptieren, denn sie glaubt an ihren Beruf wie an ihren Gott. Als ich sie fragte, ob sie keine Skrupel bei ihrer Arbeit hätte und ob sie nicht manchmal Angst hätte, daß der Zwangsaufenthalt Johanna Rausch zugrunde richten könnte, bekam ich zur Antwort: »Ein Mensch kann halt nicht ewig leben!«

Das Statistische Bundesamt gibt Auskunft, daß jährlich über 10 000 alte Menschen im Rentenalter entmündigt oder in die Pflegschaft abgeschoben werden. Viele von ihnen landen auf dem Abstellgleis unserer Gesellschaft: in der Psychiatrie oder im Alten-Pflegeheim.
Von seiten der Selbsthilfegruppen war eine Aktion notwendig geworden, um auf die Grundrechtsverletzungen bei Johanna Rausch aufmerksam zu machen. Die GRAUEN PANTHER und das KOMITEE FÜR GRUNDRECHTE UND DEMOKRATIE riefen am Karfreitag 1986 für Johanna Rausch zu einer ersten Mahnwache auf. Die sofortige Freilassung wurde gefordert. Johanna Rausch wurde nicht freigelassen.[1] Deswegen folgten weitere parlamentarische Aktionen und Anfragen.[2] Bundestagsabgeordnete der GRÜNEN und der SPD engagierten sich für die alte Frau und machten darauf aufmerksam, daß bereits seit fünf Jahren ein neuer Gesetzentwurf zur Änderung des Vormundschaftsrechtes in Bonn auf Eis liegt.[3] Vom Justizministerium wurde er zum Ausschuß für Jugend, Familie und Gesundheit überwiesen und wanderte dann in andere Ausschüsse und Fachabteilungen und wieder zurück in die

1 Siehe dazu Dokument S. 180.
2 Siehe dazu Dokument S. 181.
3 Siehe dazu Dokument S. 182.

Schubladen des Justizministers, wo er heute noch liegt. Entmündigt wird heute noch nach einem Vormundschaftsrecht aus dem vergangenen Jahrhundert.
Und Johanna Rausch ist ein »Zuckerl«, keine »Zitrone«, wie arme Mündel genannt werden. Ein Vormund bezieht eine prozentuale Aufwandsentschädigung aus dem Vermögen seines »Zuckerl«[4], die gesetzlich festgeschrieben ist. Mitglieder der GRAUEN PANTHER haben sich bereit erklärt, vorläufig die Vormundschaft zu übernehmen, um sie später aufheben zu lassen.

Seit einigen Wochen soll Johanna Rausch auch zeitweise Psychopharmaka erhalten. Jetzt kann sie nicht mehr sprechen und redet nur noch unzusammenhängende Worte. Besucher, sofern diese das Heim betreten dürfen, erkennt sie nicht mehr sofort. Erzählungen anderer Heimbewohner zufolge hat sie in einer Nacht auf der Stationstoilette sitzend – von außen abgeschlossen – ihren Schlaf verbringen müssen. Sie muß einfach vergessen worden sein. Heute ist Johanna Rausch bettlägerig. Ihren Mut zum Leben hat sie längst aufgegeben. Sie dämmert anteillos in ihrem sterilen Zimmer vor sich hin. Sollte Johanna Rausch sterben, so ist sie nicht an Altersschwäche gestorben.

4 Das sind bis zu 5% aus dem Vermögen.

Mahnwache vor Altenheim in der Eifel

Die „Grauen Panther“ demonstrieren in Münstermaifeld - Politiker sichert Hilfe zu

VON PETER LINDEMANN

KOBLENZ/BONN. Mahnwache vor dem Altenheim St. Josef in Münstermaifeld nahe bei Koblenz: Mehr als hundert Mitglieder der Senioren-Hilfsorganisation „Die Grauen Panther“ und des „Komitees für Grundrechte und Demokratie“ sind am Karfreitag in den Eifelort gekommen, um die Freiheit für Johanna Rausch (91) zu fordern.

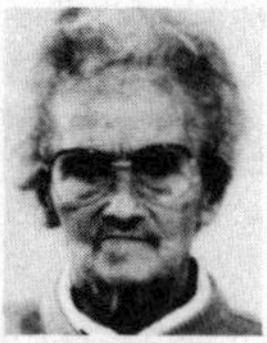

Johanna Rausch: Entmündigt

Johanna Rausch, eine vermögende alte Dame mit einem schönen Haus in Niederfell an der Mosel, ist laut Beschluß des Vormundschaftsgerichts Koblenz am 12. Dezember 1984 entmündigt worden. Die Kreisverwaltung Mayen-Koblenz als Amtsvormund verfügte am 18. April 1985 die Einweisung ins Altersheim in Münstermaifeld.

Seither wurde mit fünf Gutachten versucht zu ergründen, ob die 91jährige besser im eigenen Haus von Pflegekräften, die seit einem Jahr bereitstehen, zu betreuen sei oder im Heim. Von diesen Gutachten wollte die Kreisverwaltung die Entscheidung abhängig machen.

Sie blieb jedoch untätig. Nachdem man sich wochenlang mit dem Koblenzer Vormundschaftsgericht über Zuständigkeiten nicht einigen konnte, gab die Kreisverwaltung die Vormundschaft ab. Als neuer Vormund wurde eine junge Koblenzer Anwältin eingesetzt. Diese entschied dann sofort: Johanna Rausch bleibt im Heim.

Die Geschichte der alten Dame war in den vergangenen Monaten häufig Gegenstand in Fernsehsendungen und Presseveröffentlichungen, unsere Zeitung berichtete über das Schicksal bereits mehrfach. Nun haben sich die „Grauen Panther“ und das „Komitee für Grundrechte und Demokratie“ der Sache angenommen. Sie fordern nicht nur die sofortige Freilassung der Johanna Rausch, die nach Aussagen mehrerer Zeugen nach Hause will, sondern auch eine gründliche Neufassung der Gesetze über Pflegschaft und Vormundschaft.

Auf einer Pressekonferenz am Gründonnerstag im Bonner Bundeshaus, zu der außer den genannten Organisationen auch die Bundestagsabgeordneten Günter Pauli (SPD) und Marita Wagner (Die Grünen) eingeladen hatten, betonte Trude Unruh namens der „Grauen Panther“, man betrachte das Geschehen um Johanna Rausch als Präzedenzfall, um darauf aufmerksam zu machen, daß viele Tausende von Menschen ein ähnliches Schicksal erleiden. Es genüge nicht, Menschenrechtsverletzungen nachzuweisen, man müsse auch Konsequenzen daraus ziehen.

In einem Schreiben an den Bundespräsidenten bezeichnet es das „Komitee für Grundrechte und Demokratie“ als einen unglaublichen Vorgang, daß das Vormundschaftsgericht eine unerfahrene Anwältin in einem so schwierigen Fall zum Vormund ernannt habe, obwohl sich der Verwaltungsdirektor eines großen Koblenzer Krankenhauses (Steiner, Evangelisches Stift St. Martin) für diesen Posten angeboten habe.

Bundestagsabgeordneter Günter Pauli sagte zu, er werde Frau Rausch in den nächsten Tagen wieder in ihre heimische Umgebung zurückführen. Die Abgeordnete Wagner kündigte für den Sommer eine Gesetzesvorlage der Grünen an. Man werde vorschlagen, von der Vormundschaft oder Pflegschaft abzugehen und statt dessen eine „Beistandsschaft“ einzuführen, deren Umfang im Einzelfall zu bestimmen und regelmäßig zu überprüfen sei.

Der Fernsehjournalist Uwe Heitkamp, der sich in der Sendung „Report“ mit dem Fall Rausch beschäftigt hatte, trat in den Hungerstreik, den er bis zum 18. April, dem Jahrestag der Heimeinweisung der alten Dame, fortsetzen will.

Der Münchner Rechtsanwalt Frank Niepel, der seit Monaten für die Rückkehr der Frau Rausch eintritt, beklagte, daß ihm Akteneinsicht mehrfach zu spät oder gar nicht gewährt worden sei.

Übereinstimmend verurteilten alle Sprecher das von der Anwältin ausgesprochene generelle Besuchsverbot für Johanna Rausch, das nach unbestätigten Meldungen allerdings inzwischen wieder aufgehoben worden sein soll.

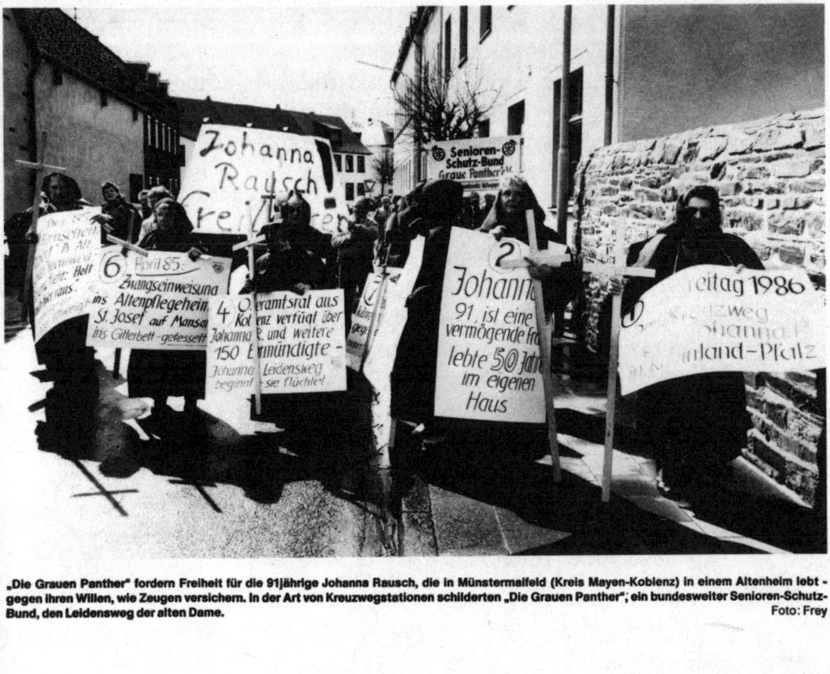
Johanna
Rausch
Senioren-
Schutz-Bund
6 April 85:
Zwangseinweisung
ins Altenpflegeheim
St. Josef auf Mansar
ins Gitterbett -gefesselt
4
150
Leidensweg
2
Johanna
91 ist eine
vermögende
lebte 50
im eigenen
Haus
reitag 1986
nland-Pfalz

„Die Grauen Panther“ fordern Freiheit für die 91jährige Johanna Rausch, die in Münstermaifeld (Kreis Mayen-Koblenz) in einem Altenheim lebt - gegen ihren Willen, wie Zeugen versichern. In der Art von Kreuzwegstationen schilderten „Die Grauen Panther“, ein bundesweiter Senioren-Schutz-Bund, den Leidensweg der alten Dame.

Foto: Frey

ANHANG: DOKUMENTE

Frage Nr. 34 und 35 des Abgeordneten Pauli (SPD) zur mündlichen Beantwortung der Fragestunde des Deutschen Bundestages am 23. und 25. April 1986, beantwortet vom Parlamentarischen Staatssekretär Benno Erhard (CDU), Bundesministerium der Justiz.

Frage Nr. 34:
Welche Kenntnis hat die Bundesregierung vom Schicksal der 91jährigen Frau Johanna Rausch aus Niederfell, die aus umstrittenen Gründen entmündigt wurde und seit dem 18. April 1985 offensichtlich gegen ihren Willen in einem Altenheim festgehalten wird, und sieht die Bundesregierung vor dem Hintergrund dieses Einzelfalles nicht die Dringlichkeit, das bestehende Entmündigungs-, Vormundschafts- und Pflegschaftsrecht umgehend zu novellieren?
Antwort:
Die Dringlichkeit einer Neuordnung des Entmündigungs-, Vormundschafts- und Pflegschaftsrechts war schon lange vor der Amtsübernahme der jetzigen Bundesregierung bekannt. Wir haben die notwendigen Konsequenzen gezogen und die erforderlichen Arbeiten intensiviert. Die Arbeiten kommen gut voran. Eine vom Bundesminister der Justiz eingesetzte interdisziplinäre Arbeitsgruppe hat ihre Arbeiten aufgenommen. Ich will aber keinen Zweifel daran lassen, daß wir es den von der Neuregelung Betroffenen – insbesondere Behinderten und alten Mitbürgern – schuldig sind, die erforderlichen Arbeiten mit großer Sorgfalt und Genauigkeit weiterzuführen.
All diese Feststellungen sind von dem in der Frage erwähnten Fall der Frau Johanna Rausch völlig unabhängig. Zu den Einzelheiten dieses Falles möchte ich hier nicht Stellung nehmen. (. . .) Diese meine Zurückhaltung hat drei Gründe, für die ich um Verständnis bitte:
Zum einen: Über den Fall haben unabhängige Gerichte entschieden. Die Dienstaufsicht über diese Gerichte – falls sich diese Frage überhaupt stellen sollte – steht nicht dem Bundesminister der Justiz sondern dem Justizministerium des Landes Rheinland-Pfalz zu.

Zum anderen: Personenbezogene Daten im Zusammenhang mit der Anordnung der Entmündigung und der Führung der Vormundschaft sind Daten aus einem besonders sensiblen Bereich. Im Rahmen der angestrebten Neuregelung wird geprüft, wie der Schutz solcher Daten verbessert werden kann.
Schließlich: Die Berichte lassen die Möglichkeit erkennen, daß Erbaussichten eine Rolle spielen könnten. (. . .)

Frage Nr. 35:

Wie will die Bundesregierung bei der möglicherweise anstehenden Novellierung des Entmündigungs-, Vormundschafts- und Pflegschaftsrechts auch vor dem Hintergrund des Schicksals der Frau Johanna Rausch sicherstellen, daß nur noch Personen mit einer Vormundschaft betraut werden, die hierzu die erforderliche Qualifikation und Lebenserfahrung haben, damit die betroffenen Mündel in Würde und ihren Interessen, Fähigkeiten sowie geistiger und körperlicher Verfassung nach leben können?

Antwort:

Die Bundesregierung ist der Auffassung, daß bereits nach geltendem Recht keine unqualifizierten Personen zu Vormündern bestellt werden dürfen. (. . .)

Deutscher Bundestag
10. Wahlperiode — Drucksache 10/2609

Gesetzesentwurf der Fraktion DIE GRÜNEN

Entwurf eines Gesetzes zur Finanzierung einer besseren Pflege (Bundespflegegesetz)

Auszug aus der Begründung

A. Problem

Das System der Kindergärten, Sonderschulen, schützenden Werkstätten, Berufssonderausbildung, Pflegeheime, Altenheime, psychiatrischen Anstalten usw. ist in den Jahren nach dem 2. Weltkrieg zunehmend intensiver gefördert und ausgebaut worden. Die Bundesrepublik Deutschland verfügt heute über ein weltweit fast einmaliges Sonderbehandlungssystem für Behinderte und – weniger perfektioniert – für alte Menschen. Dieses Sondersystem hat Integration und Förderung nicht bewirkt. Das beweist die unverhältnismäßig hohe Arbeitslosenquote Behinderter und die Tatsache, daß alte Menschen – einmal in ein Pflegeheim eingewiesen – dieses kaum lebend verlassen. Isolation und Ausgrenzung dieser Bevölkerungsgruppen bestehen nach wie vor. Sondereinrichtungen überwinden nicht Aussonderung, sondern verwalten und erhalten sie nur.

B. Lösung

Ziel des Gesetzentwurfes ist es, die Situation der Pflegebedürftigen grundsätzlich zu verändern, in eine Richtung, die ihr Selbstbestimmungsrecht betont und die gesellschaftliche Aussonderung jedenfalls für diesen Bereich bekämpft.

Diesem Ziel dienen die folgenden Schwerpunkte:

— Grundsatz der Einheitlichkeit und Gleichbehandlung,
— Bundesleistungsgesetz statt Versicherungslösung,
— Stärkung der Verfügungsgewalt der Pflegebedürftigen über sich selbst,
— Abschaffung der Pflegeheime ab 1995 und Aufbau ambulanter Pflegehilfen bis 1995,
— Einrichtung von Pflegekommissionen und Pflegeombudsfrau/mann,
— vorläufige Leistungen bei Verfahrensverzögerung,
— einkommensunabhängige Leistungen.

(. . .)

D. Kosten:

Es entsteht für Bund und Länder ein Mehrbedarf zu der bisherigen Lösung von 6,7 Milliarden DM.

Dieser Mehrbedarf reduziert sich entscheidend, wenn die arbeitsmarktpolitische Dimension eingerechnet wird.

Das Bundespflegegesetz der GRÜNEN ist außerordentlich personalintensiv, wie es auch der Gegenstand des Gesetzes erfordert, und schafft Vollbeschäftigungsmöglichkeiten für mehr als 200 000 Personen (. . .).

Fraktion DIE GRÜNEN
Entwurf eines Gesetzes über die BEISTANDSCHAFT FÜR BEHINDERTE PERSONEN

Auszüge

§ 1 (Personenkreis)
Vermag eine volljährige Person, die psychisch oder geistig behindert ist, alle oder einzelne ihrer Angelegenheiten nicht ohne Gefahr eines Nachteils für sich selbst zu besorgen, so ist ihr auf ihren Antrag oder von Amts wegen dazu ein Beistand zu bestellen.
Je nach Ausmaß der Behinderung sowie Art und Umfang der zu besorgenden Angelegenheiten ist der Beistand zu betrauen
1. mit der Besorgung einzelner Angelegenheiten, etwa der Durchsetzung oder Abwehr eines Anspruchs oder der Eingehung oder der Abwicklung eines Rechtsgeschäfts,
2. mit der Besorgung eines bestimmten Kreises von Angelegenheiten, etwa der Verwaltung eines Teiles oder des gesamten Vermögens, des Aufenthaltsbestimmungsrechts, der Zuführung zur ärztlichen Behandlung oder
3. soweit es im Ausnahmefall unumgänglich ist, mit der Besorgung aller Angelegenheiten der behinderten Person.

Die Bestellung eines Beistandes ist unzulässig, wenn der Betreffende durch andere Hilfen, besonders im Rahmen seiner Familie oder von privaten oder öffentlichen Einrichtungen insbesondere durch ambulante Dienste in die Lage versetzt werden kann, seine Angelegenheiten im erforderlichen Ausmaß zu besorgen. (. . .)
§ 2
Die Bestellung der Beistandschaft hat keinen Einfluß auf die Geschäftsfähigkeit der Person. Die behinderte Person vertritt sich selbst. Der Beistand hat die behinderte Person im Rahmen des übertragenen Aufgabenbereiches zu unterstützen.
(. . .)
Durch die Bestellung der Beistandschaft werden die Vorschriften über die Testierfähigkeit, über die Fähigkeiten zur Eingehung einer Ehe und über das Wahlrecht nicht berührt.
§ 3 (Bestellung)

Bei der Auswahl des Beistandes ist der Wille des Betroffenen vorrangig.
(. . .)
Der Beistand kann das Aufenthaltsbestimmungsrecht nur in Übereinstimmung mit der behinderten Person ausüben. Unterbringungen gegen den Willen des Betroffenen sind unzulässig.
Der Beistand ist nicht berechtigt, einer Sterilisation und in besonderem Maße in die Persönlichkeit eingreifenden Behandlungsmaßnahmen – insbesondere Schockbehandlungen und länger dauernden Behandlungen mit Psychopharmaka – zuzustimmen, wenn der Betroffene nicht selbst zustimmt oder nicht in der Lage ist, die Tragweite der Folgen dieser Maßnahme einzusehen.
(. . .)
Hauptgesichtspunkt des Gesetzentwurfes
1. Neue Begriffe:
Die im Bürgerlichen Gesetzbuch verwendeten Begriffe »Vormundschaft«, »Entmündigung« und »Mündel« werden allgemein als diskriminierend empfunden. Die Ausdrücke »Pflegschaft«, »Pfleger« und »Zwangspflegschaft« werden von der Bevölkerung meist nicht verstanden. Fälschlicherweise wird oft davon ausgegangen, daß der Pfleger eine Person ist, die jemanden pflegt. Diese Begriffe sind daher durch neue, nämlich »Beistand« und »Beistandschaft« zu ersetzen. Ebenso ist auf veraltete Begriffe wie z. B. »Geisteskrankheit« und »Geistesschwäche« zu verzichten.
(. . .)

Dieser Entwurf wird z. Z. noch diskutiert. (U. H.)

»Es war ein Mensch, der ging von Jerusalem nach Jericho und fiel unter die Räuber; die zogen ihn aus und schlugen ihn und gingen davon und ließen ihn halbtot liegen.«
Lukas-Evangelium, Kapitel 10, aus:
Leitspruch des Saarländischen Schwesternverbandes zum 25jährigen Bestehen

DAS SCHWEIGEN IST AUCH EINE ANTWORT

Wenn Politiker und ihre wachen Ministerialbeamten lange Analysen über ihre Anstalten und Psychiatriepatienten verfassen, leisten sie ganze Arbeit. Aber sie vergessen etwas.

Ein Beispiel:
Der große Plan des Saarlandes von 1979 spricht auf 108 Seiten von Bedarfskriterien, Versorgungsgebieten, Standardversorgungsräumen, Alten- und Rehabilitationsplänen. Die Inhalte sind selbstverständlich durch die Weisheit einer Sachverständigenkommission abgesichert. Graphische Kurven erfassen psychisches Leid in mathematischen Hyperbeln »versorgungsgerecht« zusammen und zeichnen dem Leser ein Bild vom Krankenbettenzustand, Benutzungsgrad der Betten und den dazugehörigen Schlafraumgrößen. Krankenschwestern werden als »Krankenpflegebettenkräfte« geführt, die im Verhältnis auf die Betten aufgeteilt werden.
So kommt die ehemalige Gesundheitsministerin Rosemarie Scheurlen von der CDU im Landeskrankenhaus Merzig auf ein Verhältnis von einer Krankenschwester zu 2,91 Patienten. Ob das wohl genug ist?
Die Patienten erfahren von den Plänen und Verhältniszahlen nichts. Die Psychiatrie ist immer noch ein Ghetto. Alexander Uhl war einer der gegenwärtig mehr als 80 000

Menschen, die von der Politik einfach vergessen wurden.
Gemeint sind die Menschen, die in den Heimen und Landeskrankenhäusern der Bundesrepublik länger als zwei Jahre eingesperrt sind. Alexander Uhl hat dennoch Glück gehabt: nach fünfzehn Jahren Psychiatrie fand er endlich einen Arzt, der ihn freiließ. Die Aussage eines Therapeuten: »Herr Uhl saß zu Unrecht so lange . . .«.
Viele Patienten bleiben länger als 15 Jahre, manchmal lebenslänglich hinter den Mauern des Schweigens.

Das Opfer, Teil I

Alexander Uhls Gesicht ist gezeichnet: Es hat Narben von Schlägen, die einen Nasenbeinbruch offenbaren. Der Ex-Patient, gerade wieder in die Freiheit entlassen, hat mehr als ein Drittel seines Lebens in Wachsälen, Gummizellen, in Fesselbetten und geschlossenen Stationen verbracht – gelebt, überlebt.
Heute ist er 42 Jahre alt und lebt im Saarland. Sein Leidensweg begann im Jahr 1970. In diesem Jahr wurde Uhl zum ersten Mal in die Universitätsklinik nach Homburg, Abteilung Psychiatrie, eingewiesen. Sein Vater war dabei die treibende Kraft. Otto-Josef Uhl, heute über 70 Jahre alt, war von Beruf Ingenieur und ist Inhaber einer großen Stahl- und Aluminiumfirma, ein schwerreicher Mann, wohlangesehen in der kleinen Gemeinde, aber auch gefürchtet. Otto-Josef Uhl verließ seine Frau »wegen einer anderen«, meint der Sohn – zu dem Zeitpunkt war er gerade vier Jahre alt. Die Mutter nahm ihn zu sich. 25 Jahre lebten sie zusammen in dem kleinen Örtchen Schiffweiler.
Der Vater zahlte Alimente, verband damit aber wohl gleichzeitig die Vorstellung, immer wieder in Erziehungsfragen ein Wort mitreden zu können. Als das scheiterte, ließ er mehr Geld springen – kann man sich die Liebe seines Sohnes

kaufen? –, erteilte Ratschläge in schulischen Dingen, wollte seinen Sohn auf die Universität schicken. Aber der wollte nicht. Mutter und Sohn wehrten sich gegen die immer heftigeren Versuche, den Sohn der Mutter wegzunehmen. Zutiefst gekränkt muß Otto-Josef Uhl gewesen sein, als sein Sohn eines Tages die Beziehungen endgültig abbrach und den Vater vor der Tür stehen ließ. Er wollte nicht Betriebswirtschaft und Maschinenbau studieren, sondern Elektriker werden. Der Vater war empört. Folglich stellte er die Zahlungen an Sohn und Frau ein.

Im November 1969 kündigte Alexander Uhl seinen Arbeitsplatz, um seiner Mutter beizustehen, die unheilbar krank war, sie im eigenen Haus zu betreuen und zu versorgen. Im August 1970 starb die Mutter an Krebs. Trauer und Depressionen des Sohnes gingen mit der zeitweiligen Flucht in den Alkohol einher. Der Vater begann nun, den ständigen Druck auf den Sohn noch zu intensivieren. Als alles nichts nützte, hatte er nur noch Beschimpfungen für ihn übrig.

Alexander Uhl erbte das Haus seiner Mutter, beschloß aber, aus Schiffweiler wegzuziehen und sich in einer anderen Stadt niederzulassen, um eine eigene Werkstatt zu gründen. Auch hier intervenierte der Vater. Doch der Sohn verfolgte seinen Kurs mindestens genauso stur. Um endlich die Sache hinter sich zu bringen, verkaufte er schließlich und mußte einen niedrigeren Preis akzeptieren. Die Vorwürfe des Vaters ließen nicht auf sich warten: Sein Sohn hätte das Haus zu einem nichtverantwortbaren Schleuderpreis verkauft.

So spitzte sich die Konfrontation immer weiter zu. Zu seinem eigenen Unglück griff Alexander Uhl mehrmals in jener Zeit zur Flasche, manchmal wurde er betrunken in Gastwirtschaften angetroffen.

Der damals 25jährige denkt heute immer noch mit Schaudern an jene Zeit: »Die wollten mich fertigmachen. Es ist wahr, daß ich ein paarmal zu tief ins Glas geschaut habe. Aber ich war kein Alkoholiker.«

Sein Haß auf den Vater ist einer nüchternen Betrachtung gewichen: »Ich wollte mein Leben selbst in die Hand nehmen, der Alte hat sich ja nie um uns gekümmert. Er hatte immer nur eines im Kopf: Geld!«

Und er kommt immer wieder zurück zu jener Zeit, die ihm im Leben heute fehlt:

»Apropos Geld; ich habe damals etwa 2000 Mark verdient. Wenn ich mir überlege, was mir in fünfzehn Jahren an Verdienst entgangen ist – das wären etwa 400 000 Mark. Als Gegenleistung war ich eingesperrt, 15 Jahre lang.«

In Schiffweiler begann Uhls Psychiatriekarriere. Eines frühen Morgens, einige Tage vor seinem Auszug, holten ihn drei Pfleger von zu Hause ab, Vater Uhl hatte den Lauf der Dinge in die Hand genommen.

Der kurze Prozeß

Es begann mit drei Briefen des Vaters an das Amtsgericht in Ottweiler, dem Sitz der Gemeindeverwaltung:

> »Ich beantrage hiermit, daß Alexander Uhl schnellstens einer Pflegschaft unterstellt wird, und empfehle mich selbst als Pfleger. Es ist amtsbekannt, daß er seit Jahren ohne Arbeit und dem Trunk verfallen ist. Ich habe mich jahrelang bemüht, ihm eine Existenz zu schaffen und dafür Wohnung, Verpflegung und Mittel für ein Studium angeboten. (. . .)
>
> Man hat dieses Anerbieten einfach ignoriert. (. . .) Das Verhalten ist krankhaft. Es muß also schnell gehandelt werden, um diese krankhaften und nicht mehr kontrollierbaren Handlungen sofort zu unterbinden. (. . .)
>
> (Er) ist bei der Gemeinde Schiffweiler als notorischer Faulenzer bekannt und trotz seines auffälligen Benehmens immer noch unbestraft geblieben. (. . .)

An der mangelhaften Erziehung trage ich doch keine Schuld. Ich habe frühzeitig erkannt, was einmal kommen wird. Aber alle meine Bemühungen und Anträge, mir die Erziehungsberechtigung zu übertragen, wurden negativ entschieden. (. . .) Inzwischen wird der Fall immer tragischer, da A. U. ein Anwesen, das er geerbt hat, (. . .) veräußert hat. Hierfür hat er bereits einen größeren Teil in Empfang genommen und schon alles verschwendet. (. . .)

Sollte mir etwas passieren, dann hätte dies zur Folge, daß A. Uhl den väterlichen Erbteil in Anspruch nehmen könnte. (. . .)

Ich bin ein rechtschaffener Bürger, bis heute unbestraft, habe eine hohe Auszeichnung für vorbildliches Verhalten als Kfz-Fahrer auf der Straße und arbeite täglich und nachweisbar bis zu 16 Stunden (. . .).

(Irgendwann) fällt der Taugenichts der Allgemeinheit, d. h. dem braven schaffenden Menschen, zur Last. (. . .)

Kann denn aufgrund all dieser Ereignisse und Tatsachen nicht eine strafrechtliche Verfolgung veranlaßt werden? (. . .)«

Gerichtsakte 9 VIII 5325

Einige Zeit darauf erschien eine Lehrerin aus Saarbrücken vor dem Amtsgericht Ottweiler, sie ist eine Cousine von Alexander Uhl:

»Soweit mir bekannt ist, besuchte mein Vetter die Oberschule, bis er etwa 14 Jahre alt war. Danach begann er eine Lehre als Elektriker und besuchte zwischendurch das Abendgymnasium. Die Gesellenprüfung als Elektriker hat er bestanden. An Nachlaß sind ein Haus (vernachlässigt) und eine Lebensversicherung vorhanden. (. . .)

Mein Vetter leidet an Trunksucht. Eine Verständigung mit ihm ist nicht möglich. Ich beantragte Pflegschaft anzuordnen und erkläre mich bereit, Pflegerin zu werden. Die Pflegschaft müßte sich erstrecken auf die Erledigung sämtlicher persönlicher und vermögensrechtlicher Dinge. (. . .)«

Der Oberamtsrichter gab gemäß Paragraph 1910 BGB dem Antrag auf Pflegschaft statt, ohne selbst mit Uhl gesprochen zu haben, und bestellte die Cousine zur Pflegerin. Ihre Aufgaben: »Vertretung des Pfleglings in allen vermögensrechtlichen Angelegenheiten, insbesondere auch hinsichtlich einer evtl. Unterbringung.«

BGB, § 1910: (Gebrechlichkeitspflegschaft)

(1) Ein Volljähriger, der nicht unter Vormundschaft steht, kann einen Pfleger für seine Person und sein Vermögen erhalten, wenn er infolge körperlicher Gebrechen, insbesondere weil er taub, blind oder stumm ist, seine Angelegenheiten nicht zu besorgen vermag. (. . .)

(2) Vermag ein Volljähriger, (. . .) infolge geistiger oder körperlicher Gebrechen einzelne seiner Angelegenheiten oder einen bestimmten Kreis seiner Angelegenheiten, insbesondere seine Vermögensangelegenheiten, nicht zu besorgen, so kann er für diese Angelegenheiten einen Pfleger erhalten.

(3) Die Pflegschaft darf nur mit Einwilligung des Gebrechlichen angeordnet werden, es sei denn, daß eine Verständigung mit ihm nicht möglich ist.

BGB, § 1920: (Aufhebung der Gebrechlichkeitspflegschaft)

Eine nach Paragraph 1910 angeordnete Pflegschaft ist von dem Vormundschaftsgericht aufzuheben, wenn der Pflegebefohlene die Aufhebung beantragt (. . .).

Und an den Vater richtete der Oberamtsrichter eine handschriftliche Notiz:

»Eventuell müßte eine Entmündigung beantragt werden. Sie werden gebeten, entweder beim Gericht anzurufen oder vorzusprechen.«

Alexander Uhl wehrte sich gegen die Beschlüsse des Gerichtes und die gutgemeinten Ratschläge des Richters an den Vater. Er suchte einen Arzt auf und ließ sich in einem medizinischen Gutachten die Nichtabhängigkeit vom Alkohol bestätigen. Am 26. März 1971 mußte das Amtsgericht Ottweiler den Pflegschaftsbeschluß wieder aufheben,

> »nachdem der Pflegling und die Pflegerin dies beantragt haben und eine telefonische Rücksprache mit dem behandelnden Arzt ergeben hat, daß eine Verständigung mit dem Pflegling möglich ist, sein Antrag auf Aufhebung mithin beachtlich ist, Paragraph 1920 BGB. Oberamtsrichter.«

Alexander Uhl hatte seinen Kopf aus der Schlinge gezogen und zunächst zwei Monate Ruhe vor seinem Vater. Der indessen erschien am 25. Mai 1971 – wie ihm vom Oberamtsrichter schon empfohlen wurde – vor Gericht und erklärte:

> »Ich beantrage die Entmündigung meines Sohnes Alexander Uhl (. . .) wegen Verschwendungs- und Trunksucht. (. . .) Seit Jahren ist mein Sohn ohne Arbeit und dem Trunke verfallen. Ich selbst hatte auf sein ganzes Verhalten keinerlei Einfluß.«

Das Amtsgericht hatte es jetzt eilig. Keine zwei Wochen später schon war Termin in der »Sache Alexander Uhl«. Der Vater hatte sechs Zeugen aufgeboten, die allesamt bestätigten, daß sie Alexander Uhl mehr oder weniger oft und regelmäßig betrunken erlebt haben wollen. Sie alle waren Stammgäste des gleichen Gasthauses in Schiffweiler, sie kannten sich seit Jahren, waren teilweise zusammen zur Schule gegangen, betrieben gemeinsam eine wöchentliche Skatrunde, frönten dem Kegelsport.

Der Amtsvorsteher des Ortes Schiffweiler dagegen warf in einem Schreiben an das Amtsgericht Ottweiler ein anderes Licht auf die Verhältnisse:

»Seit November 1969 ist der Sohn Alexander ohne Beschäftigung. Ob mit oder ohne Verschulden ist mir nicht bekannt. Er führt als Begründung an, daß seine Mutter, die am 11. 8. 1970 verstarb, während ihrer langen Erkrankung auf seine Hilfe angewiesen war. Bisher bestand meinerseits keine Veranlassung, sein Privatleben einer Überprüfung zu unterziehen, zumal er die Sozialhilfe nicht in Anspruch nahm. (. . .) Es wirft sich die Frage auf, warum der Vater sich heute um das Wohl und Wehe seines Sohnes kümmert. (. . .) In den vergangenen Jahren hätte der Sohn die Hilfe seines Vaters dringend notwendig gehabt, besonders im letzten Jahr, als der Tod der Mutter vorauszusehen war. Mit all seinen Sorgen und Nöten war er allein auf sich angewiesen. Die Liebe und die Geborgenheit seines Vaters hat er nie erfahren.«

Am 7. Juli 1971 spricht das Amtsgericht Ottweiler Recht. Aus dem Beschluß in der Entmündigungssache Alexander Uhl begründet der Amtsgerichtsrat Weißhaupt:

»Der Antrag ist zulässig, der Antragsgegner wird wegen Verschwendungssucht *entmündigt.*«

Begründung:

»Der Antragsgegner hat in der letzten Zeit einen Hang zu unvernünftigen Ausgaben und unwirtschaftliches Verhalten erkennen lassen. Das zeigt nicht nur seine Neigung zum Alkoholgenuß, sondern auch sein Verhalten bei und nach dem Verkauf des Anwesens seiner Mutter. Das Vorgehen des Antragsgegners läßt (. . .) erkennen, daß er bei dem Verkauf des Hauses zu schnell und unüberlegt gehandelt hat. (. . .) Nicht zuletzt auf Grund seines persönlichen Eindrucks hat der Antragsgegner gezeigt, daß er auf sich selbst gestellt weitgehend hilflos ist.

Nach alledem war gemäß Paragraph 6 BGB, 680 ZPO die Entmündigung wegen Verschwendungssucht auszusprechen.«

BGB, § 6
(1) Entmündigt kann werden:
1. wer infolge von Geisteskrankheiten oder von Geistesschwäche seine Angelegenheiten nicht zu besorgen vermag;
2. wer durch Verschwendung sich oder seine Familie der Gefahr des Notstandes aussetzt;
3. wer infolge von Trunksucht oder Rauschgiftsucht seine Angelegenheiten nicht zu besorgen vermag oder sich oder seine Familie der Gefahr des Notstandes aussetzt oder die Sicherheit anderer gefährdet.

(2) Die Entmündigung ist wieder aufzuheben, wenn der Grund der Entmündigung entfällt.

Dieses Gesetz stammt vom 18. August 1896, überlebte zwei Weltkriege und hat heute noch gültigen Bestand. Jedes Jahr werden in der Bundesrepublik mit diesem Instrumentarium mehr als 20 000 Menschen entmündigt oder unter Pflegschaft gestellt.

Zum Vormund bestellte das Amtsgericht einen der sechs Zeugen, den Cousin. Nun lag die erste erstrebte Lösung des Problems nicht mehr fern: Der Vormund stellte beim Amtsgericht den Antrag, Alexander Uhl

> »zwangsweise in eine Trinkerheilanstalt einzuweisen. Gleichzeitig bitte ich um Entlassung aus der Vormundschaft (. . .). Ich habe mehr als das Menschenmögliche getan, was sich aus den Unterlagen gut beweisen läßt. Ich bitte darum, zukünftig nicht mehr mit der Angelegenheit UHL konfrontiert zu werden.«

Gegen das ihm drohende Schicksal kämpfte Alexander Uhl verzweifelt an. Mehrmals wurde er auf Veranlassung seines Vormundes in die Uni-Psychiatrie Homburg und in das Krankenhaus der »Barmherzigen Brüder« in Trier zwangseingewiesen. Und immer wieder setzte er mit Hilfe seines Anwalts seine Entlassung durch.

Bis Mitte 1972 wechselte die Vormundschaft noch zweimal. Dann übernahm das Stadtjugendamt von Neunkirchen den Fall des 26jährigen. »Einer mehr oder weniger« – die Behörde betreut etwa 600 Mündel und Pfleglinge. Mit dem Wechsel der Vormundschaft nach Neunkirchen war Uhl auch einem anderen Gerichtsbezirk ›zugeschlagen‹. Fortan durfte sich das Amtsgericht in Neunkirchen an der Saar mit seinem Fall beschäftigen.

Alexander Uhls Anträge

28\. Juli 1972: Anhörung in der Anstalt: »Ich halte diese Entmündigung nicht für gerechtfertigt!«

4\. September 1972: Schreiben an das Amtsgericht Neunkirchen: »Ich bitte Sie inständig, veranlassen Sie doch etwas, daß das Stadtjugendamt etwas unternimmt.«

27\. September 1974: erster zugelassener Antrag in den Akten des Amtsgerichtes Neunkirchen: »Ich habe den Antrag auf Aufhebung der Entmündigung gestellt.«

24\. Oktober 1975: Anhörung im LKH Merzig: »Ich habe durch meine Anwälte Völklein & Caspar in Merzig bei dem Amtsgericht in Neunkirchen den Antrag auf Wiederaufhebung der Entmündigung stellen lassen.«

8\. Oktober 1976: Anhörung: »Ich hätte doch einmal Interesse daran, allmählich diesen garstigen Laden hier zu verlassen.«

18\. November 1977: Niederschrift Amtsgericht Neunkirchen: »Ich bitte deshalb, daß ich von Merzig nach der Universitätsklinik in Homburg verlegt werde, damit dort ein exaktes Gutachten über meinen Gesundheitszustand erstellt wird.«

4\. September 1978: Antrag als Schriftsatz der Rechtsanwälte Elß & Kennel, Merzig.

20\. Oktober 1978: Anhörung: »Dagegen (gegen die weitere Unterbringung U. H.) habe ich Einwendungen. Ich sehe keinen Grund für die Fortführung der Unterbringung.«

8\. Oktober 1980: Anhörung: »Ich bin nicht damit einverstanden, im Landeskrankenhaus zu bleiben.«

3\. November 1980: Beschwerde gegen den Beschluß des Amtsgerichtes Neunkirchen.

21\. November 1980: Brief an das Amtsgericht Neunkirchen: »Bitte, sehr verehrte Frau Richterin, gewähren Sie mir doch mal einen persönlichen Vorstellungstermin bei Ihnen.«

10\. August 1981: Antrag auf Aufhebung der Entmündigung.

6. November 1981: Sofortige Beschwerde gegen den Unterbringungsbeschluß vom 21. Oktober 1981.
22. September 1982: Beschwerde beim Landgericht Saarbrücken.
18. August 1983: Anhörung: »Ich bitte in erster Linie um Aufhebung der Entmündigung!«
29. September 1983: Zurücknahme des Antrages auf »sofortige Beschwerde« vom 22. 9. 1982. Amtsgerichtsdirektor Alois Ries (Neunkirchen) weigert sich, den Antrag zu behandeln, weil er über den Antrag vom Vorjahr noch nicht entschieden hat.
1. August 1984: Zurücknahme des Antrages auf Aufhebung der Entmündigung vom 18. 8. 1983, Amtsgerichtsdirektor des Amtsgerichtes Neunkirchen, Alois Ries, rät Uhl zur Zurücknahme. Auch in diesem Fall ist ein weiterer Antrag vom Vorjahr noch unbehandelt. »Warten Sie noch ein Weilchen.«
1. Februar 1985: Die Wende: Prof. Dr. Werner und Diplompsychologe Brors entlassen den noch entmündigten Alexander Uhl.
5. November 1985: Aufhebung der Entmündigung nach fünfminütiger Anhörung.

Die »Wohl«-Täter

»Ich wünsche Ihnen eine gute Hand und ein gutes Herz für Ihre neue, schwere Aufgabe.« Mit diesen Worten wurde am 12. Juni 1972 Dr. Karl Gerber in seinen Dienst als Ärztlicher Leiter des LKH Merzig eingeführt. Zu dieser Zeit war Alexander Uhl schon eingewiesen.
Minister, Landtagsabgeordnete und leitende Beamte defilierten an ihm vorbei, Hände wurden geschüttelt, Grußbotschaften überreicht – das weiträumige Dienstzimmer war voll von Würdenträgern der saarländischen Prominenz. Sektgläser wurden gereicht, Toasts ausgesprochen. Alle freuten sich: Die Anstalt hatte ihren neuen Direktor, den Herrn über 1274 Betten, belegt mit Menschen, die an Händen und Füßen fixiert oder mit Psychopharmaka betäubt wurden, die ab und an mal eine Tasse gesunden Hagebuttentee empfingen.
Die konservative »Saarbrücker Zeitung« schrieb über die Zeremonie:[1]

1 In: *Saarbrücker Zeitung* vom 13. Juni 1972.

»Alle Bediensteten der Klinik, so betonte der Minister, wirkten schon seit Jahren unter schwierigen Bedingungen an diesem größten psychiatrischen Krankenhaus unseres Landes. Abschließend gab er der Hoffnung Ausdruck, daß die laufenden Ausbaumaßnahmen in der Klinik selbst und die geplante Einrichtung des Pflegeheims in Schwemlingen für die Versorgung der psychisch Kranken in unserem Land und auch hinsichtlich der Arbeitsbedingungen in der Merziger Klinik Verbesserungen bringen. Das Endziel sei die Einrichtung einer zweiten Landesnervenklinik.«

Eine zweite Anstalt wurde nie in Angriff genommen, von den Lebensbedingungen war erst gar nicht die Rede. Sie spielten beim Sektempfang auch keine Rolle. Dr. Karl Gerber war schon seit Ende 1947 in Merzig als Psychiater tätig. Einen veröffentlichten Lebenslauf über seine Tätigkeit in der Zeit von 1940 bis 1945 gibt es nicht. Auf Fragen hinsichtlich dieser Lücke in der Biographie schweigt sich Dr. Karl Gerber aus. Er habe studiert und sei im Osten gewesen, ist eine der vielen lapidaren Antworten, die er Journalisten gibt. Da dies nicht viel besagt, muß man sich der Gegenwart und jüngeren Vergangenheit des Psychiaters widmen: am Beispiel des Schicksals Uhl.

Aus den Gutachten der Dr. Sch./Dr. Gerber:

»Psychopathologisch war der Patient vor allem auffällig durch seine Kritiklosigkeit, durch seine flache euphorische Einstellung, ferner durch seine Weitschweifigkeit und Umständlichkeit (. . .). . . . erhielt der Patient täglich Neurobion[2] und Distraneurintabletten[3].

2 *Neurobion:* Hersteller CASCAN, Wiesbaden. Anwendung z. B. bei Neuralgien.

3 *Distraneurin:* Hersteller Astra Chemicals. Psychopharmakon mit den bekannten Wirkungen: Zusätzlich: Niesreiz, Tränen der Augen, Blutdrucksenkung, Beeinträchtigung der Atmung.

Psychischer Befund: Der Patient hat eine psychomotorische Unruhe. Er hat einen erheblichen Ruhetremor beider Hände, wirkt psycholabil, weint, als er von seinem Hund erzählt. Der Patient ist zeitlich, örtlich sowie hinsichtlich seiner Person ausreichend orientiert. Für das Vorliegen von Wahnideen findet sich kein Anhalt. Er hat eine leichte Konzentrationsschwäche. Die Monate des Jahres kann er rückwärts aufsagen. Der Fluß seiner Gedankengänge ist normal und zusammenhängend. Er ist völlig krankheitsuneinsichtig, gibt an, ihm fehle es an nichts. Er sei kein Alkoholiker. Als seine Mutter gestorben sei, das habe ihn fertiggemacht. (. . .) Der Patient ist außerordentlich psycholabil und hat während des Gespräches Tränen in den Augen. Er ist geradezu von einer servilen Unterwürfigkeit.

(. . .) Durch den chronischen Alkoholmißbrauch ist es bei ihm zu einer schweren Persönlichkeitsveränderung gekommen.

Zur Charakterisierung dieser Persönlichkeitsveränderung sei aus der Schrift »Der gefährdete Mensch im Wohlstand« (Hohecke-Verlag GmbH) (. . .) zitiert:

. . . der chronische Alkoholismus führt dann in den Zustand der sogenannten organischen Defektphase. (. . .)

Meines Erachtens ist es bei U. zu einem solchen Abbau seiner Persönlichkeit gekommen. Bei der Würdigung seiner Gesamtpersönlichkeit (komme ich) zu der Überzeugung, daß er infolge seiner Trunk- und Verschwendungssucht seine Angelegenheiten nicht mehr zu besorgen vermag, sich und die Sicherheit anderer gefährdet. Die Voraussetzungen zur Entmündigung sind gegeben.«

Alle weiteren Gutachten wiederholen mehr oder weniger diese in sich widersprüchlichen Angaben. Als ärztlicher Leiter hat Dr. Gerber eine Reihe von ihnen zu verantworten bzw. selbst geschrieben:

13. Oktober 1972:	ablehnendes Gutachten
8. November 1972:	ablehnendes Gutachten
7. Juni 1973:	ablehnendes Gutachten (das Gutachten fehlt in den Gerichtsakten)
2. August 1973:	ablehnendes Gutachten (daraufhin weitere Unterbringung für ein Jahr)
25. Sept. 1974:	ablehnendes Gutachten, weitere Unterbringung
22. Oktober 1974:	ablehnendes Gutachten (das Gutachten fehlt in den Gerichtsakten)
23. Oktober 1975:	ablehnendes Schreiben an das Amtsgericht Neunkirchen
13. Oktober 1976:	ablehnendes Schreiben an das Amtsgericht (s. o.)
4. Januar 1978:	Kurzgutachten, ablehnend
16. Januar 1978:	Das Stadtjugendamt Neunkirchen schreibt als Vormund dem Amtsgericht und weist den Vormundschaftsrichter auf seine Pflichten hin: Das Gericht möge ein ausführliches Gutachten einholen
16. Februar 1978:	ablehnendes Gutachten (üppig gespickt mit Zitaten aus der Fachliteratur)
28. März 1978:	Der Amtsvormund drückt seine Unzufriedenheit hinsichtlich des Gutachtens aus. Aufgeworfene Fragen seien nicht ausführlich genug beantwortet
12. Mai 1978:	Bericht des LKH über Alexander Uhl (Blatt 30/31 der Akte ausgerissen)
3. Januar 1979:	Gutachten von Dr. Sch./Prof. Werner (LKH) (Blatt 33 bis 38 der Gerichtsakte fehlen)
8. Oktober 1980:	Kurzgutachten
13. Oktober 1981:	Gutachten von Dr. Gerber, Pflegeheim Schwemlingen (ablehnend)
3. Mai 1982:	Stellungnahme von Dr. Gerber, Pflegeheim Schwemlingen

In diesen Monaten gelang es Alexander Uhl mehrfach, aus dem Pflegeheim Schwemlingen zu fliehen. Aber er wurde immer eingefangen und von der Polizei zurückgebracht.

23. August 1982:	Kurzgutachten von Dr. Gerber, Pflegeheim Schwemlingen (ablehnend)
24. Juli 1984:	Stellungnahme von Dr. Gerber (ablehnend)
28. Januar 1985:	Kurzgutachten Dr. Gerber.

Am 30. März 1978, sechs Jahre nach der Zwangseinweisung Alexander Uhls, wurde der ärztliche Leiter der Anstalt Merzig (LKH), Dr. Karl Gerber, auf eigenen Wunsch aus dem Dienst in den Ruhestand entlassen, um noch im selben

Jahr eine lukrative Halbtagstätigkeit im Pflegeheim »Helfende Tat« in der benachbarten Gemeinde Schwemlingen zu beginnen.

Mit dieser Anstalt des Saarländischen Schwesternverbandes hat es seine eigene Bewandtnis, die im Psychatrieplan der damaligen Ministerin für Arbeit, Gesundheit und Sozialordnung des Saarlandes, Frau Dr. Rosemarie Scheurlen (CDU), anklingt:

> »Die Entwicklung medikamentöser Behandlung, psychotherapeutischer und rehabilitativer Methoden, neuer Versorgungsmodelle und therapeutisch wirksamer Formen sozialer Betreuung haben es ermöglicht, psychische Krankheiten erfolgreich zu behandeln und bislang für unheilbar gehaltene Leiden positiv zu beeinflussen. (. . .) In dem Bemühen, die Versorgung der psychisch Kranken zu verbessern und das Landeskrankenhaus Merzig zu entlasten, förderte die Landesregierung im Versorgungsgebiet B (nördliches Westsaarland) den Aufbau des psychiatrischen Pflegeheimes Schwemlingen des Saarländischen Schwesternverbandes e. V. mit erheblichen Mitteln (mit ca. 12 Millionen Mark, ca. ein Drittel der Gesamtbaukosten. U. H.). Das Haus ist nach Abschluß der Bau- und Erweiterungsmaßnahmen (. . .) ausgelegt auf 535 Betten. Nach der Inbetriebnahme (. . .) wurden Mitte des Jahres 1975 Kranke aus dem Landeskrankenhaus Merzig dorthin verlegt. Dabei handelt es sich um gerontopsychiatrische Pflegefälle (d. h. ältere Menschen – U. H. –) und sonstige Pflegefälle. Am Stichtag wurden 554 Pflegefälle betreut, davon waren 441 Erwachsene und 113 Kinder und Jugendliche.«

Mehrere Patienten überlebten die »Umbettung« in das Pflegeheim nicht lange. Zulieferer für die saarländischen Schwestern war Dr. Gerber, der gerade in dieser Zeit immer wieder »hoffnungslose Fälle« aus seinem Landeskrankenhaus in das gerade neugebaute Pflegeheim nach Schwemlin-

gen ›verschubte‹, dessen ärztliche Versorgung er nach seiner Pension übernahm. Fortan war er als pensionierter Psychiater die einzige medizinische Legitimation für ein halbes Tausend Patienten.
Aber das hat seine Richtigkeit: Das bundesdeutsche Heimgesetz gibt den evangelischen Schwestern des Saarlandes das Recht, kontinuierlichen ärztlich-medizinischen Beistand für ihre seelisch leidenden Menschen gänzlich abzulehnen. Das Gesetz schreibt keinen im Heim angestellten Arzt zwingend vor. Eine Lücke in der Gesetzgebung? Für Dr. Karl Gerber bedeutet dieses halbe Engagement immerhin bis zu 500 Krankenscheine im Monat.
Die Heime des saarländischen Schwesternverbandes im Saarland, in Rheinland-Pfalz und Baden-Württemberg, natürlich gemeinnützig und anerkannt, können sich von ihrem Fassungsvolumen her sehen lassen: Pflegeheim »Seid Getrost« in Ottweiler mit 493 Patienten; Psychiatrisches Pflegeheim »Helfende Tat« in Schwemlingen mit 545 teils zwangseingelieferten Patienten; Alten- und Pflegeheim Fremersdorf mit 100 alten Menschen; Pflegezentrum Idar-Oberstein mit 282 Patienten; Altenzentrum Waldmohr mit 274 Patienten; Alten und Pflegeheim »Eifel-Haus« in Bitburg mit 142 Patienten; Krankenhaus Meisenheim mit 75 Patienten; Altenpflegeheim »St. Katharina« in Endingen a. K. mit 129 Patienten; Pflegeheim Boxberg mit 70 Patienten; Seniorenheim »Kanderner Hof« in Kandern mit 25 älteren Menschen, das psychiatrische Pflegeheim Eppelborn.
Der »Elendskonzern« (Patientenjargon) beherbergt eine kleine Stadt mit alten, kranken, seelisch leidenden Menschen, geistig behinderten Kindern und Jugendlichen: 2335 Plätze, um das tägliche Leben auf diese Weise zu verbringen und womöglich auch zu »beenden«, wie Alexander Uhl formuliert.
Über Vorfälle im Pflegeheim »Helfende Tat«, die Mißstände und Menschenrechtsverletzungen betreffen, könnte

Alexander Uhl selbst berichten. Doch da ist auch ein interner Bericht der schwesterlichen Pflegedienstleitung, der schließlich zur fristlosen Entlassung eines Pflegers führte. Der Zeuge Martin S. erklärte am 6. Dezember 1984:

»Ich war (. . .) auf der Station E 0 eingesetzt. Ich kann mich noch sehr gut an Patientenmißhandlungen von seiten des Pflegers S. erinnern.

1. Am 1. 1. 1984 hatte ich von 12.00–20.00 Uhr Dienst mit dem Krankenpfleger S. und der Schwester Elke Sch. Außerdem war auf der Station die Stationshilfe Frau B. tätig. Kurz nach 14.00 Uhr verließ S. die Station und gab mir den Auftrag, die Arznei für die Patienten herzurichten. Gegen 16.00 Uhr kam Herr S. stark angetrunken auf die Station zurück. Schwester Elke Sch. und ich begannen dann, das Essen auszuteilen. Beim Füttern des hilflosen Patienten Thomas K. kam Herr S. hinzu und drückte den Patienten Thomas K. mit dem Gesicht in den Breiteller. Dann ging er zu dem Patienten Martin H., der alleine aß, und drückte ebenfalls dessen Gesicht in den Breiteller. Bei einem weiteren Patienten, den Namen weiß ich nicht mehr genau, hat er das gleiche getan. Hierbei lachte Herr S. und verließ den Kindertagesraum.

2. Am gleichen Tag beobachtete ich, daß Herr S. gegen 17.00 Uhr im Bad mehrere Patienten mit der flachen Hand heftig auf den Kopf und auch auf andere Körperteile schlug.

3. Gegen 17.15 Uhr beobachtete ich, daß Herr S. den Patienten Manfred L., der sich auf dem Wege vom Bad zu seinem Zimmer befand, in die Seite trat, so daß er mit dem Kopf an den Türrahmen stieß und sich hierbei eine ca. 1–2 cm große Platzwunde über der rechten Augenbraue zuzog. Die Wunde blutete und mußte sofort versorgt werden.

Abschließend möchte ich noch betonen, daß diese hilflosen Kranken (. . .) menschenunwürdig behandelt wurden.«

Ein weiteres Dokument des Saarländischen Schwesternverbandes gibt Aufschluß über die Behandlungsmethoden des Pflegers S. So schreibt der Geschäftsführende Vorstand am 14. September 1984 einen Brief mit der Begründung für dessen fristlose Entlassung an das Arbeitsgericht Saarlouis, der auch der Betriebsrat zugestimmt hat.

»Mehrere Heimbewohner (. . .) wurden oft, manchmal mehrmals täglich mit der Hand an den Kopf und ins Gesicht geschlagen. Manchmal bediente (er) sich auch der Faust und hat die Heimbewohner mit Füßen getreten.

Mehrere Patienten wurden in absolut falsch temperiertem Badewasser gebadet. (Er) hat einen Heimbewohner, der mit Vornamen S. heißt, in einem der Stationsbäder geohrfeigt. Der Heimbewohner, der ohnehin nicht ganz standfest war, stürzte daraufhin auf den Fußboden. Beim Fallen stieß S. mit dem Kopf an die Ecke einer Waschmaschine, die in unmittelbarer Nähe stand, und zog sich dabei eine Verletzung am Kopf zu. Als der Patient am Boden lag, wurde er (von ihm) getreten.

(Er) hat einen Heimbewohner namens K. oft geschlagen und getreten. K. wurde (von ihm) ständig mit Schimpfwörtern bedacht. Heimbewohnern wurde bei geringsten Übertretungen des ›Stationsreglements‹ (. . .) Prügel angedroht, der Ausgang gesperrt, und/oder Tabakwaren vorenthalten.

Heimbewohner wurden (. . .) täglich provoziert und gegängelt. Wurden die Pfleglinge dann ausfällig oder aggressiv, wurden sie (. . .) geschlagen oder mit sedierenden Chemotherapeutica ›behandelt‹. (Er) hat einen Heimbewohner (. . .) mit einem Fenstergriff auf den Kopf geschlagen. Derartige ›Kopfnüsse‹, (. . .) wurden des öfteren ausgeteilt, auch an andere Heimbewohner.«

Der Vorstandsvorsitzende des Vereins, Klaus Brückmann, weiß noch Schlimmeres zu berichten:

»Besonders deutlich wird das sadistische Verhalten (des Pflegers) in folgender Schilderung: Der Heimbewohner Z. ist Raucher. Kam er und verlangte (. . .) Zigaretten, hatte (der Pfleger) stets eine ›Übung‹ parat. (Der Pfleger) sagte: ›Gib dem Vögelchen Wasser.‹ Z. befeuchtete daraufhin einen Finger mit der Zunge, anschließend befeuchtete er die Stirn. Der Patient wurde daraufhin wegen seiner ›Dummheit‹ ausgelacht. – Bei anderer Gelegenheit wurde Z. aufgefordert, sich unter einen Türrahmen zu stellen und zu springen. Z. ist relativ groß, so daß der Abstand zwischen seiner Schädeldecke und dem oberen Querteil des Türrahmens ca. 30–40 cm betragen hat. Bei dem Sprung war der Stoß mit dem Kopf an dem Türrahmen daher vorprogrammiert. Z. sprang fast immer und stieß sich jedesmal stark den Kopf. Danach wurde er ausgelacht, bekam die gewünschten Tabakwaren. Wollte Z. die Übung nicht durchführen oder sprang er zu zaghaft, mußte er das mehrmals wiederholen, bis der Effekt (Stoß mit dem Kopf an dem Türrahmen) erreicht war. Dieser hier beschriebene Vorgang wurde manchmal mehrmals täglich durchgeführt.
S. schlug den Heimbewohner S. mit einer leeren Weichspülmittelflasche auf den Kopf.«

Mehrere unabhängig voneinander befragte ehemalige Pfleger stellten fest, daß solche Mißstände nicht allein dem Kollegen anzulasten waren, der entlassen wurde. Wie viele Übergriffe kommen nie ans Tageslicht, weil die Zeugen – Pfleger und Patienten – um ihre Behandlung oder ihren Arbeitsplatz fürchten müssen, wenn sie »denunzieren« bzw. sich auch nur wehren?

Da mag es verwundern, wenn der gleiche Klaus Brückmann zum 25jährigen Bestehen des Saarländischen Schwesternverbandes in den Jubiläumsband seines Verbandes schreibt:

»Am 23. Januar 1958, so weist das Gründungsprotokoll aus, wurde unser Verband ins Leben gerufen. Unser Verband ist Eigentümer von mehr als 378 000 Quadratmetern Grund und Boden. Zum Abschluß unseres Jubiläumsjahres (. . .) dürfte die konsolidierte Bilanzsumme 200 Millionen Mark erreichen. Unser herzlicher Dank gilt allen unseren Mitarbeitern, die uns durch ihre Einsatzfreude, Zuverlässigkeit und Hilfsbereitschaft geholfen haben, unseren Satzungsauftrag zu verwirklichen. (. . .) Der Saarländische Schwesternverband hilft Alten, Kranken und behinderten Menschen. Er will aus christlichem Geiste handeln und alle Kräfte aufrufen, die dem Christus als dem Herrn der Erde dienen wollen.«

Auch Werner Zeyer, ehemaliger CDU-Ministerpräsident des Saarlandes, wurde Vorstandsmitglied im christlichen Reigen des Vereins.

Mitte Mai 1981 schluckte ein Patient, der die Zustände im Pflegeheim Schwemlingen nicht mehr ertragen konnte, Desinfektionsmittel. Er wollte sich dadurch dem täglichen Traktat entziehen. Es ist das erste Mal, daß Alexander Uhl verzweifelt mit ansehen mußte, wie ein Mitpatient sein Leben beenden wollte. Der Psychiater Dr. Karl Gerber gab daraufhin Anweisung an alle Stationen:

»Aus gegebener Veranlassung mache ich nochmals darauf aufmerksam, daß Medikamente, Desinfektionsmittel etc. in einem verschlossenen Raum, der den Patienten nicht zugänglich ist, aufbewahrt werden müssen.«

Die »Report«-Redaktion hatte beschlossen, einen Bericht über den Ex-Patienten Alexander Uhl zu senden, seine fünfzehn Jahre in der Psychiatrie nachzuzeichnen, die unmenschlichen Zustände zu beschreiben.

Doch auch die »Wohl«-Täter sollten Gelegenheit haben, ihre Meinung zum Schicksal der 15jährigen Zwangsunterbringung von Uhl vor der Kamera auszudrücken. So kam es nach mehrmonatigen Versuchen, im Pflegeheim »Helfende Tat« eine Dreherlaubnis zu erhalten, zu dem Einverständnis des Vorstandsvorsitzenden Klaus Brückmann, unter der Voraussetzung:

> »daß es zum Schutz der Patienten hier Einschränkungen gibt, und ich Ihnen nur insoweit eine Dreherlaubnis erteilen kann, als Herr Ltd. Medizinaldirektor i. R. (im Ruhestand) Dr. Gerber, der unser Haus fachärztlich betreut, Ihnen im konkreten Fall ein Tätigwerden gestattet. Daraus folgert, daß ich mich als gesetzlicher Vertreter der Entscheidung von Herrn Dr. Gerber anschließe.«

Eine Krankenschwester aus dem Pflegeheim rief am Vorabend des Drehtages in der Redaktion an und erklärte gegenüber Report, es habe dreitägige »Umbaumaßnahmen« gegeben. Man habe für diesen Drehtag einen Musiktherapeuten zu Gast, die Zimmer der Patienten seien mit eiligst neugekauften Plüschtieren ausgestattet, ein Teppichboden sei erneuert worden. »Die haben für Euch ganz groß saubergemacht!«

Vorgesehen war ein vereinbartes Interview mit Dr. Karl Gerber, der jedoch dann wieder ablehnte: Seine Gattin möge ihn nicht jetzt auch noch im Fernsehen zu Gesicht bekommen. Der seit langer Zeit geplante und abgesprochene Termin, für den vorformulierte Fragen eingereicht werden mußten, drohte zu platzen. Im letzten Moment – die Kameraausrüstung sollte gerade verpackt werden – lenkte Dr. Karl Gerber dann doch noch ein und stellte sich den ihm bekannten Fragen:

- Mehr als 500 Patienten beherbergt das unter Ihrer Verantwortung befindliche psychiatrische Pflegeheim »Helfende Tat«. Sind denn alle Patienten dazu bestimmt, den Rest ihres Lebens eingesperrt zu verbringen oder gibt es auch Entlassungen?
- Herr Uhl hat in diesem Pflegeheim nahezu fünf Jahre seines Lebens verbringen müssen. Nennen Sie das eine

humane, rehabilitierende Maßnahme? Ist da Rehabilitation nicht nur ein Lippenbekenntnis?

- Wer muß sich für das Schicksal des Herrn Uhl – die Zwangsunterbringung, an der Sie ja bereits im Landeskrankenhaus Merzig und später hier (Schwemlingen) mitwirkten, verantworten?
- Monotonie, Eingesperrtsein, Medikamentenbehandlung tagtäglich: Bekommt da ein Arzt nicht manchmal selbst Gewissensbisse?
- Und noch einmal: Wer ist für das Schicksal des Herrn Uhl verantwortlich?

Um es gleich vorwegzunehmen: Die Antworten von Dr. Karl Gerber wurden einen Tag vor der Sendung zurückgezogen, die Ausstrahlung des Interviews unter Androhung einer einstweiligen Verfügung und einer Geldstrafe untersagt.

Um 15.10 Uhr des 3. Februars 1986 ging ein Telexschreiben der Rechtsanwälte des Saarländischen Schwesternverbandes beim Südwestfunk ein und sorgte für Irritationen:

»Namens und in Vollmacht unseres Mandanten haben wir Sie aufzufordern, bis heute mittag, 17.00 Uhr, verbindlich zu erklären, daß das Interview zwischen Ihrem Reporter Heitkamp und unserem Mandanten (Dr. Karl Gerber) im Rahmen des oben genannten Filmbeitrages oder in sonstigem Zusammenhang nicht zur Ausstrahlung gelangt. (. . .)

Die Gründe für diese Entscheidung unsere Mandanten sind darin zu sehen, daß:

1. durch die Fragen in dem Interview der Versuch einer ›Schuldzuweisung‹ an unseren Mandanten und das Pflegepersonal in Schwemlingen unternommen wird,

2. daß die Schweigepflichtentbindungserklärung von Herrn Uhl sich lediglich erstreckte auf seinen Alkoholabusus, sonstige zur Beurteilung des Falles erforderliche medizinische Fragen – wegen des begrenzten Umfangs

der Schweigepflichtentbindungserklärung – jedoch nicht erörtert werden konnten, so daß zwangsläufig ein verzerrtes Bild entstehen muß. (. . .)
Dr. Gerber untersagt im übrigen ausdrücklich, auch an dieser Stelle in dem geplanten Fernsehbeitrag in Wort und/oder Bild gezeigt zu werden.
Ihrer Erklärung, daß Sie entsprechend dieser Aufforderung das Interview nicht ausstrahlen und unseren Mandanten nicht in Wort und Bild zeigen, erwarten wir bis spätestens heute, 17.00 Uhr.
Sollte uns bis zu diesem Zeitpunkt die geforderte Erklärung nicht vorliegen, werden wir im Hinblick darauf, daß die Ausstrahlung der Sendung (. . .) für den morgigen Abend geplant ist, unverzüglich gerichtliche Schritte in die Wege leiten.«

3. Februar 1986, 17.09 Uhr:
Rückantwort des SWF:
»Sehr geehrter Herr Rechtsanwalt,
auf Ihr Fernschreiben von heute teilen wir Ihnen mit, daß (. . .) entschieden worden ist, das mit (Karl Gerber) geführte Interview weder als ganzes noch in seinem Bild- oder Tonteil auszustrahlen. (. . .)
Mit freundlichen Grüßen
Jörg Rüggeberg, Justitiar des SWF«

Da auch an dieser Stelle das Interview nicht gedruckt werden darf, können nur die Umstände geschildert werden. Allein 12 Klappen, das heißt: zwölf Drehunterbrechungen, mußten bei der Beantwortung der Fragestellung in Kauf genommen werden, wie es mit der Verantwortung für das Schicksal von Alexander Uhl steht. Nachdem Gerber jegliche Verantwortung in der ersten Antwort kategorisch abstritt, bat er darum, die Kamera solle für einen Moment ausgeschaltet werden. Er müsse sich neu besinnen. Bei seiner zweiten Antwort versuchte er seine Nichtverantwor-

tung zu begründen. Dies mißlang. Daraufhin mußte der Kameramann die Kamera wiederum ausschalten. Dr. Gerber besann sich, wollte wütend auffahren, konnte jedoch im letzten Moment die Selbstdisziplin zurückgewinnen und räumte beim vierten Versuch eine Mitverantwortung – aber nur unter der Voraussetzung, daß sich Dr. Sch. auch verantwortlich fühle – ein. Wieder die Bitte, die Kamera doch abzustellen, da ihn das Laufwerk irritieren würde. Er bräuchte Zeit zum Nachdenken. Ein Einwand von ihm: Uhl sei ja gar nicht immer eingesperrt gewesen. Und außerdem hätten ihn auch andere Ärzte behandelt. Ein dritter Einwand: Uhl hätte ihn ja gar nicht von der gebotenen Schweigepflicht entbunden.
Die Bitte an den Kameraassistenten, Herrn Uhl doch kurz in das Arztzimmer zu holen. Uhl bestätigt Gerber nochmals seine uneingeschränkte Einwilligung: »Sie können hier alles über mich offenbaren. Ich bitte Sie sogar darum.« Die Bitte an Uhl, das Arztzimmer wieder zu verlassen.
Wieder allein: Die nächste Klappe, die fünfte: Gerber erzählt von Uhls Entweichung aus der Anstalt. Uhl hätte immer viel getrunken, sei krank gewesen, hätte behandelt werden müssen. Die Frage: Muß ein alkoholabhängiger Mensch denn 15 Jahre deswegen eingesperrt werden? Wieder die Anweisung an den Kameramann, der schon ziemlich entnervt ist, das Ding abzustellen. »Wollen wir es noch einmal von vorn versuchen, Herr Dr. Gerber?« Die nächste Klappe, die sechste: Er sei verantwortlich, aber bei den Zuständen könne man nicht anders handeln, beschwört er seine Widersprüche. Er hätte ja auch schon in der Psychiatrie-Enquête gesessen – damals in den 70ern – und habe für eine humanere Psychiatrie eingestanden. Seine Mitgliedschaft in der Enquête hält der Prüfung nicht stand. Niemand hätte ihn hören wollen, immer nur Sachzwänge, Sachzwänge, Sachzwänge.
»Sie waren ärztlicher Direktor eines 1000-Personen-Landeskrankenhauses. Sie saßen an den Hebeln, etwas zu

verändern.« Die Kamera läuft, Karl Gerber sitzt in seinem tiefen Ledersessel, hat den Kopf tief in die hohe braune Lederrückenstütze versenkt und sagt nichts. Er schaut in die Kamera, schaut auf den fragenden Redakteur, schaut zurück – die Kamera wird wieder abgestellt.
Die siebte Klappe fällt: Gerber verspricht sich, baut einen freudschen Fehler, die achte Klappe folgt. Wenn es nach ihm gegangen wäre, dann hätte Uhl viel früher gehen können. Es liegen 19 Gutachten gegen Uhl vor. Alle 19 haben ablehnenden Charakter. Alle 19 sind entweder von ihm geschrieben oder von ihm direkt unterstellten ärztlichen Kollegen angefertigt worden. 15 Jahre Psychiatrie seien ja nicht von der Hand zu weisen. Die nächste Klappe und Dr. Karl Gerber gesteht auch sich und seinen Kollegen den ärztlichen Irrtum zu. Trotzdem bleibt er dabei: Eigentlich sei Uhl ja geisteskrank, durch den Suff hirngeschädigt, schon sein Onkel, der Pastor im LKH Merzig gewesen sein soll, hätte sie nicht alle gehabt. Die nächste Klappe: Den Patienten ginge es den Umständen entsprechend gut im Pflegeheim. Das sehe man schon daran, daß Gerbers eigene über 90jährige Mutter hier ebenfalls untergebracht sei. Soviel Vertrauen hätte er zu diesem Heim. Ansonsten betont er die grundsätzlich humane Grundeinstellung der Psychiatrie. Er erzählt von seiner Mutter. (Sie starb 1986.)
»Bitte streichen Sie diese Passagen, und schicken Sie mir ein Tonprotokoll von meinen Aussagen.«
Fünf Tage nach den Dreharbeiten erhielt Karl Gerber sein Tonprotokoll: Die Passagen überspielt, die für eine eventuelle Schnittfassung in Frage kommen sollten. Zwei Tage später schickten seine Anwälte – unter Androhung gerichtlicher Schritte – das Veröffentlichungsverbot.

Ein weiterer »Wohl«-Täter ist der Richter Alois Ries. Er verfügte mehrmals den Verbleib Alexander Uhls in der Anstalt. Und wenn ein Richterkollege von ihm mit dem »Fall Uhl« beauftragt wurde, weil es Terminprobleme für

Ries gab, so riet er ihm schon mal, »den kann'ste abschreiben« (Wortprotokoll vom 26. 11. 1985, Amtsgericht Merzig, 10.45 Uhr).
Im Gegensatz zu Dr. Karl Gerber kann Richter Alois Ries – Amtsgerichtsdirektor des Amtsgerichtes Neunkirchen – auch ohne Beherrschung losbrüllen und Beleidigungen verteilen.
Am 27. November 1985 verwies er das Kamerateam mit den Worten aus seinem Dienstzimmer: »Sie haben hier gar nichts zu suchen.« Einen seit zwei Wochen vereinbarten Interviewtermin ließ Alois Ries platzen: »Ich habe Ihnen gar nichts zu sagen.« Das »Report«-Team solle woanders im Dreck wühlen.
Nach der »Report«-Sendung fühlte er sich verunglimpft und erstattete Strafanzeige gegen die verantwortlichen Journalisten. Richter Ries: »Durch den Fernsehbericht bin ich aufs tiefste beleidigt worden. Ich (bin) in die Nähe von Nazi-Verbrechern gerückt worden.«
Der Richter irrte. Die Staatsanwaltschaft schlug das Verfahren wegen Beleidigung, Verleumdung und übler Nachrede nieder. Nur die Veröffentlichung eines bereits abgedruckten Pressefotos beanstandete sie. Das Gerichtsverfahren ist noch nicht abgeschlossen.

Die Akten des Amtsgerichtes Neunkirchen über den Fall Alexander Uhl, dessen sich Amtsgerichtsdirektor Alois Ries angenommen hatte, erweisen sich in ihrer Blattsammlung als unvollständig (siehe S. 198).
Alexander Uhl:
»Ich habe mindestens 13 Anträge an Richter Ries geschrieben, wovon nur ein paar in die Akten aufgenommen wurden. Die im Pflegeheim haben mir noch nicht mal ein Blatt Papier oder einen Stift genehmigt. So habe ich die Putzfrau gebeten, mir einen mitzubringen, was sie auch tat. Insgesamt müssen es zwischen 13 und zwei Dutzend Anträge gewesen sein, die ich im Verlauf der Jahre geschrieben

habe. Ich kann die absolut genaue Zahl nicht mehr nachvollziehen, weil die mir meine Aufzeichnungen konfisziert haben, und die Kugelschreiber dazu.«

Immer wenn Alexander Uhl, mittlerweile in Freiheit, fehlende Seiten aus dem angelegten Blattverzeichnis verlangt, ist Ries nicht zu sprechen. So hat er bis heute keine Antwort erhalten, wo denn die vielen Anträge auf Entlassung und Wiederbemündigung verblieben sind, die er in 15 Jahren stellte. Alexander Uhl über diese Umstände:

»Entmündigung bedeutet Rechtlosigkeit. Es gibt kein Recht für Patienten, die in Anstalten drinsitzen. Wer eingesperrt ist, der kann nichts unternehmen, – ist also problemlos – pflegeleicht für den Vormund und bedeutet kein Problem für die Psychiatrie.«

Alle in den Akten aufgeführten Anträge Uhls in nahezu 15 Jahren wurden abgelehnt. Amtsgerichtsdirektor Ries zu meinen Recherchen: »Ihr Schmierenjournalisten, Euch sollte man nicht im Dreck wühlen lassen.«

Alois Ries bestreitet, 13 Anträge »abgeschmettert« bzw. andere Kollegen in ihrer juristischen Unabhängigkeit beeinflußt zu haben. Nach Recht und Gesetz habe er gehandelt. Eine Psychiatrie-Patientin im Pflegeheim »Helfende Tat« in Schwemlingen allerdings erinnert sich an anderes: »Der hat dem Uhl den Antrag vor der Nase zerrissen.«

Ein anderer Patient, der heute ebenfalls wieder in Freiheit lebt:

»Ich kenne den Uhl jetzt so lange, wie ich hier drinnen bin, und ich war schon vor ihm da. Der hat manchmal jeden zweiten Monat einen Antrag geschrieben und um Entlassung nachgesucht. Der Herr Ries hat – wenn er überhaupt selber kam – den Uhl immer nur fünf Minuten angehört. Dann ging er mit Dr. Gerber einen Cognac trinken.«

Alois Ries wurde 1972 vom Amtsgericht Waldmohr an das Amtsgericht Neunkirchen versetzt. In der Folgezeit hatte er neben seiner Tätigkeit als Verkehrsrichter immer mal wieder Überprüfungstermine von untergebrachten Patienten

zu bearbeiten. So besuchte er Mitpatienten von Uhl und ihn selbst im Landeskrankenhaus Merzig und im Schwemlinger Pflegeheim. Ries sieht das ganz anders.
Ein dritter Mitpatient über Alois Ries: »Der hat dem Uhl drei Geldstücke auf den Tisch gelegt und gefragt, wieviel das denn sei. Alexander hat sich über den lustig gemacht. Das war sein Fehler.«
Ein ehemaliger Pfleger aus dem Pflegeheim in Schwemlingen über den Amtsgerichtsdirektor: »Der kam, sah und siegte, während andere siechten.«
Ein Richterkollege von Alois Ries: »Herr Ries hat mir gesagt, um was es geht, und er hat telefonisch zu verstehen gegeben, daß er für Uhl keine Chance sähe.«

Das Opfer, Teil II

Alexander Uhl war gerade 25 Jahre alt, als er in einer seelischen Schwächeperiode nach dem Tod seiner Mutter zwangseingewiesen wurde. Er kam in die Universitätspsychiatrie nach Homburg und mußte dort bis zum 5. Juli 1972 verbleiben. Am 6. Juli wurde er in das Landeskrankenhaus nach Merzig verlegt. Dort mußte er bis zum 22. April 1981 auf verschiedenen geschlossenen Stationen den monotonen Alltag verleben. In diesen Jahren fabrizierte er vom Bett aus eine Patientenzeitung. Eines Tages hörte die Sekretärin von Dr. Karl Gerber – gerade in dem Moment, in dem sie ihm Kaffee servierte – einen neuen Radiosender im Programm: »Radio Saartal«. Uhl hatte sich einen Scherz erlaubt. Wegen der Langeweile hatte er sich von einem Patienten mit Ausgang einen kleinen Minisender und einen Cassettenrecorder mitbringen lassen und bastelte an einem Anstaltsradio.
Keiner bemerkte seine Arbeiten. Erst als der Peilwagen der Bundespost vorfuhr, hatte Uhls letzte Sendestunde geschlagen. Ein Strafverfahren erwuchs ihm allerdings nicht daraus: er war ja entmündigt.

Trotz aller Aktivitäten und Fähigkeiten – jahrelang verlegte er die Patientenzeitung »Mosaik« – wurde er am 22. April 1981 als »hoffnungsloser Pflegefall« in das Pflegeheim nach Schwemlingen abgeschoben. Die kleine Gemeinde hinter Merzig lebt von der Psychiatrie. Patienten und Pflegepersonal zählen zusammen manchmal mehr Menschen als die anderen Bürger der Gemeinde.
Uhl beschreibt die Verhältnisse im Heim der »Helfenden Täter«:
»Kein Geld für ausreichendes Personal, gespart wird sogar am Essen, Kinder an Heizungsrohre gefesselt, Menschen am Essen erstickt, ein alter Mann fällt durch einen Gitterrost und bleibt im Keller vor dem Fenster der Bowlingbahn tot liegen. Den haben die erst nach zwei Tagen gefunden. Eines Nachts hat sich einer auf der Toilette die Pulsadern aufgeschnitten, ein paar Tage später wieder ein Selbstmord: da hat sich ein anderer am Wasserkasten der Spülung aufgehängt, ist aber erstickt. Da kein Arzt im Heim war, mußte der erst verständigt werden. Doch der kam nicht. Der wollte nicht. Statt dessen haben wir als Patienten, den Mann ins Eisfach legen müssen. Noch nicht mal genug Personal hatten die, um einen Toten zu schleppen. Am nächsten Tag kam dann der Landarzt und hat den Totenschein ausgestellt.«
Bis zum 14. September 1984 mußte Uhl, immer verzweifelter, diese Zustände aushalten. Dann kam er durch »einen Trick« zurück in das Landeskrankenhaus nach Merzig, wo inzwischen eine Prise Reformluft aufgekommen war und sich das Klima mit der Einführung von Professor Dr. Wolfgang Werner, dem neuen klinischen Leiter zusehends verbesserte.
Der »Trick«: Zum ersten Mal zeigte er sich Gerber gegenüber krankheitseinsichtig und wollte eine Entziehungskur machen, wenn sie ihm schon Alkoholabhängigkeit diagnostizierten. Uhl betrank sich während seines Aufenthaltes im Pflegeheim »Helfende Tat« wirklich oftmals. Er war immer

verzweifelter, weil seine Entlassung in immer weitere Ferne rückte, seine Situation immer hoffnungsloser wurde. Die Alkoholika bekam er sogar des öfteren von den im Heim arbeitenden Pflegern, die selbst gerne und oft ausgiebig zechten, wie Uhl bemerkte. Nebenbei ließen sie Uhl in diesem Zustand Antennen für ihre Fernsehgeräte auf ihre Dächer setzen.
Professor Dr. Wolfgang Werner und der im LKH Merzig arbeitende Diplom-Psychologe Walter Brors, zu denen Uhl ein vertrauensvolleres Verhältnis bekam, entließen ihn schon bald: Entlassungstermin war der 2. Februar 1985.
Walter Brors:

»Wir haben einen kurzen Entzug mit Herrn Uhl gemacht und uns dann darauf verlassen – natürlich haben wir uns immer wieder dessen vergewissert – daß er unsere Therapie nicht enttäuscht. Wir fanden es unmenschlich, ihn weiter einzusperren. Das wäre niemals notwendig gewesen.«

Nach 15 Jahren Gerichts- und Psychiatrieerfahrung stand Uhl nun auf der Straße. Sein kleines Vermögen war »verschwendet«. Allein und mit 1200 Mark Rente stand er da. Über eine Rehabilitations-Station verfügt das LKH Merzig noch nicht. Er studierte die Wohnungsangebote der heimischen Tageszeitung und mietete sich eine Wohnung. Aber wie sollte er nun wieder neu beginnen, nach 15 Jahren Psychiatrie? Uhl:
»Ich kann mir schon vorstellen, daß es unmöglich ist, draußen wieder Fuß zu fassen, wenn man sagt, wo man herkommt. Nach so langer Zeit, egal wieviel Jahre das sind, ehrlich zu sein draußen: bei der Wohnungssuche, ohne Wohnung keine Arbeit, ohne Arbeit keine Wohnung. Ich finde das unmöglich. Es geht nur mit Heimlichtuerei. Man darf also nicht erzählen, wo man herkommt.«
Uhl erzählte nicht, wo er herkam. Er erhielt die Wohnung, die er von der Rente finanzierte, denn nach 15 Jahren

Psychiatrie ist er erst einmal für lange Zeit arbeitsunfähig. Er ist gezeichnet. Nicht nur äußerliche Narben sind geblieben. Noch heute wacht er nachts auf und hat Alpträume. Professor Dr. Wolfgang Werner auf die Frage, ob es in der Bundesrepublik noch mehr tragische Schicksale wie das des Alexander Uhl gibt:

> »Diese Frage muß man leider entschieden bejahen. Es gibt viele Menschen, die in Krankenhäusern, in Heimen leben, obwohl sie heute in freier Selbstbestimmung unter viel besseren Umständen leben könnten.
> Es gibt einige Gründe dafür, die schwer zu beeinflussen sind: seien sie finanzieller Art oder von seiten des Arbeitsmarktes oder weil flankierende Betreuungsmöglichkeiten noch nicht geschaffen sind. Aber auch wenn man das anführt, muß man berücksichtigen, daß es sich bei all diesen Menschen um ihr gelebtes oder ungelebtes, auf jeden Fall aber um ihr unwiederholbares Leben handelt, so daß wir nicht viel Zeit haben, uns mit Entschuldigungen abzufinden.«

Alexander Uhl, der wegen Verschwendungssucht in drei psychiatrischen Einrichtungen verwahrt wurde, ist heute ein freier Mensch. Mehr als ein Jahr brauchte er, bis er endlich in den Besitz der Unterlagen gelangte, mit denen er nachweisen konnte, daß inzwischen sein ganzes Vermögen, das Ersparte, der Besitz verschwunden waren. 1971 waren es mehr als 30 000 Mark. Uhl glaubte, daß zumindest 15 Jahre Verzinsung etwas eingebracht haben müßten. Er irrte. Als das Stadtjugendamt Neunkirchen, der Vormund, Bilanz zog und abrechnete, blieben 4000 Mark über, und das auch nur, weil dieser Betrag nach Paragraph 88 des Bundessozialhilfegesetzes stehen bleiben mußte. Der Rest wurde als Pflegesatzkostenbeihilfe dem Sozialhilfeträger überwiesen, der seinerseits wiederum das Pflegeheim »Helfende Tat« mit knapp 85 DM pro Tag ausbezahlte. Mindestens eine halbe Million Mark kostete den Staat (incl. Krankenkassen) die

Zwangsverwahrung des nun 42jährigen Mannes. Der Vormund an Alexander Uhl: »Das Girokonto mit einem Kontostand in Höhe von DM 152,21 habe ich aufgelöst.« Verschwendungssucht?

Der Vater des Entlassenen, Otto-Josef Uhl, war nach der Entlassung der Auffassung, es hätte besser alles beim alten bleiben sollen. Der Sohn sei nun mal in einer geschlossenen Anstalt besser aufgehoben: »Das hätte nicht so viel Staub aufgewirbelt« und »Du erbst nichts von mir«. In den fünfzehn Jahren Psychoknast besuchte der Vater seinen Sohn ein einziges Mal – für fünfundzwanzig Minuten.
Wer trägt die Verantwortung im Falle des Alexander Uhl?
Professor Werner, der neue ärztliche Direktor des LKH Merzig, der Uhl entlassen hat, schaut auf seine Hände, scheint unsicher, nach langer Pause:
»Das Schweigen ist auch eine Antwort. Sicher tragen wir alle Verantwortung, wenn wir nicht den Finger in die Wunde legen.«

Alexander Uhl heiratete am 26. September 1986 seine Verlobte Inge, die drei Kinder mit in die Familie brachte. Er hatte sie in einer Selbsthilfegruppe kennengelernt. Seit Ende 1986 ist Uhl als Journalist tätig. Er schreibt heute für mehrere große Zeitschriften technische Berichte. Trotzdem wird er die fünfzehn Jahre seines Lebens in verschiedenen Anstalten nicht vergessen können. Um anderen Patienten dieses Schicksal zu ersparen, engagiert er sich heute in einem Selbsthilfeverein, der sich zum Ziel gesetzt hat, Patienten eine Rehabilitation zu ermöglichen. Anfang Januar 1987 kaufte sich die Familie aus eigenen Mitteln ein Haus, weil für »so eine Rasselbande in der kleinen Bude kein Platz mehr war«, sagt Uhl.

»Wer A sagt muß auch B sagen!
Oder: wer B-lankenburg auflösen will, muß auch A-lternativen schaffen . . .«
Ein ehemaliger Langzeitpatient

VON EINEM, DER AUSZOG, DIE REFORM ZU MACHEN

Kloster Blankenburg: Die erste Anstalt soll aufgelöst werden

Das frühere Kloster liegt in der Nähe von Oldenburg. Weit draußen, neben dem kleinen Flüßchen Hunte, abseits von Dörfern und Städten, über Wiesen und Felder, kann der Besucher das psychiatrische Kloster Blankenburg auf einer Straße erreichen, die einem Feldweg gleichkommt. Wer bis 1980 – zumeist aus Bremen – dort ankam, sollte auch bleiben – einen Weg zurück aus dem klösterlichen Gelände gab es für die eingewiesenen Langzeitpatienten nicht.

Im Jahre 1980 beschloß der Bremer Senat, diesem Zustand ein Ende zu bereiten. Dem Kloster Blankenburg stand die Auflösung ins Haus.
Als der ehemalige Gesundheitssenator Bremens, Herbert Brückner, diesen Beschluß einem Zeitungsreporter ins Ohr flüsterte, dieser daraufhin die große ›Story‹ witterte und anderntags die Geschichte im Blatt hatte, stand Kloster Blankenburg kopf. Aus der Zeitung erfuhren die ›Genossen‹ Pfleger, zum großen Teil in der Gewerkschaft ÖTV organisiert, was da mit ihrem Kloster geschehen sollte: Auflösung der Stationen und Strukturen, Langzeitpatienten zurück in die Freiheit. Eine konservative Stadtpostille säte auch sofort Zwietracht und fragte an, wieviele Pfleger denn nun arbeitslos würden. Der Skandal war da, die Aufregung

groß, am liebsten hätte Brückner und sein Abteilungsleiter Gert Schöfer die humanistischen Ideen wieder in die Tiefen der Amtsschubladen versenkt. Doch nun war die Meldung veröffentlicht und an Aprilscherze nicht mehr zu denken. Der SPD-Senator ging deshalb in die Offensive und verkündete überzeugend: »Bis 1990 wird Blankenburg aufgelöst!«

Die Patienten mit einer durchschnittlichen Verwahrdauer von 13 Jahren sollten im Verlauf von acht Jahren in die Freiheit zurückgeschickt werden. Was sich die SPD da einhandelte, sahen Betrachter als Kuckucksei, über dessen Schatten niemand springen wollte, geschweige denn fliegen. Die Drohungen von einzelnen Pflegern und Angehörigen, die Parteibücher zurückzugeben, wurden im verunglückten Anfangsstadium der Auflösung jedenfalls sehr ernst genommen. Ein Pfleger, Mitglied der ÖTV und SPD, der mit seiner Familie schon lange in Blankenburgs ländlicher Abgeschiedenheit lebte: »Seit über 20 Jahren bin ich jetzt hier. Jeden Tag haben wir uns um gute Pflege bemüht: Was 20 Jahre lang gut war, kann heute doch mit einem Mal nicht schlecht sein!«

Nach der Ansicht einer eilig ins Leben gerufenen Expertengruppe sollte die vorgesehene schrittweise Auflösung so behutsam erfolgen, daß die Wiedereingliederung der Rückkehrwilligen nach Bremen durch eine entsprechende Betreuung in Kleinstgruppen gewährleistet war. Es sollten Wohngemeinschaften entstehen. Mit dem Bundesmodellprogramm zur Reformierung der Psychiatrie wurde die erste Phase der Auflösung begleitend finanziert. Der finanzschwache Stadtstaat verwies auf seine finanziell desolate Situation: Werftenkrise, Arbeitslosigkeit, Ausfall von Steuergeldern.

Mit einer Finanzierung durch das Bundesministerium für Jugend, Familie und Gesundheit war allerdings nur bis 1985 zu rechnen. Für die Zeit danach, also bis 1989, war keine Anschlußfinanzierung vorgesehen. Finanzierungspläne für

ein Danach (ab 1985) gab es jedenfalls damals in Bremen noch nicht.
Dann lief das Programm aus und wurde unter Bundesminister Heiner Geißler auch nicht fortgeführt: der Schönheitsfehler eines Regierungswechsels. Geißler: »Habe ich das Modellprogramm erfunden?« Nein, er hatte es weder erfunden, noch fand er es überzeugend.
Gert Schöfer aus dem Sozialpsychiatrie-Ressort des Stadtstaates Bremen hatte versprochen: »Ziel der Gesundheitspolitik ist es, auch für seelisch Kranke ein geschütztes Leben zu ermöglichen und eine Hospitalisierung unbedingt vermeiden.« Aber das war 1983.

Bis Mitte '84 wurden über 90 Patienten rehabilitiert. Über eine sogenannte Enthospitalisierungsstation (Station 1), mit einem überwiegend neuen Mitarbeiterteam, sollten erste Schritte auf dem Weg zurück in die Stadt gewagt werden. Wohngemeinschaften mitten in Bremens Innenstadt entstanden – bereits zehn auf verschiedene Stadtregionen verteilte Häuser gab es – und fortan sollten für alle Langzeitpatienten diese Möglichkeiten genutzt werden. Als 1985 die finanziellen Quellen aus Bonn zu versiegen drohten, herrschte in der Weserstadt eitel Ratlosigkeit. Was hatte man da in Gang gesetzt, ohne zu wissen, wie es enden könnte.
Im Verlauf der ersten Jahre waren über 50 neue Arbeitsplätze für Therapeuten, Sozialarbeiter, Psychologen und Ärzte geschaffen worden – keiner der alten Pfleger in Blankenburg war entlassen worden, aber sie wollten auch nicht heraus aus ihrem vertrauten Klosterdasein.
Fünf sektorisierte Stadtteildienste, sogenannte sozialpsychiatrische Ambulanzen, waren eingerichtet worden, um bei seelischem Leid direkt vorbeugen zu können (Präventivarbeit). Rund um die Uhr sollten diese Teams für die Bremer Bürger zur Verfügung stehen, ihnen zu Hause helfen, Hausbesuche bewältigen und akut seelisch Leiden-

de, wenn nötig über das Zentralkrankenhaus-Ost in die Stadt zurückzubringen. Ein Verein wurde gegründet. Die Mitarbeiter besorgten mit den ehemaligen Blankenburger Patienten Möbel beim Sozialamt, halfen ihnen bei der Bewältigung der Alltagssorgen. Ansonsten kamen die ersten Neubürger aus Blankenburg gut selbst zurecht. Sehr bald zeigte sich, daß die Idee »Freiheit heilt« in die Tat umgesetzt werden konnte.
Dr. Niels Pörksen, einer der bekannten Sozialpsychiater Norddeutschlands, warnte aber damals schon: »Die Betreuungsdienste müssen dringend erweitert werden. Es ist eine Finanzmisere, in der die sozialpsychiatrischen Dienste stekken. Mit Bonner Hilfe wird es sicherlich keine neuen Regelungen für die Finanzierung geben!« Pörksens Worte, so wegweisend sie waren, verhallten.

Es hatten sich alle so gut eingerichtet. Ein Arzt berichtet

Der Bremer Arzt und Psychiater Klaus Pramann, der ab 1981 mit einem professionellen Team die Auflösung in Blankenburg der Station I realisieren sollte, erinnert sich an seine ersten Tage in der Anstalt und analysiert die Situation von damals:

». . . Blankenburg hat Geschichte.
Das Kloster wurde im Jahre 1296 gegründet. Als Kloster fungierte es jedoch nur etwa 200 Jahre. Von dann an beherbergte es die ersten Waisen und Irren. Im 17. Jahrhundert wurde das Kloster umgewandelt in eine ›mildtätige Stiftung des Grafen Anton-Günther zu Oldenburg‹. Vom Land Bremen wurde das Gelände 1957 gepachtet, um dort diejenigen Patienten unterzubringen, die sich gegenüber der psychiatrischen Behandlung in der Freien Hansestadt als resistent erwiesen hatten, oder die den Tagesablauf irgendwie störten.
Mit einer äußerst dürftigen Personalausstattung und zeitweise zwei Ärzten wurden in Blankenburg bis zu 360 Langzeitpatienten in zehn Stationen verwahrt. Diese Pa-

tienten bildeten den harten Kern der bremischen Psychiatrie. Viele Angestellte, teilweise auch die Beamten von Blankenburg hatten vor vielen Jahren ihre vorherigen Berufe als Maurer, Hausfrauen, Bundeswehrangestellte, Landwirte oder ähnliches aufgegeben. Sie hatten in Blankenburg einen sicheren Arbeitsplatz gefunden. Die meisten Mitarbeiter arbeiteten dort seit Jahren, teilweise seit Jahrzehnten, als ich 1980 anfing. Etliche von ihnen waren miteinander verwandt. Die Führungsrolle des Stationspflegers jeder Station war unerschütterlich. Er und seine Stellvertreter bestimmten den Ablauf und die Einteilung des Dienstplanes.

Der Hospitalisierungsprozeß auf allen Stationen im Kloster Blankenburg hatte dazu geführt, daß ursprüngliches Leiden und durch die Anstalt produzierte Schädigung längst nicht mehr auseinanderzuhalten waren. In der logischen Folge waren ›Diagnosen‹ von Patienten häufig sogar durcheinandergeraten. Neben einer langjährigen – oft ununterbrochenen – psychopharmakologischen Behandlung hatten viele Patienten und Patientinnen teils sehr durchgreifende Behandlungsmethoden über sich ergehen lassen müssen. Die meisten der sogenannten defektschizophrenen Patienten hatten zuvor oft serienweise Elektro-, Insulin- oder Kardiazolschocks hinter sich und eine Reihe der Patienten war zudem durch eine Gehirnoperation (Leukotomie) auf Dauer geschädigt.
Das zeitweilige Fixieren von Patienten am Bett, an Heizung oder Möbeln, gehörte zur Routine – es wurde auch als ›pflegerische‹ Tätigkeit an Patienten bezeichnet.
Die Patienten und Patientinnen mit Ausgangserlaubnis erhielten ihr Taschengeld einmal monatlich und konnten es dann in der Caféteria der Anstalt wieder ausgeben. Das ›therapeutische Angebot‹ umfaßte zudem noch eine ›Unterhaltungstherapie‹: Kino und Tanznachmittag einmal monatlich, sowie bisweilen Gymnastik, Tischtennis und Preisskat.
Fast jede Station verfügte über einen oder mehrere Patienten, die in der Küchenarbeit und beim Saubermachen der Station eingesetzt waren. Andere halfen auch bei der pflegerischen Arbeit: Anbinden, Waschen, Füttern.

Es muß an dieser Stelle betont werden, daß die Beschreibung der Praxis keinesfalls als Kritik am Pflegepersonal mißzuverstehen ist, das selbst Opfer der Verhältnisse einer Langzeitanstalt war, die die Funktion einer Endstation zu erfüllen hatte, aus der es weder für Patienten noch für Pfleger ein Entrinnen gab.
So festgefügt der Zustand der Rechtlosigkeit und der Ohnmacht der Patienten war, die sich Freundlichkeit und Vergünstigungen seitens des Personals nur durch untertänige Willfährigkeit erkaufen konnten, oder aber durch Hergabe ihrer Arbeitskraft, so fest war auch die Gewißheit des Personals um die eigene Unersetzlichkeit für das Fortbestehen der langzeitpsychiatrischen Anstalt in ihrer Funktion: 50 Kilometer von Bremen entfernt.

Wie sollte es auch anders ein: Die unliebsamen und störenden Patienten waren sicher und immerfort in der Obhut des Blankenburger Personals. Daß das Kloster Blankenburg, diese parkähnliche Anstaltsidylle, wirklich einmal aufgegeben werden sollte, war schier undenkbar. Es gab weit und breit keinen Menschen, der sich daran gestört hatte, daß hier die Persönlichkeiten von Menschen durch den unerbittlichen Mechanismus einer totalen Institution entstellt wurden, daß hier Bürger nicht nur ihrer Rechte, sondern auch ihrer geschichtlichen Existenz beraubt worden waren. Daß jemand auf die Idee kommen könnte, die Patienten sollten einmal wieder nach Bremen zurückkommen, um dort in die Gesellschaft der Stadt integriert zu werden, hätte man in Blankenburg im Jahr 1979 noch schlichtweg für eine Schnapsidee gehalten.«

Deutsche Psychiatriepolitik – ein Rückblick

Der Auflösungsidee von psychiatrischen Anstalten in der Bundesrepublik – Mitte bis Ende der siebziger Jahre – war ein langwieriger, erbitterter Streit zwischen fortschrittlichen, meist jungen Ärzten und konservativen Psychiatern vorausgegangen. Was in Italien, den Niederlanden und in

Großbritannien längst ausprobiert worden war – weg vom Verwahren und hin zu mehr Freizügigkeit und Menschlichkeit – sollte in der Bundesrepublik weiterhin ein Tabuthema bleiben. Die Auflösungsidee sollte und konnte bis in die achtziger Jahre nicht salonfähig werden.

Leise Stimmen über vermutete Unstimmigkeiten in der Deutschen Psychiatrie wurden Anfang 1971 lauter: Am 23. Juni 1971, mittags um halb eins, in der 130. Sitzung des 6. Deutschen Bundestages kam ein Tagesordnungspunkt zur Sprache. Das Parlamentsprotokoll verzeichnet auf der Seite 7538 B folgenden Wortlaut:

»Vizepräsidentin Frau Funke:

›Dann rufe ich Punkt 26 der Tagesordnung auf:
Beratung des schriftlichen Berichts des Ausschusses für Jugend, Familie und Gesundheit (12. Ausschuß) über den Antrag der Abgeordneten Picard, Dr. Martin, Dr. Jungmann, Dr. Götz, Burger, Prinz zu Sayn-Wittgenstein-Hohenstein, von Thadden, Köster und der Fraktion der CDU/CSU:
betr.: Situation der Psychiatrie in der Bundesrepublik
– Drucksachen VI/474, VI/2322 –
Berichterstatter: Abgeordneter Dr. Schmidt (Krefeld)
Ich frage den Berichterstatter, ob das Wort begehrt wird? – Das ist nicht der Fall.
Wird in der Aussprache das Wort begehrt? – Das ist ebenfalls nicht der Fall.
Wir kommen dann zur Beschlußfassung über den Antrag des Ausschusses auf Drucksache VI/2322. Wer dem Antrag des Ausschusses zuzustimmen wünscht, den bitte ich um das Zeichen. – Danke. Gegenprobe! – Stimmenthaltungen?
– Es ist so beschlossen.«

Die noch verbliebenen Abgeordneten des Deutschen Bundestages, – das Plenum war fast leer – wußten nach der Abstimmung zu einem wesentlich interessanteren Tagesordnungspunkt überzugehen: Mittagessen. Beschlossen wurde an diesem denkwürdigen Sommertag – kurz vor den großen Parlamentsferien – eine »Enquête (Untersuchung) über die Lage der Psychiatrie in der Bundesrepublik erstellen zu lassen«. Ein damaliger Beobachter heute: »Manche unserer Volksvertreter waren in Gedanken schon am Gardasee. Es war ein Tag, an dem die Sonne schien.«

In den psychiatrischen Anstalten der Bundesrepublik herrschte jedoch seit Jahrzehnten dichter Nebel. Im Dikkicht der »Schlangengruben« wurden Patienten tagtäglich mißhandelt. Nicht wenige überlebten die »Behandlung« in den Folterkammern der deutschen Psychiatrie nicht. Noch nicht einmal die Euthanasiemorde, die Zwangssterilisationen, die Versuche an wehrlosen Menschen während der Nazi-Diktatur waren bislang im Bundestag zur Aussprache gekommen. Wie sollte da erst Vergangenheitsbewältigung in den Anstalten ihren Einzug finden?

Am 1. Februar 1973 – zwanzig Monate waren bereits vergangen – faßte sich der Abgeordnete Dr. Arnold von der CDU/CSU-Fraktion ein Herz und fragte:

> »Trifft es zu, daß viele Patienten in den psychiatrischen Krankenhäusern unter menschenunwürdigen Verhältnissen leben?
> Kann die Bundesregierung jetzt oder alsbald nähere Auskünfte über die Lage in den psychiatrischen Krankenhäusern geben?«

Der parlamentarische Staatssekretär Heinz Westphal (SPD), antwortete auf die Fragen A 128 und 129 der Drucksache 7/77 (Anlage 21):

> »Der Bundesregierung ist bekannt, daß es psychiatrische Krankenhäuser gibt, die nicht den Mindestanforderungen an eine moderne Versorgung psychisch Kranker entsprechen. Umfassende Angaben über Ausstattung, Belegung, innere Struktur dieser Krankenhäuser liegen der Bundesregierung z. Z. noch nicht vor. Für die Pla-

nung, den Bau und den Betrieb von psychiatrischen Krankenhäusern ist der Bund nicht zuständig, diese Aufgaben obliegen den Ländern, Gemeinden und freien Trägern (. . .)

Der Bundesminister für Jugend, Familie und Gesundheit (hat) eine Sachverständigenkommission berufen. Der erste Zwischenbericht ist 1973 zu erwarten . . .«

Endlich, am 25. November 1975 – 53 Monate später – liegt der Enquête-Bericht auf dem Tisch des Bundesministers. 426 Seiten schwergewichtiges, gebundenes Papier: 1075 Gramm.

Die Experten der ›Deutschen Gesellschaft für Psychiatrie und Nervenheilkunde‹ (Standesorganisation) und die Ärzte und Psychologen der ›Deutschen Gesellschaft für Soziale Psychiatrie‹ – ein paar Krankenschwestern und Pfleger saßen am Nebentisch – hatten gestritten; die einen etwas lauter; gefochten hatten sie, miteinander und gegeneinander gerungen, um die richtigen Worte für die Mißstände zu finden. Das Kind mußte einen Namen haben und man wollte es den Politikern einmal gründlich darlegen. Nebenbei: Patienten kamen in dem Bericht nicht zu Wort. Die Fachmänner hielten es für überflüssig, sie um ihre Meinung zu bitten.

Die Fachleute hatten aber immerhin herausgefunden, daß

»auch in Zeiten knapp bemessener Mittel eine Gesellschaft (sich) der Frage stellen muß, wieviel sie einsetzen will, um das Schicksal derer zu erleichtern, die als psychisch Kranke oder Behinderte auf Hilfe angewiesen sind.«

Sie kritisierten:

1. »Die unzureichende Unterbringung psychisch Kranker und Behinderter in den psychiatrischen Krankenhäusern und das Fehlen alternativer Einrichtungen, welche die stationäre Versorgung im Krankenhaus ergänzen.

2. Der Mangel an Einrichtungen für Kinder und Jugendliche, für Alkoholkranke und Drogenabhängige, für psychisch kranke alte Menschen und erwachsene geistig Behinderte.
3. Die unzureichende Kapazität an Psychotherapie für die große Zahl seelisch bedingter und seelisch mitbedingter Krankheiten.
4. Die mangelnde Koordination aller an der Versorgung psychisch Kranker und Behinderter beteiligten Dienste, insbesondere der vielfach unzulänglichen Beratungseinrichtungen und sozialen Dienste.«

Der Enquête-Bericht von 1975 forderte unter anderem:

- die Aufklärung der Bevölkerung über psychische Gesundheit,
- die Förderung der Beratungsdienste und Selbsthilfegruppen,
- die gemeindenahe Versorgung,
- die Umstrukturierung der Großkrankenhäuser,
- eine getrennte Versorgung für psychisch Kranke und geistig Behinderte,
- die Gleichstellung psychisch und somatisch Kranker,
- die Förderung der Aus-, Weiter- und Fortbildung der an der Versorgung beteiligten Berufsgruppen,
- der Aufbau eines bedarfsgerechten Versorgungssystems,
- die Intensivierung und Förderung der Forschung u. v. m.

Über die Begriffsdefinition, was denn Krankheit eigentlich und überhaupt sei und was Gesundheit im Sinne der Psyche und Seele ist, wurde Stillschweigen vereinbart. Die Bevölkerung aufklären über psychische Gesundheit? Mit welchen Fakten will da aufgewartet werden?

1975: Die gemäßigte Psychiaterschaft ging zurück in die Anstalten und zur Tagesordnung über. Asmus Finzen und Klaus Dörner fochten weiter. Doch wie wichtig die Bundesregierung das Anliegen um ihre leidenden Mitbürger nahm, ist aus ihrer Reaktion ersichtlich.

Die Koalitionsregierung aus SPD und F.D.P. antwortete eine Legislaturperiode später am 13. Februar 1979 (104 Monate sind vergangen):

»Die Bundesregierung hat mit Genugtuung vermerkt, daß durch die Veröffentlichung des Berichtes der Sachverständigenkommission über die Lage der Psychiatrie in der Bundesrepublik Deutschland (. . .) ein zunehmendes Interesse an einer Reform der Versorgung psychisch Kranker und Behinderter und verbunden damit ein wachsendes Problembewußtsein bei Politikern, Verbänden und Trägern sowie der breiten Öffentlichkeit entstanden ist.«

Ein einmaliges Regierungsdokument auf 345 Seiten Papierlänge war entstanden. Die Fachbeamten des Bundesministeriums für Jugend, Familie und Gesundheit mußten den Fachpsychiatern Versäumnisse eingestehen. Nichts stand zum besten.

Nach sieben Jahren des Analysierens von Mißständen beschloß die Bundesregierung, die Initiative zu ergreifen.

Für die Jahre 1980 bis 85 wurde ein Bundesmodellprogramm aus der Taufe gehoben. Nach dem Motto »hier und da ein bißchen Finanzspritze«, wie der Sozialpsychiater Dr. Niels Pörksen kritisierte, sollten ansatzweise vorbildhafte, neuartige und fortschrittliche »Versorgungs«-möglichkeiten mit Modellcharakter entstehen. Bundesfinanzminister Hans Matthöfer stellte dafür 500 Millionen Mark aus der von ihm verwalteten Staatskasse zur Verfügung.

Und auch das SPD-regierte Bremen sollte einen Teil des Geldes in Anspruch nehmen dürfen. CDU/CSU-regierte Bundesländer, mit Ausnahme des finanzschwachen Saarlandes (Saar-Pfalz-Kreis, Universitätspsychiatrie Homburg) weigerten sich, diesen »Tröpfchensegen« überhaupt auch nur mitzumachen. Für sie war Psychiatrie Landessache, und da hatte sich die Bundesregierung nicht einzumischen. Sie lehnten das Programm rundweg ab und alles blieb beim alten.

Das Bundesland Bremen dagegen war motiviert, mit auf den anfahrenden Reformzug zu springen. In der Regierungsstellungnahme gibt es eine Mitteilung des Senats an die Bundesregierung, datiert auf den 1. 7. 1975:

> »Eine Sondersituation nimmt das Krankenhaus Kloster Blankenburg ein; da der Pachtvertrag für diese Klinik befristet ist, sofern eine Pachtverlängerung über 1980 hinaus nicht möglich wird, muß eine Ersatzmöglichkeit mit ca. 300 Betten geschaffen werden.«

Ein auslaufender Pachtvertrag, eine Ersatzmöglichkeit für 300 Betten, eine kurz-, mindestens aber eine mittelfristige Sanierung des bremischen Haushaltes mit Mitteln des Bundes? Und zusätzlich ein bißchen Reform, die nichts kostet? Eine geniale Idee!

Das Ziel, die Theorie, die Praxis

Der Arzt Klaus Pramann erinnert sich:
»1980 glaubten viele an die Möglichkeit, in der Psychiatrie könnte sich etwas bewegen, – speziell auch in Bremen. Um die Situation in Blankenburg beschreiben zu können, muß ich auf die Arbeit der ›Deutschen Gesellschaft für Soziale Psychiatrie‹ zurückkommen.
Als sich die DGSP 1970 mit nur wenigen Mitgliedern gründete, empfanden sich diese als Speerspitze gegen die herrschende Psychiatrie. Im Gefühl der Gemeinsamkeit gegen die konservative medizinische und patriarchalische Praxis, die täglich mehr anödete, trafen sich von Jahr zu Jahr mehr DGSP-Mitglieder auf den Tagungen und Mannheimer Kreisen. Aus allen Berufsgruppen kamen neue Teilnehmer zu diesen Fortbildungsveranstaltungen. Der Optimismus, Veränderungen in Gang zu bringen, war groß. Man setzte Hoffnungen darin, daß namhafte DGSP-Vertreter an der Erstellung der Enquête beteiligt sein würden.
Erst Mitte der 70er Jahre spürten wir, worauf man sich eingelassen hatte: Unsere Experten waren immer mehr den

diplomatischen Spielregeln und den Gesetzen der Vertraulichkeit innerhalb der Kommission erlegen.
Unterdessen wuchs an der Basis die Skepsis gegenüber dem, was bei der anfangs so begrüßten Untersuchung herauskam. Ein politischer Bewußtwerdungsprozeß wurde nicht in Gang gebracht. Eine Reihe dieser Kommissionsmitglieder war inzwischen sogar selbst Anstaltsleiter geworden.

Auf der DGSP-Verbandstagung von 1978 – ausgerechnet in Bremen – wurden die Vertreter des Vorstandes abgewählt. Vom neuen Vorstand erwartete man, daß er ein klares und entschiedenes gesundheitspolitisches Programm ausarbeiten würde. Dieses geschah im Verlauf der nächsten zwei Jahre. Die Forderung nach Auflösung der psychiatrischen Großkrankenhäuser rückte damit in den Vordergrund. Im Frühjahr 1980 fand sich dann eine breite Mehrheit auf der Tagung des Mannheimer Kreises, die Auflösungsforderung durch eine Großdemonstration in Bonn zu unterstreichen. Am 19. Oktober kamen mehr als 5000 Bundesbürger zu einem Sternmarsch nach Bonn, um auf dem Münsterplatz für die Forderung der DGSP nach Auflösung der psychiatrischen Großkrankenhäuser zu demonstrieren. Ein Ziel erreichte unser Sternmarsch zweifellos: Die Diskussion um die Auflösung der Großkrankenhäuser und Anstalten war in die Öffentlichkeit geraten.
Und so begann man sich auch in Bremen eigene Gedanken um das Kloster Blankenburg zu machen.
Denn Blankenburg war bis zum Aufnahmestop und Auflösungsbeschluß 1981 durch den Gesundheitssenator von der gesamten Psychiatriediskussion völlig unberührt gewesen. Als wir dann im Rahmen des Modellprogramms vom Bremer Senat quasi nach Blankenburg ›eingeflogen‹ wurden, war alsbald eine enge Verbindung zwischen dem Beginn der Auflösungspraxis im Kloster und dem Fortgang der Auflösungsdiskussion überhaupt hergestellt. Der harte Kern dieser psychiatrischen Anstalt begann zu bröckeln.«

Der Psychologe Helmut Herzog arbeitete ebenfalls im Enthospitalisierungsteam auf der Station 1 in Blankenburg. Er berichtet über den Verlauf der Reformbestrebungen in der bremischen Psychiatrie-Politik:

»Die Theorie:
Mit Blankenburg sollte das gemacht werden, was bis zu diesem Zeitpunkt bisher nur im europäischen Ausland versucht und umgesetzt worden war: die Abschaffung des psychiatrischen Gettos. Zumindest in Bremen sollten die sogenannten unheilbaren, die chronisch und resistenten Menschen in den Mittelpunkt der strukturverändernden Bemühungen gerückt werden, um so einer Aus- und Absonderung zu begegnen. Blankenburg war »Endlagerungsstätte« für entmündigte Menschen geworden. An Menschenrechte mußte erinnert werden, und diese waren erst einmal im Stationsalltag durchzusetzen. Diese restriktive Praxis des Verwahrens sollte aufgebrochen werden zugunsten eines reinen Lebensentwurfes, der das Wiedergewinnen von Persönlichkeitsrechten, das Aufheben von Einweisungsbeschlüssen, die Wiederbemündigung beinhaltete.

Wir erinnerten eindringlich an die Grundrechte auf Unversehrtheit der Person, an das Recht auf Wohnen und Arbeiten. Das wiederum beinhaltete eine immer größer werdende Freizügigkeit, Selbständigkeit und die Unabhängigkeit von Patienten, was nach und nach erreicht werden sollte.
Nicht nur das Programm Anstalt, d. h. Versorgung und Verwaltung, das Psychiatriesystem sollte von innen aufgebrochen werden und gleichzeitig neue Perspektiven und kreative Handlungsweisen ermöglichen, um den Weg zurück nach Bremen, den Weg aus dem Exil in die Heimat zu bahnen.
Dieser Weg war für die meisten in der Anstalt tätigen Pfleger – aber auch für viele Politiker und Beamte nicht mehr denkbar, geschweige denn für gehbar gehalten worden.
Die Praxis:
Wir mußten für die vielen unselbständigen Patienten, die wir auf die Station 1 holten, ein Klima schaffen, das ihnen den Blick auf ein »Draußen-Leben« schärfte. Wir verstärkten die Gespräche über Medikamente, die Schwierigkeiten der Anstalt, die Vorstellungen über den Weg nach draußen. Dieser Weg wurde von Beginn an skeptisch bis mißtrauisch beobachtet, dies um so mehr, als er in konkrete Schritte mündete.

Der erste Schritt hieß: ›Selbständig-werden-lassen‹ sogenannter Aktivitäten – mit einem Unterschied: alle sollten regelmäßig und außerhalb des Anstaltsgeländes stattfinden. Bremen und Oldenburg sowie die Umgebung dieser Städte waren unsere Ziele. Tägliche Spaziergänge auf dem Gelände wurden erweitert durch Einkaufengehen in Oldenburg; das Baden innerhalb der Anstalt wurde ersetzt durch den Besuch von und Schwimmenlernen in öffentlichen Schwimmbädern; der jährliche ›Gesamtausflug der Anstalt‹ ergänzt durch möglichst häufige Fahrten nach Bremen, um eine Rekonstruktion der alten Heimat vorzunehmen. Dann machten wir mehrtägige Urlaubsfahrten nach Triest, um die Möglichkeit einer anderen, in diesem Fall italienischen Lebensmöglichkeit außerhalb der Mauern zu verdeutlichen.

Die zunehmende Konkretisierung des »Draußen« in den Köpfen der Patienten führte selbstverständlich zu verstärkten Auseinandersetzungen mit anderen Patienten und besonders mit dem alten Pflegepersonal hinsichtlich der eigenen Lebens- und Krankheitsgeschichte. Die Wirkungsweisen der Medikamente wurden diskutiert, die auf dem Gelände stattfindende Arbeits- und ›Unterhaltungs‹-therapie und nicht zuletzt auch die Umgehensweise mit Gewalt im Stationsalltag. Diese Verhaltensänderung im gesamtklinischen Rahmen hatte schon nach kurzer Zeit – innerhalb des ersten halben Jahres – deutliche Wirkungsweisen: *Die uns anvertrauten Personen vertrauten sich selbst wieder mehr.* Waren sie vorher von einer ausgeprägten Versorgungseinstellung aus bevormundet worden, gab es fortan eine persönlichkeitszentrierte Auseinandersetzung mit möglichst vielen Alltagskonflikten, in diese die Beteiligten einbezogen werden sollten.

Dabei lautete die Perspektive immer: ein möglichst selbständiges Leben draußen führen zu können. Wir wollten ihnen zeigen, wie sie als Bürger in der Stadt leben konnten – als Menschen, die staatliche Hilfe im Normalfall – und im Leidensstadium ambulante Hilfe in Anspruch nehmen konnten (sozialpsychiatrischer Dienst, Tagesklinik, Arbeitshilfen). Danach sollte die Wiederbemündigung bei den Gerichten eingereicht werden.

Unsere Arbeitsweisen wurden innerhalb der Klinik als Angriff auf die bisherigen Versorgungsstrukturen verstan-

den. Im Personalrat gärte es und wir wurden kritisiert, weil man uns verdächtigte, daß wir ständige Kritik an der bisherigen Pflegearbeit geleistet haben sollen.
Dann kamen ›Unterstützungsersuchen‹ von bremischer Senatsseite auf uns zu, Hinderungsmechanismen ins Spiel.

Das Draußen nimmt konkrete Formen an

Parallel zur Arbeit in Blankenburg mußte in Bremen eine Struktur geschaffen werden, die den Umzug ermöglichte. Zahllose Gespräche über Konzeption, Finanzierungsverhandlungen mit den Ressorts Gesundheit und Soziales waren notwendig, um den zu entlassenden Patienten Immobilien und Arbeitsangebote zu schaffen, die den Übergang von Blankenburg nach Bremen ermöglichen sollten. *Man hatte uns eine Entlassungsquote von 20 Patienten pro Jahr zugebilligt und die Gründung eines Vereines.*
Wir konnten den Patienten von Anfang an keine Wohn- und Lebensmöglichkeiten (Visualisierung) vorzeigen, was die Arbeit in der Anstalt erleichtert hätte. Im Gegenteil: Es wurden immer mehr Einschränkungen formuliert, die sichern sollten, daß es den Patienten ›besser‹ gehen müsse. Und keiner der Patienten sollte gegen seinen Willen nach Bremen umziehen. Auf einmal war seitens der Behörde wieder der Wille gefragt. So war erst der Tag des Auszuges für viele der Beweis, daß die gemachten Versprechungen und die entstandenen Wünsche in Erfüllung gehen würden und nicht mehr zu verhindern seien. Dieses Ziel wurde von den ersten Wohngemeinschafts-Bewohnern zunächst ängstlich, dann zunehmend positiver und auch befreiender erlebt. Die Drohung durch die ›Faust im Nacken‹, wie es einer der ersten Bewohner formulierte, war einer zunehmend persönlicher werdenden Lebensgestaltung gewichen.

Wendetaktik

Zuerst war die Unterstützung der oberen Entscheidungsträger gesichert (senatorische Behörden und Anstaltsdirektion). Doch bei zunehmenden Umzügen von Patienten wuchsen die damit verbundenen Schwierigkeiten: etwa die gleichbleibende Zahl von Pflegepersonen bei geringer werdendem Patientenstand. Auf einmal war eine abnehmende Bereitschaft wahrzunehmen, die Bewegung von drinnen nach draußen mitzutragen. Dies begann Ende 1983. Die Behörde stoppte das Wohngemeinschaftsprogramm. Bedürfnisse von Patienten wurden ersetzt durch den Begriff ›bedarfsorientiert‹, und alles sollte wieder eine Versorgungsstruktur erhalten . . .

Auflagen, die die Auflösung betrafen, waren nicht mehr bindend. Diagnostische Kriterien wurden wieder in den Vordergrund geschoben, verbunden mit einem statistisch festgestellten Mehrbedarf an Wohnraum, – an mehrere Zentren mit klinisch-rehabilitativer Struktur wurde gedacht. Konsequenterweise wurden in Blankenburg die Machtmittel umverteilt: Neubesetzung der Oberarztstelle, Zerstückelung bewährter Arbeitsprozesse auf der Station 1, Zerschlagung der Zusammenarbeit der Modellmitarbeiter, Informationsstop hinsichtlich der weiteren Planung und zunehmende Formalisierung und Einschränkung des Arbeitsstils.

Das alternative Programm war beendet. Der Senat hatte beschlossen, eine reibungslose, widerstandsfreie Umsetzung der restlichen Patienten in Zentren der freien Wohlfahrtspflege durchzuführen. Zusätzlich mußte diese Wendung als Erfolg der fortschrittlichen Bremer Gesundheitspolitik verkauft werden.

Auf der Strecke geblieben sind nicht nur die Mitarbeiter, die mit der Verwirklichung einer konkreten Utopie angefangen hatten, die bereit waren, sich auf einen mühseligen Prozeß einzulassen, sondern auch die Patienten, die auf einen erneuten Transport nach Bremen warten müssen. Dieser Rücktransport wird dann in Heime gehen, welche unter privatwirtschaftlicher Regie organisiert werden.

Wir wollten weg von der Versorgungslogik der Anstalt, hin zu mehr selbstgestaltetem und selbstverwaltetem Leben außerhalb der Anstalt – weg von klassifizierendem Krankheitsdenken und hin zu einem umfassenden Leidensbild, in dem die Vielfalt der menschlichen Entwicklung einen Platz hat.

Doch unsere Ideen mündeten erneut in ein Versorgungskonzept, dessen Rahmengestaltung von freien Trägern übernommen wird und den Stadtstaat Bremen aus seiner Verantwortung entläßt.«

Entsorgung

Mit dem 31. 12. 1985 war das Bundesmodellprogramm zur Reform der deutschen Psychiatrie beendet worden. Die Gesundheitsbehörde der Freien Hansestadt Bremen tat sich schwer, ihre Modellmitarbeiter in einem Landesfinanzierungsplan zu übernehmen. Die sozialpsychiatrischen Dienste wurden eingeschränkt. Aus dem psychiatrischen Kloster Blankenburg wurde kein Patient mehr rehabilitativ entlassen. Die Auflösung der Langzeitpsychiatrie in Bremen ist fehlgeschlagen, der Ansatz einer Reform im Keim erstickt. Ruhe und Resignation haben sich breitgemacht.

Aktuelle Entwicklung im Sommer 1987:
Die Wende in der Bremer Psychiatriereform hat einen dramatischen Verlauf genommen. Bürgermeister Henning Scherf, jetzt auch Senator für Gesundheit und Sport, hatte vor einigen Monaten zusätzlich vom entnervten Herbert Brückner (der jetzt Fraktionsvorsitzender der SPD in der Bremischen Bürgerschaft ist) die Verantwortung für das Kloster Blankenburg übernommen. In ihm leben noch immer 160 Patienten. Wohin mit ihnen?
Scherf hat eine Lösung. Er legte einen neuen Psychiatrieplan auf den Tisch, der selbst die konservative Pflegedienstleitung und den Personalrat mit auf die Barrikaden treibt. Dieser Plan sieht vor, die »Restpatienten« (Amtsdeutsch) an freie Träger der Wohlfahrtspflege zu »überlassen«. Drei Heime, getragen von der Arbeiterwohlfahrt, der Inneren Mission und Arbeitersamariterbund/Rotes Kreuz sollen das Vermächtnis der Reform übertragen bekommen. Was für Entrüstung sorgt: Die »Entsorgung« soll binnen eines Jahres erfolgen. Was zuvor sechs Jahre mit der Heimführung der Patienten nach Bremen in Wohngemeinschaften in Anspruch nahm, um eine adäquate Vorbereitung und ein intensives Training zu ermöglichen, soll nun in wenigen Monaten über die politische Bühne gebracht werden. Der

Beschluß selbst soll noch vor den Wahlen in Bremen die administrativen Hürden nehmen.
Pfleger und Ärzte, Psychologen und Sozialarbeiter gehen mittlerweile gemeinsam demonstrieren. Das seltene Bündnis von konservativen und fortschrittlichen Mitarbeitern sieht eine Katastrophe auf die Patienten zukommen: »Wir warnen vor den sogenannten Überlassungen an sogenannte freie Träger, weil damit die Lebenserwartung dieser Menschen drastisch vermindert wird.«[1] Es sei bekannt, und man könne dieses Wissen bei allen Verantwortlichen voraussetzen, daß bei Menschen, die man gewaltsam aus ihren Beziehungen herauslöst, Lebenskräfte schwinden. Der Brückenschlag zwischen Personalrat und ehemaligem Enthospitalisierungsteam zeige in Bremen und Blankenburg, daß man bereit sei, für das Wohl der Patienten kämpferisch anzutreten: »Das Maß ist voll.«
Dem stehen Scherfs Behörde und die ärztliche Leitung unter Peter Kruckenberg entgegen. Henning Scherf selbst, der seine Arbeit in Sachen Psychiatriereform als Jahrhundertwerk lobt und den keine Kritik anficht, wird von den Pflegern jedenfalls jetzt schon darauf hingewiesen, daß er verantwortlich gemacht wird, wenn wieder Patienten unter einem SPD-Senat sterben werden.
Aus Hamburg und Berlin kommen wieder erste Meldungen, daß an geistig behinderten Kindern Sterilisationen vorgenommen werden. In der zweitgrößten bundesdeutschen Anstalt in München-Haar bewachen private Sicherheitstruppen der »Schwarzen Sheriffs« die psychisch Leidenden in der Forensik.[2]

1 Resolution an den Bremer Senat, Gesundheitstag in Kassel am 31. 5. 1987.
2 Forensik: Psychiatrie für schuldunfähige Straftäter, siehe S. 24.

»Sie hieß Irene und war mein Schiff,
ich halt' ihr die Treue, was keiner begriff,
es gab so viele Schiffe so schön und groß
Irene aber ließ mich nicht los . . .«

»Die Medikamente bekomme ich nicht zu meiner Beruhigung, sondern zur Beruhigung meiner Umwelt!«
Fredi Rau, zum 31. Mal eingewiesen.

WIRD DIE ÖFFNUNG WIRKLICHKEIT?

Die Träume eines Psychiaters

»Ins Krankenhaus gehören nur diejenigen Patienten, die einer stationären Krankenhausbehandlung bedürfen. Für alle anderen muß es etwas Besseres geben. Und wenn es noch nicht da ist, dann müssen wir es außerhalb der psychiatrischen Institution schaffen – das ist meine Meinung.«

Er nennt es Getto – denn auch ein humanes Getto ist und bleibt ein Getto. Er will etwas anderes als das bestehende Krankenhaus für psychisch leidende Patienten. Eigentlich wollte er nie Psychiater werden. Er ist es aber doch geworden.

»Außerdem glaube und weiß ich – das ist eine Aussage, die auf neun Jahre Landeskrankenhaus zurückgeht –, daß die Menschen um so normaler werden, je normaler die Lebensbedingungen sind.«

Im Wintersemester 1958/59 begann er mit dem Studium in Berlin: Germanistik, Altphilologie und Theaterwissenschaften. Schließlich wechselte er die Studienfächer und die Universität. Sein Studium führte ihn weiter nach Freiburg, Zürich und Homburg/Saar, wo er Psychiatrieprofessor wurde.

»Nehmen wir das Beispiel der Medikamente: Während Herr M. im Jahr 1979 in einer Saalstation mit 15 Patienten und fehlender Tagesstruktur täglich 300 mg Truxal[1] zur Beruhigung brauchte, waren es in einer Ferienaktion, die in einer langweiligen Pension mit Rundumversorgung erfolgte, noch 100 mg. In dem Zelthaus zu sechs Personen, in dem er selbst kochen und spülen mußte, von dem aus er den Tag über schwamm, wanderte und spielte, brauchte er überhaupt nichts mehr zur Beruhigung.«

Wolfgang Werner ist 48 Jahre alt und ärztlicher Direktor des psychiatrischen Landeskrankenhauses in Merzig, das er 1978 von Dr. Karl Gerber übernahm. Seitdem hat sich im Landeskrankenhaus einiges geändert.

»Ein Vergleich: wenn Ford (das Automobilwerk in unserer Nähe) schlechte Autos baut, dann gehen die Bestellungen zurück und die Arbeitsplätze sind bedroht. Wenn wir im Landeskrankenhaus schlechte Arbeit leisten, bleiben unsere Patienten da, und die Arbeitsplätze sind gesichert. Im gegenwärtigen Stadium grenzt es schon fast an Selbstverleugnung, wenn man sich in der Psychiatrie um gute Arbeit bemüht.«

Das Landeskrankenhaus Merzig hatte 38 Stationen, 29 geschlossene und nur 9 offene Abteilungen: 22 Männerstationen und 15 Frauenstationen. Nur in einer Station lebten Frauen und Männer zusammen. Mehr als 400 Patienten, die schon länger als 3 Jahre untergebracht waren und in Sälen mit oftmals mehr als 10 Betten wohnen mußten. Von Leben konnte keine Rede gewesen sein. Das war Ausgangssituation für Wolfgang Werner, als er in diesem LKH mit seiner Arbeit 1978 begann.

»Psychiatrische Krankenhäuser haben bisher vorwiegend Angst gemacht. Dabei sollte es sich um Stätten handeln, von denen Hoffnung ausgeht, denn sie führen zurück ins normale Leben. Ein Gewerkschaftsvertreter hat mich in

1 Siehe dazu die Erläuterungen, S. 11.

einer Personalratsversammlung angeklagt: Warum, Herr Professor, enthalten Sie uns die leichten Chronischen vor – statt die Arbeitsplätze Ihrer Mitarbeiter zu sichern. Darauf gibt es eine klare Antwort, an der ich nie einen Zweifel gelassen habe: Der Patient hat Vorfahrt. Was man fest im Sinn hat, das stellt sich ein. Für mich ist daraus geworden: Was richtig ist, setzt sich durch. Ich wundere mich immer wieder, wie gesund unsere Kranken sind, daß sie das alles ertragen, was wir mit ihnen anstellen.«

Bei seinem Antritt in der Klinik erließ Werner sogleich den sogenannten Fixierungserlaß. Der enthielt Anweisung, daß jede Fesselung bei jedem Patienten schriftlich und begründet an ihn gemeldet werden muß.

»Dabei ist mir durchaus klar, daß zum gegenwärtigen Zeitpunkt des mehr oder weniger vorhandenen Personal- oder Konzeptmangels Fixierungen immer wieder unvermeidbar sind. Sie sind zuweilen das kleinere Übel, im Vergleich zu aggressiven Kettenreaktionen, medikamentösen Belastungen des Körpers oder therapeutischer Rundum-Dressur. Da sie aber prinzipiell etwas Böses sind, das nur durch besondere Situationen gerechtfertigt sein kann, sind sie immer wieder neu zu bedenken, bevor sie angeordnet werden und zu begründen.

Seit damals sind neun Jahre vergangen. Das Landeskrankenhaus Merzig zählt heute zu den ›kleinen‹ Krankenhäusern in der Bundesrepublik: 330 Patienten leben noch in den Anstaltsmauern. Viele Stationen sind inzwischen abgeschafft worden, alle Patienten – Frauen wie Männer – leben im Krankenhausbereich zusammen. 10 Stationen haben offenen Charakter, sieben sind geschlossen, eine Tagesklinik wurde eingerichtet. Das Gesundheitsministerium verspricht seit Jahren eine Ambulanz (Arbeit in der Gemeinde). Beim Versprechen ist es bisher geblieben.

»Saarland: Wir sind ein Land, das in vielerlei Hinsicht der überkommenen Psychiatrie gleicht. Die Einrichtungen haben sich überlebt, um das zu bringen, was man heute verlangen kann. Die alternativen Felder waren kaum bearbeitet. Grube um Grube hat zugemacht, Hütten um Hütten haben die großen Tore geschlossen. Die riesigen Hallen und Schlafhäuser, zu denen die Arbeiter oft für je eine Woche vom Heimatdorf abgeholt worden waren, stehen leer. Der Abbau des Überholten, Unwirksamen oder Schädlichen hat zum Abbau von Arbeitsplätzen geführt. Und damit sind wir auch wieder bei der Psychiatrie, der großen Angst unserer Mitarbeiter, die wir dabei nicht im Stich lassen dürfen. Sie sind sensibilisiert und wollen weder unseren psychiatrischen Ideologien noch den politischen Versprechungen glauben. Dabei ist es eine Tatsache, daß noch kein einziger Mitarbeiter seinen Arbeitsplatz verloren hat oder sozial gesunken ist.
Ich habe einmal einen Vortrag mit einem Zitat von Bert Brecht beendet und ich möchte das auch heute so halten:

»Daß das weiche Wasser in Bewegung
mit der Zeit den mächtigen Stein besiegt,
Du verstehst, das Harte unterliegt.«

Es fällt schwer, Wolfgang Werner zu charakterisieren: Er ist kein Dogmatiker, und doch hat er Grundsätze, die er selten aufgibt. Er ist Pragmatiker und kommt zugleich ohne Träume und Utopien nicht aus. In seiner Arbeit im Landeskrankenhaus hält er es mit altbekannten Praktiken und gewinnt Erkenntnisse, die er im nächsten Moment schon wieder hinterfragt: denn, in der Quintessenz sei die Psychiatrie gänzlich unwissenschaftlich.
In vielerlei Hinsicht unterscheidet er sich von seinen Kollegen in der Bundesrepublik. Da hatte er vor seinem Amtsantritt bei der Ärztekammer nachgefragt, in welchem Umfang er die beabsichtigte neuartige Arbeit in der Klinik darstellen dürfe. Er wollte eine andere Art der Öffentlichkeitsarbeit,

die Klinik entmythologisieren, öffnen und dem weitverbreiteten Aberglauben entgegentreten, daß psychisch Leidende gewalttätige Verrückte oder bemitleidenswerte Geschöpfe seien. Von der Ärztekammer wurde ihm gesagt, daß sein Vorhaben nicht mit der Standesordnung zu vereinbaren wäre. Und die Kammerärzte gaben ihm einen Hinweis mit auf den Weg in die Klinik zurück: »Nur durch wissenschaftliche Veröffentlichungen und durch die Berichterstattung über abgehaltene Veranstaltungen darf die Arbeit der Klinik bekanntgemacht werden.«
Für die wissenschaftlichen Veröffentlichungen hat Werner seit seinem praxisnahen Berufsbeginn kaum noch Zeit gefunden. Und er glaubt auch nicht, daß viel Geschreibe – selbst bei guter Qualität – für die Klinik viel gebracht hätte. Er will praktische Arbeit leisten, und in ihrem Erfolg findet er sich bestätigt. Es freut ihn, wenn ein ehemaliger Patient wie Alexander Uhl heute draußen leben kann. Und es soll nach Möglichkeit allen heute noch in der Klinik lebenden Patienten so ergehen. Nach einem Jahr Leitungsarbeit prägte er den Satz: *»Es hat nie einer sagen können, daß er nicht gewußt habe, was eigentlich gespielt werde.«*

Er hält keine großen Reden auf Psychiatriekongressen, liebt nicht die Konfrontation zwischen Gegnern und Befürwortern der offenen Psychiatrie. Er zieht eine andere Öffentlichkeitsarbeit vor: einerseits die schrittweise Öffnung der Anstalt Merzig – in der Weise, daß die Ängste der Betreuten vor der neuen Freiheit und der Verantwortung in den Hintergrund treten können, und andererseits daß die Bürger draußen Verständnis für die Auflösung eines Gettos finden, mit dem sie sich schon lange eingerichtet haben. Auch Arbeitsplätze sollen nicht verlorengehen. Mit Sicherheit aber sollen sie anders aussehen als bisher.

Professor Werner ist gleichzeitig Dozent an der Universitätsklinik in Homburg. Er führt junge Medizin- und Psychiatriestudenten an die eigentliche Problematik der Psychiatrie heran: »Was bei uns Krankheit sein soll, könnte in anderen Kulturen akzeptiert werden.«

Freitags hält er sein Psychiatrieseminar. Seinen Studenten hat er vorgeschlagen, die Patienten aus dem Landeskrankenhaus selbst zu befragen, nachdem er deren Einverständnis eingeholt hatte. So entwickelt sich jeden Freitag ein Erfahrungsaustausch. Das Seminar läuft auf freiwilliger Basis. Seit Jahren sind seine Hörsäle gut besucht, immer mehr Studenten kommen zu ihm. Oft liest er Berichte von Angehörigen vor, schildert nur die Beschreibung der Leidensumstände, läßt Namen und Orte, Zeit und Erkennungsmerkmale weg. Er bemüht sich, zwischen der Theoriearbeit an der Universität und der noch fehlenden alltäglichen Praxiserfahrung der Studenten zu vermitteln. Seine Studenten schlafen dabei nicht ein. Er gewinnt ihre Aufmerksamkeit und zwingt sie, jede Diagnose, jede Therapie und ihre eigene spätere soziale Rolle als »Halbgott in Weiß« zu überdenken. Wolfgang Werner: »Der Beginn einer Psychose ist oft, über den Sinn der Welt nachzudenken. Was halten Sie davon?«

Er erklärt ihnen, daß das, was auf den ersten Blick psychopathologisch unverständlich ist (was wir als ›krank‹ bezeichnen), durch die Betrachtung der Hintergründe aufgehellt und erklärt werden kann.

»Krankheit? – Wir können das nicht – nie – definitiv sagen!«

Im Gegensatz zu Dr. Karl Gerber hatte mich Werner ungehindert die Patienten befragen lassen, als ich zum Schicksal von Alexander Uhl recherchierte. »Wir haben hier nichts zu verbergen«, war seine Antwort.

> »Sie werden sehen, daß wir Menschen auch hier noch fesseln, ihnen Psychopharmaka verabreichen, obwohl wir das nicht wollen. Aber es fehlen uns immer noch mehr ausgebildete Pfleger und Ärzte, es fehlt uns an finanziellen Zuwendungen, es fehlt immer noch die Bereitschaft der Öffentlichkeit, verstehen zu lernen.«

Aber dieses Verhalten »von draußen« könne er nicht generell akzeptieren.

»Der Psychiater muß zum Pädagogen werden.«
Das Interview

Seit der ersten Begegnung mit Professor Werner sind zwei Jahre vergangen. In der Zwischenzeit habe ich immer wieder tage- oder wochenweise das Landeskrankenhaus Merzig besucht, mit Patienten und Pflegern, Ärzten und Psychologen, Sozialarbeitern und Verwaltungsangestellten gesprochen. Ich wollte wissen, wie es weitergehen soll mit der Anstalt, wie weit Anspruch und Wirklichkeit einer menschlichen Psychiatrie auseinanderklaffen. Wolfgang Werner und ich führten ein Streitgespräch über die Zukunft der Psychiatrie und die unerträgliche Gegenwartssituation für psychisch Leidende:

Bitte erlauben Sie mir eingangs die Frage – Wie normal muß eigentlich ein Mensch sein, um in der Psychiatrie als verrückt zu gelten?

Ich habe gedacht, Sie würden fragen, wie normal darf ein Mensch sein, um in der Psychiatrie zu arbeiten.

Nein, ich will mich der Psychiatrie aus der Position des Patienten nähern.

Was die Seite der Patienten betrifft, kann ich nur etwas über die herrschenden Umstände sagen. Die Rollenverteilung? Wie normal muß ein Mensch sein, um als verrückt zu gelten? Psychisches Leiden hat dazu geführt, daß die Allgemeinheit das als sogenannte Verrücktheit bezeichnet. Wenn jemand zu uns als »ver-rückt« in die Klinik kommt, dann hat er in der Gesellschaft gegen die Normen verstoßen. Das hört sich nicht schön an, ist aber zwangsläufig so. Er wird ausgestoßen. Ich möchte deshalb lieber von psychischem Leid sprechen. Er hat die Erwartungen seiner Mitmenschen nicht erfüllt und wird bei uns aufgenommen. Es hört sich dann unglaublich an, wenn ich jetzt hinzufüge: Wir wollen ihm helfen. Aber es ist so!

Gestern sagte mir ein Patient: »Ich bekomme die Medikamente (Psychopharmaka) nicht zu meiner Beruhigung, sondern zur Beruhigung meiner Umwelt, meiner Mitmenschen.« Dieser Satz gibt doch Anlaß zum Nachdenken.

Ich will Ihnen zunächst ausweichend antworten. Es gibt viele Situationen in denen von uns Psychopharmaka verabreicht werden. Aber ich will nicht drumherum reden. Psychopharmaka werden zum einen gegeben, um psychischem Leid und Erregungszuständen vorzubeugen, zum anderen: weil die Personalsituation äußerst dürftig ist. Das heißt, wenn wir mehr Pfleger hätten, die sich den Patienten widmen könnten, dann müßte das nicht sein. Dann kämen wir mit wesentlich weniger Medikamenten aus. Ganz allgemein: die Personalsituation ist schlecht. Wie oft müssen wir Patienten fixieren, weil wir nicht genug Menschen haben, die an ihrem Bett sitzen und sie streicheln könnten, sie beruhigen, oder einfach mit ihnen rausgehen, wenn ihnen danach zumute ist. Und wie oft müssen wir Patienten Medikamente geben, weil wir ihnen in ihrer Aggression oder Autoaggression nicht anders begegnen können. Ich will Ihnen noch ein anderes Beispiel nennen. Das hat eigentlich mit der Psychiatrie nichts zu tun: die geistig behinderten Menschen, die ja nicht psychisch krank sind. Dieses Beispiel hat eigentlich allein etwas mit Menschlichkeit oder Mitmenschlichkeit zu tun. Da sind Menschen, die nicht in unsere Krankenhäuser hineingehören, die es aber in unserer Welt wegen ihrer Behinderung weitaus schwerer haben als die anderen. Früher wurden mit ihnen ganz schlimme Sachen gemacht, heute werden sie in großen Einheiten zusammengefaßt, in großen Sälen. Sie werden in den Krankenhäusern zu Kranken ernannt, obwohl sie gar nicht krank sind. Sie werden betreut von Ärzten,

Schwestern und Pflegern. Aber die Medizin hat ihnen nichts zu bieten, außer den glücklichen Umstand, daß sie diese Menschen mitmenschlich betreut und gefangen hält. Was diese geistig-behinderten Menschen brauchen, ist nicht diese medizinische Betreuung, sondern sind Menschen draußen, die sie in die Welt integrieren. Menschen, die auf ihre Bedürfnisse eingingen, auf ihre Wünsche; Menschen, die ihnen Arbeitsplätze stellen würden, die ihnen den Arm und die Hand reichen würden.

Wenn man diese Menschen hätte, dann hätte es nie sein müssen, daß ›Kranke‹, die keine sind, in Säle mit 20 oder 30 Betten zusammengelegt werden. Dann müßte auch nicht fixiert werden.

Solche Säle haben wir nicht mehr, Gott sei Dank. Aber ich habe am Anfang meiner Tätigkeit in diesem Krankenhaus 1978 solche Säle vorgefunden. Und diese Verhältnisse schaffen ja erst Aggressionen.

Sie fordern mehr Lebensqualität, die es dann geben könnte, wenn . . . Jammern Sie sich da nicht selbst etwas in die eigene Tasche? Sie sind Psychiater, der ärztliche Direktor dieser Anstalt, Sie könnten diese Zustände als Verantwortlicher in leitender Position doch verändern, wenn Sie wollten. Sind wieder einmal Anspruch und Realität zweierlei Welten?

Erstens, es könnte eine Diskrepanz sein zwischen dem was man sagt und dem, was man täglich tut. Das ist das Schlimmste, was einem passieren kann. Ich sehe es als eine Verpflichtung an, daß ich alles, was ich sage, auch zustande bringen will. Es kommt aber auch auf das Klima an. Ich kann leider nicht alles realisieren, was ich mir vorstelle und was man tun könnte. Da wird an Geld gespart. Das ist ganz schlimm, daß keiner die Mittel aufbringt und dazu nicht mal den Mut, sich das einzugestehen. Jeder weiß, was man braucht, aber selbstverständlich ist kein Geld da. Ich kann mit diesem Argument nicht leben, wenn ich sehe, was mit anderen Mitteln alles so nebenbei finanziert wird. Natürlich könnte man Psychiatrie ganz anders machen!

Wie würde denn Ihre Utopie von Psychiatrie oder gar Anti-Psychiatrie aussehen?

Bei etwas mehr Geld kurzfristig – langfristig vielleicht billiger – multiprofessionell arbeiten. Und wenn verschiedene Berufsgruppen mit mehr Mitarbeitern, ohne einen Mitarbeiter zu entlassen, vertreten wären, ja dann . . .
Anti-Psychiatrie, es kommt darauf an, was Sie meinen. Für mich ist das, so wie ich es definiere, nur eine Weiterentwicklung der Psychiatrie!

Also weiter Menschen entsorgen, ohne Sorgen und Skrupel, die Leute ins Irrenhaus abschieben?

Nein, aber die Menschen, denen wir helfen wollen, nicht einfach auf die Straße setzen. Damit ist ihnen nicht geholfen. Denn oftmals ist psychisches Leid im Zusammenhang zu sehen mit Entwicklungen in der Gesellschaft. Und wir dürfen diese Menschen, die krank geworden sind, nicht hilflos mit ihren Sinnestäuschungen oder Wahnvorstellungen – ich finde keine besseren Worte dafür – alleine lassen, sich selbst überlassen. Wenn sie sich z. B. eindeutig selbst Schaden zufügen. Und es ist unsere Aufgabe, ja Pflicht, sie schnellstmöglich wieder einzugliedern.

Warum sind Sie eigentlich Psychiater geworden?

Ich bin kein Psychiater! (Bedenkzeit, Nachdenken.) Das müssen wir eigentlich streichen.
Ich kann Ihnen sagen, was ein Psychiater machen kann, wie er sein sollte. Er soll ein auf das professionelle Kennenlernen und Handeln geschulter Mitmensch sein, der seelisches Leid erkennt und mildern hilft. In meinem ersten Studium hatte ich das Gefühl, immer nur etwas für mich zu machen. Und das wollte ich nicht. Ich hatte Angst, meine Liebe zum Beruf zu machen. Aber im Grunde genommen versuche ich ja jetzt auch etwas

Ähnliches, nämlich ein wenig Liebe zu verkaufen. Doch das ist etwas anderes.

Sie diagnostizieren jetzt bei Ihren Patienten, Sie benutzen Fachausdrücke, die außerhalb Ihrer Klinik kaum jemand versteht. Was ist denn z. B. für Sie die genaue Definition von Schizophrenie?

Zuallererst ist das für mich ein Phantom. Der Begriff ist eine Beschreibung in einer sogenannten Diagnose und meint einen schwer zu behandelnden Leidenszustand. Im allgemeinen aber ist das keine einheitliche Krankheit. Aus meiner Sicht ist das ein unerklärlicher Rest seelischen Erlebens, bei dem wir eine Krankheit unterstellen. Wenn man zum Beispiel psychische und soziale Zusammenhänge erschließt und dadurch Aufklärung erreicht, dann ist die Diagnose nicht mehr Schizophrenie. Es ist also sicherlich keine einheitliche Erkrankung, sondern ein Sammelbegriff für unsere Unwissenheit, wobei wir allerdings verschiedene Merkmale haben, die in ihrer Erscheinungsweise jeweils vielfältig sind.

Menschen aus den Anstalten werden, wenn sie wieder in ihren Lebensbereich zurückkehren, schief angeschaut. Die Anstalt . . .

Klinik!

Fest steht jedenfalls, daß die Mauern, hinter denen Patienten verschwinden, Angst auslösen, daß selbst die kleinste Beschäftigung oder Auseinandersetzung mit dem Wahnsinn Berührungsängste in der sogenannten Normalbevölkerung auslöst. Wie wollen Sie eigentlich Verständnis und Toleranz für psychisches Leiden in der Gesellschaft erwirken?

Da muß der Psychiater zum Pädagogen werden. Aber das ist nicht nur, nicht einmal in erster Linie, seine Aufgabe, sondern die der ganzen Gesellschaft. Das kann nur die Erziehung bewirken. Wir müssen akzeptieren, daß ›anderssein‹ eine natürliche Sache ist und daß man ›kranksein‹ nicht mit Einsperren begegnen kann und nicht darf.

Deshalb glaube ich, daß alle Erziehungsformen, vom Elternhaus bis zur Schule, der Angst vor der Psychiatrie entgegenwirken müssen. Humanität gegenüber dem »andersartig sein« muß dringend gefördert werden. Das ist der entscheidende Ansatzpunkt. Und die Angst vor den Mauern kann nur dann abgebaut werden, wenn die Mauern fallen. Dann wird auch keine Angst mehr notwendig sein.

Zurück zum Status quo. Da gibt es in Ihrer Klinik, wie ich selbst mitansehen durfte, Patienten, die nicht eingewiesen werden wollen, die sich wehren, ihre Rechte erklärt haben wollen, Psychopharmaka ablehnen, sogenannte Krankheitseinsicht verweigern. Ich muß zugeben, diese Patienten würden ohne Hilfe außerhalb der Klinik nicht immer akzeptiert. Wo beginnt für Sie Gewalt?

Gewalt liegt von unserer Seite immer dann vor, wenn die freie Willensbestimmung bei einem Menschen eingeschränkt ist. Man darf es sich natürlich nicht so leicht machen und sagen, weil jemand krank ist, ist er in seiner Willensbestimmung nicht mehr so frei, und wir übernehmen sie für ihn. Gewalt zu leugnen und nicht von Gewalt zu sprechen, da machen wir es uns zu einfach. Gewalt passiert jeden Tag und überall. Aber auch diese Rechtfertigung wäre Schönfärberei, wenn wir damit etwas legitimieren wollten.

Aber trotzdem müssen wir einmal davon weg, daß wir Gewalt in der Psychiatrie immer nur als inhuman ansehen. Für mich ist die entscheidende Frage, was würde ich für mich selbst in einem solchen Leidenszustand wollen? Vorausgesetzt, ich könnte mich von außen betrachten. Und wenn ich als Psychiater mir garantieren könnte, daß ich mir den Lebensentwurf und die Menschenwürde nach dem Leiden zurückgebe, dann würde ich mir die Hände dafür einen Augenblick schmutzig machen. Es gibt viele Patienten, die sich nach dem Klinikaufenthalt dafür bedankt haben. So ein Leiden kann ja für einen Menschen auch Zwang und Gewalt beinhalten, und wir wollen ihm helfen, das zu überwinden. Manchmal geht das nur mit Gewalt. Ich empfinde das als schlimm.

Ließe sich Gewalt auch vermeiden?

Manchmal ist das Handeln gegen den Willen des Patienten notwendig. Natürlich hätten wir viel weniger Gewalt, dann, wenn in der Psychiatrie das weg wäre, was Angst macht, dann brauchen wir keine Gewalt mehr.

Diese Gewalt, die wir als notwendig erachten, kommt nicht aus den Quellen der Krankheit. Die Gewalt, die notwendig ist, kommt aus der Voreingenommenheit der sogenannten Gesunden.

»Man sollte den Patienten ihre Stimmen lassen, als wenn es den Rest der Welt nicht gäbe.« Das ist ein Zitat aus Ihrem Universitätsseminar, und Sie vermitteln Ihren Studenten damit ein Stück Toleranz. Können Sie sich unter Umständen vorstellen, auch so zu handeln?

Das Zitat ist etwas unvollständig. Ich ergänze: »Und wenn es diesen Leidenszustand nicht geben würde!« Wenn ein Mensch Stimmen hört – unter denen er nicht leidet und unter denen die anderen nicht leiden, Angehörige zum Beispiel –, wenn er also genauso akzeptiert wird wie vorher auch, dann akzeptiere ich das natürlich. Es gibt solche Beispiele und ich denke da an Halluzinationen. Wenn das unter den eben genannten Umständen der Fall ist, dann sollte man diesen Menschen genauso existieren lassen, ihn das Erlebnis ausleben lassen wie das sogenannte Normalsein. Das ist eine Frage der Toleranz. Nur weil ein Mensch anders ist, darf man seine Seele nicht ›totschlagen‹!

Sehen Sie Gefahren in der Fachsprache und Handlungsweise der Psychiater, in den Schemata der Krankheitsklassifikationen?

Es ist für uns nur eine Fachsprache. Natürlich haben alle fachspezifischen Äußerungen in der Öffentlichkeit ihre Nebenwirkungen, ihre Schattenseiten, ihre Komplikationen. Offensichtlich ist das mit der psychiatrischen Fachsprache besonders schwierig. Man muß sich in der psychiatrischen Fachsprache immer wieder jeden Tag fragen, was könnte dahinterstehen. Trotzdem muß der Psychiater eine bestimmte Zuordnung für sein Handeln treffen und verantwortlich mit Begriffsdefinitionen umgehen. Andererseits braucht er einen systematischen Umgang mit der systematischen Unsicherheit. Nur: wir müssen eine ›Sturheit‹ haben, zu einer Sache, zu einer Auffassung stehen, damit der Arzt ein konsequenter Führer und Helfer sein kann und nicht mit dem Patienten auf hoher See treibt, der eine nach links, der andere nach rechts. Ich betone: Sprache darf nicht Mittel der Unterdrückung sein.

Eine ganz große Gefahr, ein oft unüberwindliches Problem für den Patienten ist es, nach einer Entlassung wieder in den sogenannten normalen Alltag zurückzufinden, an den Arbeitsplatz, in die Familie, in den Freundes- und Bekanntenkreis. Für Langzeitpatienten sind die Beziehungen nach Jahren zerstört. Schon bei der Wohnungssuche wird es schwierig, beim Arbeitsplatz gar aussichtslos.

Die Schwierigkeiten kommen nicht durch die Krankheit, sondern durch die damit verbundenen Assoziationen und Voreingenommenheiten. Aufklärung tut not.

Aber das wußten vor Ihnen schon andere. Seit mehreren Generationen wird das beschworen. Das Resultat ist gleich Null. Was gibt es an konkreten Möglichkeiten?

Sie meinen für das LKH-Merzig?

Ja, es ist doch ein Skandal, daß immer wieder Menschen eingewiesen werden, die Drehtüren sich öffnen. Ein Patient, den ich hier kennengelernt habe, ist zum 31. Mal eingewiesen.

Voraussetzung ist eine besser informierte Öffentlichkeit, die das auch nicht für gut hält. Es gibt verschiedene Modelle. Tagesklinik, Nachtklinik, therapeutische Wohngemeinschaften, dezentrale Hilfseinrichtungen.

Wir brauchen andere Betreuungsmodelle statt des Landeskrankenhauses. Flankierende Maßnahmen für Arbeitsplätze, Arbeitsplätze selbst. Das alles muß in der Praxis begonnen werden.

Warum wird das noch nicht gemacht?

Das wird bald kommen!

Heißt das, die Auflösung der Anstalt, pardon: des Landeskrankenhauses Merzig steht bevor?

Das mit der Auflösung war ja ein Reizwort für viele, als noch Sternmärsche dafür durchgeführt worden sind. Manche haben gesagt, es gehe um die Auflösung des Krankenhauses; es geht um die Auflösung der Strukturen. Wenn ich der Meinung bin, daß diese exzentrische Ansammlung von Patienten und Betreuern ein Monstrum ist, dann ist es für mich ganz selbstverständlich, daß diese monströse Form nicht beibehalten werden kann. Ich hoffe, daß ich das nicht relativierend gesagt habe. Noch einmal: ich halte diese Konstruktion, in der Menschen zusammenleben und deshalb eine nicht optimale Hilfe haben, und Helfer zusammenkommen und deshalb eine nicht optimale Hilfe leisten können, für eine unsinnige Angelegenheit, die allein, weil sie da steht, Schaden anrichtet.

Und Sie meinen, daß sich die Tore öffnen werden?

Das wird Wirklichkeit werden!

Sie haben keine Skepsis, daß die Gesundheitsministerin des Saarlandes, Frau Dr. Brunhilde Peter, den Mund zu voll nimmt, wenn sie Reformen anstrebt? Es gibt ja erzkonservative ›bewahrende‹ Widerstände bis hin zur Gewerkschaft ÖTV.

Ich habe keine Bedenken, daß die Gesundheitsministerin, und mit ihr die Verantwortlichen, die Situation genauso sehen wie ich. Es liegt an ihnen, ob sie die Grenzen der Freiheit, die von den Anrainern bestimmt werden, überwinden. Es liegt an ihnen, ob sie den Mut dazu haben!

»Du gehst heute abend nach Hause,
wie gerne würde ich mitkommen . . .«
Eine Patientin

Die Pläne einer Ministerin

Niemand muß mehr in Wachsälen dahinsiechen, viele Stationen haben offenen Charakter, ein Therapieangebot steht ansatzweise zur Verfügung. Trotzdem ist die Stimmung im Landeskrankenhaus Merzig so ziemlich am Nullpunkt angelangt. In einem Bundesland, in dem die Stahl- und Kohleindustrie darniederliegt, die Arbeitslosenquote unablässig steigt, die Haushaltsverschuldung bei neun Milliarden Mark nicht haltmacht, da wird an entscheidenden Stellen gespart.
Manchmal ist es trostlos. Und doch ist der Alltagsmut bewundernswert, mit dem viele Saarländer den Verlust an Lebensqualität bewältigen. Gerade diese Mentalität spiegelt sich bei den Patienten und beim Personal der Psychiatrie in Merzig wider. Da mischt sich Ohnmacht mit berechtigter Kritik und trotzdem wissen immer noch einige, wie man sich in der Not weiterhilft.

Ein junger Arzt: »Für die Tagesklinik mußten wir Möbel vom Sperrmüll holen.« Ein Pfleger sarkastisch: »Nun steht hier eine nagelneue Siebdruckerei, und die Patienten können und wollen arbeiten gehen. An Aufträgen mangelt es nicht. Nur: Es fehlt ein Druckermeister. Es ist keine Stelle für ihn vorgesehen. Keine Ausbildung, keine Umschulung, kein Anlernen. Alles nur halbe Sachen.« Ein Psychologe von der Forensik-Station: »Für 55 Patienten gibt's einen Arzt, eine Sozialarbeiterin, ein paar Pfleger und Krankenschwestern und mich. Wenn ein Allgemeinkrankenhaus so arbeiten müßte, hätte längst jemand gestreikt. Dann wäre der Teufel los. Hier regt sich keine Zeitung drüber auf.«

Eine kleine Ausnahme: die Tagesklinik

Mit Genehmigung des saarländischen Gesundheitsministeriums darf ich im Landeskrankenhaus ein- und ausgehen. Ich darf in der Gemeinschaft zuhören, beim täglichen Praktizieren über die Schulter schauen, Patienten befragen. So erlebe ich, wie Patienten mit ihrem therapeutischen Team beschließen, daß sie ihr Mittagessen künftig in der Tagesklinik selbst zubereiten wollen. Es geht nur darum: Erlernen, auf eigenen Beinen zu stehen; leben zu wollen, wie jeder andere es draußen für sich selbst haben wollte. Zum Kochen gehört das Einkaufen, zum Einkaufen das Geld. Doch Patienten und Therapeuten haben die Rechnung ohne den Wirt, den Verwaltungschef, gemacht. Der Beamte hat sein eigenes therapeutisches Konzept: »Wir haben doch eine Großküche und im übrigen können wir das Geld gut sparen.«

Für die Tagespatienten geht es um die acht Mark. Sie wollen ihre Grundnahrungsmittel auf dem Markt, in einem Geschäft oder direkt beim Bauern kaufen.

Der Verwaltungschef und oberste Narr der Merziger Karnevalsgesellschaft nach den feuchtfröhlichen Tagen 1987: »Abgelehnt.« Der Arzt der Tagesklinik: »Wie soll jemand Selbstverantwortung lernen, wenn er alles vorgesetzt bekommt?«

. . . und die Regel: der Heimbereich

Im scharfen Kontrast zur neuen Tagesklinik, in der die Patienten um 17 Uhr nach Hause gehen, steht der Heimbereich des Landeskrankenhauses. Er ist für die Patienten mehr oder weniger offen, die im Pflegeheim Schwemlingen[1] keinen wohl-täterischen Ersatz mehr erfahren konnten. Dieser Heimbereich wurde vor Jahren organisatorisch ausgegliedert, vom Landeskrankenhaus abgekoppelt und ist heute noch ohne ärztliche Leitung. Doch die Fassade

1 Pflegeheim Schwemlingen, siehe Seite 201 ff.

von dem Märchen der Abkopplung bricht zusammen, wenn der Besucher bemerkt, daß diese Langzeitpatienten eben doch noch dazugehören. Nur die ärztliche Verantwortung ging vom Arzt Werner auf den Beamten Bock, den Verwaltungsleiter des Landeskrankenhauses über. Auf einen Verwaltungsleiter? Ich frage nach und habe mich nicht verhört. Er verwaltet über 130 Menschen, Langzeitpatienten, die meisten von ihnen überlebten die Anstalt länger als zehn Jahre. Offiziell also gehört dieser Bereich nicht mehr zum Landeskrankenhaus. »Warum wird er dann nicht aufgelöst?« Diese Frage stellen sich viele im Landeskrankenhaus selbst. Dem stellt sich Bock jedoch breitschultrig entgegen. Der Mann alter Schule will das gar nicht einsehen: »Das kostet uns die Pflegesätze. Wir arbeiten jetzt schon mit Verlust.«

Es gibt eine Beschäftigungstherapieschule im Landeskrankenhaus. Sie wurde von der saarländischen Regierung mit der Begründung eingerichtet, junge Therapeuten auszubilden, damit Beschäftigungstherapie nicht in der Sackgasse des Tütenklebens, Kerzendochtens, der Wäscheklammerproduktion endet. Dann erklärt der Verwaltungsleiter dem Ausbildungschef, daß er ihm die Fahrtkosten streichen müsse. Er solle nicht soviel rumfahren.
Die Beschäftigungstherapieschule hat einen Ausbildungsbereich von Koblenz am Rhein bis Landstuhl in der Pfalz. Es ist die einzige Schule dieser Art im Südwesten der Bundesrepublik.

Ich befrage einen Pfleger von einer geschlossenen Aufnahmestation. Ohne Illusion gesteht er: »Wir müssen uns die Hände schmutzig machen, wenn wir fixieren, wenn wir Spritzen setzen gegen deren Willen, wenn wir auf- und absperren, einsperren. Doch wenn Verwaltung und Politik an uns vorbeiplanen, sich immer wieder drücken, was bleibt uns übrig. Wir müßten doppelt so viel Pfleger sein!«

Ein weiterer Arzt beschwert sich: »Für jeden Mist geben sie Geld aus, seelisch Kranke jedoch behandeln sie wie den letzten Dreck!«

Ich sitze auf einer Bank im weiträumigen Gelände dieser Anstalt. Zwei alte Menschen schieben die Essensreste der Großküche mit einem Kübelwagen zu einer Abraumkloake. Tief nach vorn gebeugt zieht der alte Mann den Karren, gebückt und gekrümmt schiebt eine Frau an demselben Gestell. So schieben und ziehen sie tagein-tagaus seit Jahrzehnten diese Transporte, bringen frische Wäsche auf die Stationen, holen schmutzige in den grauen Leinensäcken wieder ab, fahren damit zur Wäscherei, versorgen ihre Stationen zudem mit notwendigen Verpflegungsrationen. Sie erledigen die Hilfsarbeit, die in einem Allgemeinkrankenhaus vom Personal gemacht wird. Noch einmal vergegenwärtige ich mir das Argument eines alten Pflegers, der ja nie etwas anderes im Sinn gehabt haben wollte, als seine »Schützlinge« zu versorgen: Die Leute wollen ja gar nicht mehr weg.
Und auch Verwaltungsleiter Bock mag da in altem Eifer nicht zurückstehen: »Niemand will sie mehr. Nun haben sie sich bei uns eingelebt.«
Habe ich sein Argument wirklich richtig verstanden? Ist das sein einziges Beweismittel für den Erhalt der Anstalt?
Da kommt mir der Vergleich eines Arztes aus Merzig in den Sinn, der nach dem Dienst bei einem Glas Viez[2] nachdenklich wurde: »Fragen Sie mal den alten Löwen im Zoo, ob der zurückwill in die Heimat seiner Steppe. Niemand hat ihn gefragt, ob er in den Zoo wollte, als sie ihn einfingen. Sie haben ihn einfach eingesperrt. Und dann hat er sich an den Fraß gewöhnen müssen, den sie ihm jeden Tag vorwerfen.«

2 Viez, alkoholhaltiges Merziger Apfelweingetränk.

Das Landeskrankenhaus ist eine kleine Stadt für sich. Am Stadtrand von Merzig angesiedelt, durchziehen kleine Straßen mit sauberen Gehsteigen das Gelände. Die Häuser sind in Stationsblöcke mit Buchstaben von A über B nach C eingeteilt. Sogar eine eigene Feuerwehr steht Schlauch bei Fuß. Die Gitterfenster – bis auf die der Forensikstation – sind verschwunden. Der Wind fegt eisigen Schnee durch die kleinen Gassen. Im Sommer wird es der Staub sein. Bei Einbruch der Dunkelheit knipst sich die Straßenbeleuchtung automatisch an, in Reihe ordentlich geschaltet. Und je später der Abend, desto stiller wird es in dieser kleinen Gemeinde. Manchmal kommen vereinzelt noch ein paar Patienten zum Telefonhäuschen an der Wäscherei und versuchen den Kontakt zur Außenwelt. Was werden die Angehörigen wohl gerade machen? Ab zehn Uhr wird es noch stiller. Und wenn die Nacht sich über die Anstalt legt, dann scheint sich das Leben an anderen Orten abzuspielen. Eine abgeschiedene Geisterstadt für sich, eine Stätte der leidenden Seelen. Patienten reden davon, daß ihnen nach 17 Uhr die Decke der Station auf den Kopf fällt: mit Anbruch der Dunkelheit im Winter, Monotonie. Was anfangen mit der Angst vor dem Alleinsein? Fernsehgucken, Monopolyspielen, Schlafengehen? Das kann kein Therapieziel und auch kein Lebenssinn sein! Der Pförtner beginnt mit seiner Nachtschicht am Eingang des malerisch klotzigen Portals. Im Hauptgebäude soll die an der Decke befestigte Uhr tatsächlich mal bei fünf nach zwölf stehengeblieben sein, erzählt ein Angestellter. An der ersten Toreinfahrt kann der Betrachter die Überreste der ehemaligen Gärtnerei erahnen. Wild wächst das Geflecht der Natur über die teilweise zerbrochenen kleinen Glasbunker. Ich frage einen Patienten der seit 17 Jahren den Dornröschenschlaf der Irrenanstalt von innen her kennt, ob er glücklich sei, ob ihm etwas fehlen würde, wie er sich sein weiteres Leben vorstellt?

»Da darfst du mich nicht fragen«, sagt er und senkt den Kopf. »Glück, was ist das? Glücklich?« und nach einer längeren Pause fügte er hinzu: »Manchmal ist es schade, daß mir nichts fehlt, so sollte man meinen. Eigentlich wär' ich ja glücklich, könnt' ich ja zufrieden sein. Seit 17 Jahren will ich heiraten. Dieses Jahr tu' ich's. Aber ich weiß, daß wahrscheinlich wieder nichts draus wird.«
Wieder ist ein Tag im Landeskrankenhaus vorbei. Die Nacht ist angebrochen. Die Lichter auf den Stationen sind erloschen. Eine einsame Pflegernachtschicht wacht bei den Patienten und wird am nächsten Morgen abgelöst werden. Ich verlasse die Anstalt und fahre an einem Patienten vorbei, der gerade telefonieren war. Ich hatte eine Begegnung mit ihm am Nachmittag in der Cafeteria. Er sprach von mehr als 20 Einweisungen im Verlaufe seines Lebens. Er ist auf dem Weg zurück in »seine« Station. »Wo soll ich denn hin?« hatte er mich gefragt.
Ob sich hier wirklich in allernächster Zeit etwas ändern wird, denke ich und bin in Gedanken bei einem Positionspapier des Gesundheitsministeriums, das Reformen für das Landeskrankenhaus vorsieht.

Drei allgemeine Krankenhäuser wurden, seit die Gesundheitsministerin des Saarlandes, Frau Dr. Brunhilde Peter (SPD) in Amt und Würden ist, geschlossen und aufgelöst. Sie seien unwirtschaftlich. Kranke Menschen – und die Erfahrungen hätten diesen Beweis erbracht – würden sich in ihrem Zuhause zudem besser erholen, als in einem Krankenhauskomplex. Wer eine Blasenentzündung hätte, oder einer Blinddarmoperation unterzogen würde, müßte nicht Wochen im Krankenhaus zubringen. Die Nachbehandlungen könnten auch in der Gemeinde ambulant geschehen.
Diese Erkenntnis vom Leben in der eigenen Wohnung, vom Arbeiten in der Gemeinde, der Stadt oder im Betrieb, möchte Brunhilde Peter jetzt auch auf die psychiatrische Betreuung beziehen. Wenn es nach ihr ginge – und sie steht

nicht ganz allein da –, könnte das Landeskrankenhaus Merzig in den kommenden Jahren endgültig geöffnet werden. Ein neuer Psychiatrieplan liegt seit kurzem auf dem Tisch. Er beinhaltet die Umstrukturierung der jetzigen Anstalt in Merzig auf vier kleine Betreuungseinheiten in Neunkirchen, St. Wendel und Saarlouis, sowie einer Auslagerung der Betreuungsangebote aus dem LKH in die Gemeinde nach Merzig.

Vorgesehen sind Tagesklinik, Nachtklinik, Wohngemeinschaften, beschützte Arbeitsplatzangebote, sozialpsychiatrischer Dienst, Ambulanzteams in der Gemeinde und einen kleinen Aufnahmebereich für akut Leidende. Die Forensik wird wieder einmal das Stiefkind sein. Für sie gibt es keinen Plan und auch kein Geld. Bestrafung, Sicherung und sogenannte Besserung stehen im Vordergrund. Rehabilitation – es wagt sich auch in Saarbrücken niemand an diesen Begriff heran, um ihn in die Realität umzusetzen.

Ob dieser neue Psychiatrieplan, der keine Arbeitsplätze kosten soll, wirklich in die Tat umgesetzt wird? Die Widerstände bei der Gewerkschaft ÖTV, der Oppositionspartei CDU und bei der Pflegedienstleitung im Schulterschluß mit der Verwaltung, sind groß. Ob für diese Reformen auch das nötige Geld zur Verfügung gestellt wird, ist zweifelhaft, denn schon heute haben Mitarbeiter als auch Patienten unter den Einsparungen zu leiden.

»Lieber Kollege, das Thema Psychiatrie ist, wie ich Ihnen bei Ihrem letzten Besuch schon sagte, sehr interessant. Nur sehe ich keine Chance einer Realisierung beim Sender. Es tut mir leid, daß es zu einer Zusammenarbeit nicht kommt. Ich würde mich aber freuen, bei Gelegenheit wieder von Ihrer Arbeit zu hören.
Mit freundlichen Grüßen«
Standardantwort aus einer offenen Anstalt

KLAUS G.: »ICH HOFFE IMMER NOCH AUF BESSERUNG.«

In der Klinik wird es immer schlimmer

Landeskrankenhaus Weinsberg bei Heilbronn: Klaus G. lebt seit einem Jahr auf einer halboffenen Station für psychisch leidende Frauen und Männer. Ich habe Klaus in den vergangenen Monaten immer wieder besucht. Die Ärzte haben seine Medikationsdosen im Therapieverlauf verringert, geben ihm jeden Tag eine Stunde Ausgang, gestatten ihm an den Wochenenden Besuche bei seiner Schwester Gitte und der Mutter.

An einem schönen Herbsttag im Jahr 1985 haben wir es uns unweit der Klinik nach einem Spaziergang im Gras bequem gemacht. Wir sprechen über Zukunftspläne. Seit geraumer Zeit ist in ihm der Wunsch, wieder eine Arbeitsstelle suchen zu wollen. Nur regelmäßige Arbeit – eine Beschäftigung, die ihm Freude macht – könnte ihn von seinen Depressionen befreien. Er fragt mich, wie er es anstellen müßte, möglichst bald wieder Geld zu verdienen. Wir besprechen, wie er einen Lebenslauf verfassen könnte, an wen er die Bewerbungen zu richten hätte. Ich frage ihn, ob er sich denn vorstellen kann, mindestens acht Stunden am Tag zu arbeiten, das auch durchzuhalten, oder ob eine beschützende Arbeitsstelle nicht geeigneter sei.

Wir hatten uns erkundigt, ob es in der Nähe von Heilbronn für ihn etwas anderes gäbe als Behindertenwerkstätten. Aber in dieser Gegend existiert keine Selbsthilfegruppe, kein Modell wie das »EX & JOB« in Wunstorf bei Hannover.

Wir sprechen über seine gegenwärtige Problematik. Er mag nicht mehr länger auf einer Station mit 22 Leidensgenossen leben. Das sei kein normales Leben – reiner Stumpfsinn, Langeweile.

Klaus fühlt sich wohl an diesem Herbstnachmittag, er genießt das Leben außerhalb der stickigen Station. Wir haben uns etwas zu essen mitgenommen, reden über einen Film, der die Zustände in der Psychiatrie verdeutlichen soll an dem er mitarbeiten möchte, um die weitverbreiteten Vorurteile gegenüber psychisch Leidenden abzubauen. So kommen wir im Verlauf des Gesprächs auch wieder auf Frankfurt zu sprechen.

Du hast in Frankfurt in der Universitätspsychiatrie die Umstände kennengelernt, unter denen jeder zu leben hat, der eingewiesen ist. Wir waren einige Zeit zusammen, haben Bett an Bett, Zimmer an Zimmer, den Tag miteinander verbracht. Kannst du mir heute, rund ein Jahr später, erklären, wie du das jetzt empfindest?

Ich war sechs Wochen in der Frankfurter Anstalt und ziemlich eingesperrt. Wie wir alle, du weißt das ja selbst, wie das war.

Was hattest du für Gefühle da in dieser Anstalt?

Ich habe nur die Zeit totgeschlagen, habe rumgesessen, bin von einer Seite der Wand zur anderen gelaufen. Da war ich in einem großen Raum – Wachsaal genannt – eingesperrt. Dann habe ich die Spritzen erhalten und nur noch gezittert. Tja, und jetzt bin ich im Psychiatrischen Krankenhaus Weinsberg.

Du bist jetzt hier in Baden-Württemberg im dritten psychiatrischen Krankenhaus. Haben dir diese Anstalten über die eigentlichen Probleme, mit denen du versuchst fertigzu-

werden, hinweggeholfen? Bist du jetzt gesund, fühlst du dich besser?

Nein, ich bin jetzt ganz schlecht eingestellt. Ich habe sogar in letzter Zeit Selbstmordgedanken bekommen, weil mich diese Medikamente sehr fertiggemacht haben.

Hat ein Arzt mit dir hier darüber gesprochen und dir vielleicht weiterhelfen können?

Nein, da ist zwar Visite, aber auf die eigentlichen Probleme sprechen die einen nicht an. Die Visite machen sie nur, um die Medikamente zu beobachten, die Wirkungen. Und ich finde, die machen das ziemlich willkürlich.

Welche Wirkungen haben diese Medikamente?

Zum Beispiel das Zittern, das Stottern und sexuell läuft bei mir im Moment auch nichts. Also, die wirken irgendwie gegen die Gefühle.

Was für ein Gefühl?

Ich bin hilflos, sexuelle Gefühle habe ich keine mehr, mir ist alles egal, komme mir vor wie ein Kind.

Wie sieht jetzt dein Tagesablauf aus?

Um sechs Uhr wird hier aufgestanden. Dann Duschen. Dann ist Frühstück, Medikamente, dann leere Zeit, dann Mittagessen, dann ist wieder leere Zeit, dann ist Abendessen, und wieder leere Zeit: dann Nachtruhe und zwischendurch die Medikamente. Manchmal darf ich in der leeren Zeit in die kleine Patientenkaffeestube. Und ab und zu ist hier eine Maltherapie. Ich lebe hier in einer Traumwelt. Ich bin nach den Medikamenten immer wie weggetreten.

Was fehlt dir?

Was mir fehlt? Meine Nerven fehlen mir. Ich habe ziemliches Nervenflattern bekommen. Ich wünsche mir, daß ich nervlich gesund werde. Anscheinend wird es in der Klinik immer schlimmer. Das habe ich, seit ich wieder so viele Spritzen bekomme. Ich bin nicht mehr Herr meiner Nerven.

Wenn ich die Möglichkeit hätte, würde ich jetzt wieder versuchen, in meinem Beruf zu arbeiten. Mein Chef hat mir aber gekündigt, also ist die Möglichkeit auch weg. Ich müßte mir eine neue Stellung suchen.

Glaubst du, daß du eine neue Stellung finden wirst?

In der jetzigen Verfassung auf jeden Fall nicht. Ich weiß nicht, wie ich das machen soll, daß ich wieder gesund werde. Ich weiß auch nicht, wie lange das hier drinnen noch dauert.

Was würdest du machen, wenn du einen Wunsch frei hättest, wenn du draußen wärst?

Ich würde mir wünschen, daß alles geregelt ist, meine Wohnung, einen Arbeitsplatz, jemand, der mir die ersten Wochen hilft.

Meinst du, daß du draußen besser zurecht kämst als drinnen?

Natürlich, auf jeden Fall.

Aber du bräuchtest jemanden, der dir draußen hilft?

Ja, genau. Ich bräuchte jemanden, der mir einen Überblick verschafft, weil: die Probleme sind ja nicht kleiner geworden durch diese Aufenthalte, die Probleme sind größer geworden. Ich habe zwar einmal am Tag eine Stunde Ausgang, aber . . .

Gibt es auch Mitpatienten, die keinen Ausgang haben?

Ich bin hier fast die Ausnahme, alle anderen haben keinen Ausgang. Ich hoffe, daß man mir eine Reha-Therapie erlaubt. Köche werden ja eigentlich immer gesucht. Ich hoffe immer noch auf Besserung.

In den nächsten Wochen will Klaus versuchen, seine Entlassung aus dem Psychiatrischen Landeskrankenhaus in Weinsberg zu erreichen. Er möchte von zu Hause den Versuch wagen, wieder auf die Beine zu kommen. Von dort aus könnte er in eine Einrichtung wie die TAGESKLINIK gehen. Doch im Moment sei kein Platz frei für eine Rehabilitation. Er sieht ein, daß er auch allein etwas für sich tun

muß. Er will mutig sein, einen Bewerbungsversuch starten.
Als wir uns an diesem Nachmittag trennen, habe ich das Gefühl, das Klaus G. Hoffnung geschöpft hat. Trotzdem habe ich ihm gesagt, daß es nicht leicht sein wird, wieder Arbeit zu finden, noch dazu einen Platz, an dem er nicht überfordert wird. Seine Schwester will ihn nach besten Kräften unterstützen.

Tag für Tag fremder

Klaus G. war raus. Von Weihnachten 1985 an lebte er bei seiner Schwester im Haus. Er richtete sich ein Zimmer ein und half bei der Hausrenovierung. Er kaufte Tapeten ein, tapezierte, fuhr mit dem Auto durch die Stadt und war vergnügt.
»Wir haben mit Klaus lange Spaziergänge gemacht, uns unterhalten über seine Zukunftsperspektiven; einen Arbeitsplatz, den er suchte und was er machen könnte«, erzählt seine Schwester Gitte.
In den ersten Tagen des neuen Jahres 1986 fand Klaus G. keinen Arbeitsplatz. Alle Bewerbungen kamen mit dem Schlußsatz – oder einem ähnlichen – an den Absender zurück: »Es tut uns leid, . . .«
Seit dem 22. Januar 1986 ist Klaus G. wieder untergebracht. Diagnose: *endogene Psychose*. Zum vierten Mal hat er die Anstalt gewechselt. Aus dem psychiatrischen Landeskrankenhaus *Wiesloch* bei Heidelberg schreibt der mittlerweile 25jährige:

> »Nun bin ich wieder in einer Psychiatrie: Wiesloch. Ich wurde am 22. 1. 1986 gerichtlich untergebracht und wurde am 20. 2. 86 auf eigenen Wunsch wieder entlassen. Ich wurde wieder mit Spritzen behandelt. Draußen ging mir dann die Luft aus und ich ging am 25. 2. wieder zurück in die Psychiatrie. Das war ein großer Fehler. Nun bin ich

von den Ärzten total abhängig. An mir wurde mit Spritzen herummanipuliert und die Ärzte wissen selbst nicht mehr, woran sie mit mir sind.
Ich merke, wie ich mir Tag für Tag fremder werde, obwohl ich mit aller Kraft dagegen ankämpfe. Wenn ich nicht mehr dagegen ankämpfe, so habe ich keinen Willen mehr. In meinem Kopf habe ich so ein komisches Gefühl, als ob sich alles zuspannen würde. Mein Kurzzeitgedächtnis ist zerstört – ich kann mir kaum noch Namen merken. Ich verwechsle die Zusammenhänge und verliere teilweise die Orientierung. Mein Kopf und mein Körper werden mir immer fremder, meinen Körper habe ich auch nicht mehr unter Kontrolle. Er fühlt sich alt und träge. Ich bin nicht mehr ich.
Zuerst spritzt man mich kaputt, dann will man mich zu den Chronischkranken tun. Dann überlegen es sich die Ärzte noch mal und sie verlegen mich auf die ›Hilfe zur Selbsthilfe-Station‹. Aber jetzt kann ich mir selbst nicht mehr helfen, da ich durch die Medikamente-Manipulation nicht mehr ich selbst bin. Ich blöde immer mehr ab. Die Ärzte wollen oder können mir nicht mehr helfen. Sie drücken sich bei der Diagnose für die AOK nun so aus: Diagnose: Nervenleiden . . .
Ich bettele bei meiner Ärztin und sie gibt mir statt dessen LEPONEX[1], wobei sich in meinem Kopf mein Gehirn noch mehr verspannt.
Kannst Du mir bitte helfen! Hol' mich hier raus, bitte!

Klaus«

1 *Leponex*: Psychopharmakon. Hersteller: Wander Pharma GmbH, Nürnberg (Tochtergesellschaft der Sandoz-Multinational, Basel). Dieses Medikament wurde vom Bundesgesundheitsamt zum 31. 12. 1978 aus dem Handel gezogen und zum allgemeinen Gebrauch verboten. Siehe Seite 265.

Zur Wirkung des Medikaments LEPONEX bei Klaus G.

Aus dem fachärztlichen Gutachten des Professors Dr. Gg. Schmidt vom Institut für Rechtsmedizin im Klinikum der Universität Heidelberg vom 12. 9. 1986:

»Es wurde empfohlen, ambulant LEPONEX, wenigstens mit 100 mg, darüber hinaus auch noch Dociton, 3× 20 mg und Maaloxan Saft sowie Targamed zu geben.

Anmerkung: Bei dem Präparat Leponex (Clozapin) handelt es sich um ein Diazepin-Derivat, ein Präparat, das lange Zeit erfolgreich bei akuten und chronischen Syndromen, maniformen Zustandsbildern, psychomotorischer Erregtheit und späten Hyperkinesen gegeben wurde und zwar in Dosierungen zwischen 200–500 mg/Tag unter klinischen Bedingungen. Im Laufe der letzten acht Jahre hat sich dann gezeigt, daß die Verwendung des Mittels in relativ seltenen Fällen zu Müdigkeit, orthostatischen Dysregulationen, Hypotonie, initialen Temperatursteigerungen, Leukopenien und Agranulocytosen führte. Aus diesem Grunde hat man dann, auf Empfehlung des Bundesgesundheitsamtes, insbesondere in Ansehung lebensbedrohender Agranulocytosen, die Verwendung auf klinische Institutionen eingeschränkt unter der Bedingung, daß wöchentliche Blutbildkontrollen während der ersten drei Monate fortlaufend durchgeführt werden. Die Anwendung wurde strikt auf Fälle der Unverträglichkeit gegenüber anderen Neuroleptica beschränkt. (. . .)

Der Patient (Klaus G.) suchte dann die ambulante Behandlung des Herrn Dr. O., Wiesloch, auf, der seinerseits, auf Drängen des Patienten, das Präparat LEPONEX in der Dosierung reduzierte. Bei der Aufnahme erschien der Patient substuporös, sprach nicht, der Blutdruck war erhöht (180/100).

Ein Betreuer hat gegenüber dem Landeskrankenhaus angegeben, daß Herr G. ›wiederholt zu viel getrunken‹ habe (. . .) im Wohnhaus (der Anstalt – U. H.) herumgeirrt und nicht geschlafen (habe). Die Tatsache, daß ein Patient offenkundig über Tage hin unter Alkohol- und Leponexmedikation in einen toxischen Verwirrtheitszustand geriet, ist dort offenbar nicht angemessen erfaßt und bewertet worden.

(. . .) In der stationären Behandlungszeit erschien Herr G. uneinsichtig, aggressiv, nach Meinung des Pflegepersonals ›stur, frech und anmaßend‹, einmal war eine Fixierung erforderlich.«

Weder das Bundesgesundheitsamt in Berlin noch der Pharmakonzern WANDER PHARMA waren bis Redaktionsschluß des Buches bereit, meine Fragen hinsichtlich von Todesfällen, ausgelöst durch LEPONEX, konkret zu beantworten. Die WANDER PHARMA, Nürnberg, in einer knappen Stellungnahme: »In Abstimmung mit namhaften Psychiatern und Experten des BGA wird LEPONEX trotz der bestehenden Risiken weiterhin für besondere Fälle zur Verfügung gestellt, bei denen mit anderen Mitteln bislang keine befriedigende Behandlung möglich ist.«
Ein Vertreter des Konzerns am Telefon: »Wir wollen keine Werbung machen.«
Die Wander-Pharma stellte lediglich folgenden Warnaufruf zur Verfügung:

»Betr.: LEPONEX
Die einschneidenden Vertriebs- und Anwendungsbeschränkungen bis hin zum Auslaufen der Lieferung an Kliniken zum 31. 12. 1978 wurden vor allem dadurch bedingt, daß die zur Früherkennung einer Blutzellschädigung unter Leponex-Medikation erforderlichen Vorsichts- und Kontrollmaßnahmen in der Mehrzahl der Fälle mit hämatologischen Komplikationen nicht oder nicht in ausreichendem Maße beachtet wurden.
Eine Abgabe des Präparates nach dem 1. 1. 1979 kann deshalb nur in Ausnahmefällen und unter voller Verantwortung des verordnenden Arztes im Sinne der kontrollierten Anwendung erfolgen. (. . .)
Die Weiterbehandlung mit Leponex bedarf der Aufklärung und schriftlichen Einwilligung des Patienten, soweit dieser in der Lage ist, Bedeutung und Tragweite der Behandlung einzusehen. (. . .)
Die während der ersten 18 Behandlungswochen wöchentlich durchzuführenden Kontrollen des weißen Blutbildes – (mindestens Leukozyten-Zählung) – sind danach in mindestens 4wöchigen Abständen weiterzuführen, da die hämatologische Komplikation in ca. 20% der Fälle auch nach der 18. Behandlungswoche aufgetreten ist. Beim Auftreten von Fieber, Mundschleimhaut- und

Zahnfleischentzündung, Halsschmerzen, eitriger Angina sowie grippeähnlicher Symptome ist sofort eine Blutbildkontrolle vorzunehmen.«

Der Brief von Klaus G. erreicht mich am 18. April 1986. Ich versuche, ihn telefonisch auf der Station 22 der Anstalt zu erreichen. Mir wird mitgeteilt, er sei in der Zwischenzeit auf die Station 01 verlegt worden. Ich werde weiterverbunden. Der Pfleger erklärt mir gegen 20.35 Uhr, Herr G. könne nicht ans Telefon kommen, »weil, der ist so müd', und im Moment geht das nicht. Er kann nicht aus dem Bett heraus. Das geht nun wirklich nicht«. Ich versuche die telefonische Kontaktaufnahme am folgenden Tag wieder. Es ist 11 Uhr am Vormittag: »Es ist gänzlich unmöglich, Herrn G. zu sprechen. Versuchen Sie es doch noch mal heute nachmittag.«
Der dritte Anruf führt zum Erfolg. Man läßt Klaus G. an das Stationstelefon: »Aber nur für fünf Minuten!«
Klaus erzählt mir, daß er seit dem 25. Februar, also seit acht Wochen, in geschlossenen Stationen im Psychiatrischen Landeskrankenhaus Wiesloch eingesperrt sei und noch nicht einmal hat frische Luft schnappen können. Keinen Ausgang? Nein, er käme überhaupt nicht raus. Er habe Angst vor den Pflegern, besonders vor zweien, die er mir nennt. »Bitte, komm' bald und hol' mich hier raus. Ich weiß nicht mehr weiter!«
Klick. Die Leitung ist tot. Das Gespräch wurde beendet, aber nicht von ihm. Ich versuche es in den nächsten Minuten noch einmal, mehrmals, den ganzen Nachmittag. Die Leitung ist immer besetzt, gibt die Vermittlung bekannt. Ich rufe Klaus' Schwester an, erzähle ihr von dem Vorfall und erfahre, daß sie seit zwei Monaten totales Besuchsverbot hat. »Ich komm' da doch nimmer rein!« Sie will es aber erneut versuchen. Ich schreibe ihm einen Brief, in dem ich ihm meinen Besuch für Anfang Mai ankündige.

Für Klaus G. beginnt die elfte Woche unter Isolationsbedingungen im Landeskrankenhaus Wiesloch, als ich ihn besuchen komme. Vor der Tür der geschlossenen Station 01 steht ein alter Mann mit einer Reisetasche und einem Aufnahmeformular. Er klingelt und begehrt mit mir zusammen Einlaß. Der Mann scheint Alkoholprobleme zu haben. Ein junger Pfleger öffnet die Stationstür im Neubau des Anstaltsgebäudes. Es ist sehr hell auf der Station – viele Blumen ranken an dem gepanzerten Glas der Wände hoch. Ein großer Raum, der – weil aus Glas – von überall her einsehbar ist, das Getto muß teuer gewesen sein. Das Land Baden-Württemberg hat keine Kosten gescheut, den Pflegern die Beaufsichtigung so angenehm wie möglich zu machen. Der moderne Baustil gibt auch den Patienten mehr Raum – allerdings nur bis zu den Glaswänden und -türen. Man muß schon mit dem Kopf durch die Glaswand, denn die Türen sind wieder nur mit Spezialschlüsseln zu öffnen. Und die Schlüssel werden von den Pflegern verwahrt.
Ich schlüpfe mit auf die Station. Ein älterer Pfleger kommt hinzu, sich die ›Neuaufnahme‹ einmal näher zu betrachten. Ein längerer Disput zwischen jungem und älterem Pfleger entwickelt sich, ob denn die ›Neuaufnahme‹ laut Formular nun 1920 oder 1929 geboren wäre. Das Geburtsdatum hätte jemand in der Verwaltung doppelt und mißverständlich getippt. Die beiden können sich gar nicht beruhigen, denn »das exakte Geburtsdatum ist unumgänglich für die Abrechnung mit der Krankenkasse«. Wo er denn überhaupt herkäme? In diesem Moment wird die Glastür zum Innenleben der Station geöffnet, und bevor ich überhaupt etwas über mich sagen kann, bin ich reingeschoben und drinnen. Klaus G. hat mich erblickt, er hat schon gewartet.
Wortlos zeigt er mir seine Narben an den Unterarmen und an der rechten Halsseite. Selbstmordversuch: »Ich kann das nicht mehr aushalten. Das ist schon vor deinem Anruf passiert. Ich will unter diesen Umständen nicht mehr leben.«

Eine lange Zeit ist es still zwischen uns. Er hat vom Atomunfall in Tschernobyl gehört. Das mache ihm ganz besondere Angst. Er erzählt mir, daß er sich sorgt und versuchen müsse, die Atomkatastrophe zu verhindern. Wenn niemand die Sorge für die Welt tragen würde, dann: »Ich würde das schon machen. Es muß doch etwas geschehen, damit der *Wahnsinn* aufhört. Irgendwann fliegt das alles auseinander.«
Ich rede lange mit ihm über seine Angst vor dem Leben. Angst vor dem Tod habe er keine, stellt er fest. Aber die hier drinnen wissen, wie sie ihm helfen könnten: Leponex.
»Ich will das Zeug nicht. Es macht mich rasend. Ich kann nicht mehr gerade stehen, nicht mehr regelmäßig schlafen und essen. Was ist das für ein Scheißleben? Sag mir das, sag mir das mal!«

Wir sitzen in einer Ecke vor einer großen Glasscheibe, die das Draußen überlebensgroß bricht. Eine Baustelle für einen weiteren Irrenhaus-Komplex ist sichtbar, dahinter Felder, eine Bundesstraße und dahinter wieder Häuser: die Freiheit?
Er habe vor dem 25. Februar 86 – also vor fast elf Wochen – im Beschäftigungstherapiezentrum der Anstalt an einer Umschulungsmaßnahme teilgenommen. Er hätte erfahren, daß die Umschulungsmaßnahme »für mich nichts bringt« – wie ihm ein Therapeut versichert hätte. Wochenlang zuvor hätte er sich um Arbeitsplätze bemüht: keine Chance. Über die Absagen der möglichen Arbeitgeber ist Klaus G. zutiefst niedergeschlagen. Der Unfall von Tschernobyl tut das übrige.

Professor Schmidt, Heidelberg:

> »Es erfolgte dann ein – Zusammenbruch – und das Bemühen um Hilfe und Schutz. (. . .) Der Patient wirkt in der Aufnahmestation geordnet, imponierte nicht psychotisch, in affektiver Hinsicht reagierte er adäquat und auch einigermaßen schwingungsfähig. (. . .)

Anfänglich wurde auch eine Stabilität erreicht, es kam jedoch zu einem erneuten psychotischen Rezidiv, insbesondere weil nun die ›Atomproblematik‹ wieder in den Vordergrund trat. Er äußerte Suizidideen. Trotz intensiver Überwachung unternahm der Patient am 13. 4. 1986 einen Suizidversuch, er brachte sich auf der Toilette des Männerwachsaales mit einem abgebrochenen Einmalrasierer multiple Schnittwunden an Armen, Penis und Hals in unmittelbarer Nähe der rechten Halsschlagader bei. Der Patient verlor bei dieser Manipulation etwa 1,5 Liter Blut.«
(Gutachten)

Als er noch in dem Beschäftigungstherapie-Zentrum der Anstalt gewesen war, da hätte es immer viel Alkohol gegeben. Ich spreche ihn auf die Komplikationen von Psychopharmaka und Alkohol gleichzeitig an. Er weiß das, meint aber: »Da haben alle getrunken. Und ich dachte, eine Flasche tut mir nichts. Doch dann habe ich die Bescherung gemerkt.«
Klaus fragt mich, was denn nun mit ihm geschehen könne. Ich frage ihn nach seinen Vorstellungen und ganz besonders nach seinen Wünschen. Er wäre Koch und wolle wieder in seinem erlernten Beruf arbeiten. Wir sind wieder an der Stelle, wo wir vor einigen Monaten in Weinsberg aufgehört hatten. Ich frage ihn wieder, ob der Arbeitsplatz abhängig wäre von einer Wunschregion, einer Stadt. Das sei jetzt nicht mehr abhängig, wenn ihm nur jemand beistehen würde. Allein könne er's nicht schaffen. Ich erzähle Klaus von meinen Erlebnissen in Wunstorf und Merzig, vermittle ihm meine Eindrücke aus beiden Landeskrankenhäusern und erkläre ihm die vorhandenen Möglichkeiten seriöser Hilfen. Ich versuche ihm Perspektiven aufzuzeigen, biete meine Hilfe an zu vermitteln. Er fragt mich, was das denn für ein Verein in Wunstorf sei, dieses »EX & JOB«-Modell. Das würde ihn interessieren. Aber auch die Musik-

und Theatertherapie, die Tagesklinik im Landeskrankenhaus Merzig wäre »ein wenig Hoffnung«.
»Willst du versuchen, dich zu entscheiden? Möchtest du es dir noch einmal durch den Kopf gehen lassen?« Er sagt mir, wie sehr er sich über meinen Besuch freut. »Ich freue mich, daß du noch lebst, Klaus.«
Drei Stunden reden wir miteinander. Dann ist es 16 Uhr, und wenn ich den behandelnden Arzt noch sprechen will, ist es höchste Zeit, ihn zu befragen. Ich gehe zur Glastür und verspreche Klaus, sofort nach dem Arztgespräch wieder zu kommen.
Ich winke einen Pfleger durch die Glastür herbei. Klopfe gegen die Tür. Der macht nicht auf. Erst als ich deutlicher werde, dagegen haue, lösen sich zwei Stationspfleger vom Kaffeetisch und kommen schnellen Schrittes auf die Tür zu. »Ich möchte den Arzt sprechen«, erkläre ich ihnen. Der sei nach Hause gefahren, der habe nämlich eine Geburtstagsfeier in der Familie. Dann möchte ich wenigstens seinen Vertreter kennenlernen. Zur Zeit sei kein Arzt anwesend. Ich versuche es noch einmal, insistiere – da werde ich aus dem Rahmen der Glastür auf die Station zurückgeschubst. Die beiden Pfleger wenden sich wieder dem Kaffeetisch zu. Ich klopfe erneut. Sie sind erbost über mich, weil sie sich zum zweiten Mal stören lassen müssen. »Was wollen Sie denn noch?« Raus möchte ich – und ich erkläre es ihnen. Die grinsen bereits, als ich ihnen erkläre, daß ich mich zumindest direkt mit dem ärztlichen Direktor in Verbindung setzen möchte, zwecks eines Termins. »Ja, ja«, machen sie mir klar, »das können Sie alles morgen bei der Visite erklären.« Da geht mir ein Licht auf. Ich mache ihnen ebenfalls amüsiert klar, daß ich gerne jetzt hinausgelassen werden würde, und will ihnen erklären, daß ich gar kein Patient sei. Sie gucken böse und ungläubig und wollen mich wieder zurückschubsen, ich zeige ihnen meinen Presseausweis, das einzige Dokument, das ich immer eingesteckt habe. Dann werde ich an beiden Armen ergriffen, der alte

Pfleger reißt mich noch an den Haaren, die Tür wird hinter mir zugeknallt. Sie ziehen mich, ehe ich noch mehr sagen kann, weiter aus dem Flur heraus in die Eingangshalle. »So, das wär's – schönen Tag noch, Herr G. hat striktes Besuchsverbot. Das sollten Sie eigentlich wissen. Und lassen Sie sich hier nicht mehr blicken.«

Vom Vorzimmer des Leitenden Regierungs- und Medizinaldirektors, der beschäftigt ist, darf ich Klaus G. noch einmal anrufen. Um ihn nicht zu beunruhigen, schildere ich ihm den Vorfall nicht. Aber, aus seinem Glaskasten heraus, hat er beobachtet, was passiert ist. Wir verabschieden uns am Telefon. Seine letzte Bitte, er hat sie sich in der Zwischenzeit überlegt: »Mach doch bitte was in Merzig fest.«

Der Pfleger, der mich an den Haaren aus der Station gezogen hatte, schrieb eine Meldung in das Stationsbuch: »In der Nacht vom 05. auf den 06. (Mai) war der Patient fortlaufend wach, saß im Bett, es schien, als ob er etwas aushecken würde. An einem der folgenden Tage erschien dann ein angeblicher Journalist, der sich als Betreuer auswies.«

Am 6. Mai wurde Klaus G. zum letzten Mal gefesselt.

Trotzdem ist festzustellen, daß trotz der optimalen Beobachtungsmöglichkeiten, das Zeitgedächtnis des Pflegers mangelhaft gewesen sein muß. Ich besuchte Klaus G. nicht »an einem der folgenden Tage«, sondern am 5. Mai.

Ende Mai willigte Professor Dr. Wolfgang Werner ein, Klaus G. aufzunehmen. Als Termin ist der 1. August 1986 vorgesehen. Ich teile Klaus G. diese gute Nachricht am 22. Mai 1986 mit. Trotzdem ist er über seine jetzige Situation auf der geschlossenen Station 01 erregt. Er ist wütend und deprimiert. Aber sofortige Hilfe kann ich nicht leisten. Der Stationsarzt, mit dem ich mich später unterhalte, droht mit gerichtlichen Zwangsmaßnahmen. Die möchte ich jedoch für Klaus G. vermeiden. Es muß auch einen sanften Weg geben.

Seit drei Monaten wird Klaus G. verwahrt: Er bekommt keinen Ausgang, es darf kein Besuch zu ihm, nicht einmal die Schwester. Tag und Nacht wird er beobachtet.
»Es ist wie in einem Schweinestall, noch besser: Zoo. Wir werden den ganzen Tag von der Bande beglotzt. Ich habe das Vertrauen zu dieser Psychiatrie verloren.«
Ich schreibe an Klaus: »Hoffen, bitte, hab' Hoffnung, auch wenn Dir das Leben in Wiesloch nichts gibt. Du wirst sehen, daß es doch noch andere Menschen gibt, und versuche bitte noch einmal, mit dem Arzt in Wiesloch darüber zu reden.«

Professor Dr. Schmidt:

»Zusammenfassend führte das Landeskrankenhaus Wiesloch aus, daß in Ansehung der Wahngewißheit paranoider Ideen, die auf den eigenen Körper bezogen wurden, bestehender Körperhalluzinationen und optischer Sinnestäuschungen ein konstruktiver therapeutischer Kontakt bei ablehnender Grundeinstellung des Herrn G. nicht zustande gekommen sei. Herr G. habe sich im wesentlichen mit dem Ankämpfen gegen ärztliche und pflegerische Maßnahmen beschäftigt, wenngleich auch damit eine gewisse Stabilität erreicht worden sei.
Der behandelnde Arzt, Herr Dr. R., wurde in seinem Urlaub vom 28. 4. 86 bis zum 10. 5. 86 von einer Ärztin vertreten, die ihrerseits auf Eintragungen in das Krankenblatt verzichtete. Nach Rückkehr hat Dr. R. weitere Notizen gemacht, die Gegenstand der Krankengeschichte sind: Der Patient zog sich zurück, mied den Kontakt, gleichwohl stellt sich aber eine gewisse Stabilisierung des psychischen Zustandsbildes dar. Der Arzt hatte den Eindruck, daß sich der Patient von seinen psychotischen Erlebnisweisen distanziere, ebenso von Suizidvorhaben. Er erschien zukunftsorientiert, so daß auf eine Fixierung verzichtet wurde. Seit Mitte Mai 1986

war eine akute Suizidalität nach Auffassung des Arztes nicht mehr gegeben, die psychotische Störung trat in den Hintergrund. (. . .)
(Gutachten)

Das LEPONEX erhielt Klaus G. auch noch am 22. Mai 1986, meinem letzten Anruf.
LEPONEX: Wirkungen: Müdigkeit, Speichelfluß, Fieber, Herzklopfen, epileptische Anfälle etc. Folgen: gefährliche Immunschwäche da Lymphozytenbildung (weiße Blutkörperchen) verhindert wird, Blutbildschädigung, Blutzellzerstörung etc. Es gibt keine Gegenmittel, um die (Neben-) Wirkungen zu mildern.

Spaziergang

Aus dem Ermittlungsbericht des Dezernates 10, Abteilung II (Kriminalpolizeidirektion Heidelberg) vom 1. Juni 1986.

»VU gegen 15 Uhr in 6908 B 3 A verursacht durch einen stark suizidgefährdeten Füßgänger: (Er) war heute in der Gruppe von sechs Patienten, die zusammen mit dem Pfleger B. einen Spaziergang auf dem Gelände des PLK unternahm. Gleich nach Verlassen des Gebäudes habe (er) fluchtartig die Gruppe verlassen und sich in Richtung Heidelberger Straße entfernt. Eine sofortige Suche verlief ergebnislos! (Er) wurde durch den Stationsarzt Dr. R. betreut. Dieser konnte jedoch nicht erreicht werden.«

Zeugenaussage des Fahrers Werner S.:

»Ich fuhr nach dem Ortsausgang Wiesloch mit ca. 100 km/h, als ich bei der Brücke, rechts am Fahrbahnrand, vor den Leitplanken, einen jungen Mann stehen sah. Als ich ihn dort sah, ging ich gleich vom Gas, da ich mich wunderte, daß dort überhaupt jemand steht. Er

stand in meiner Fahrtrichtung gesehen ziemlich am Ende der Brücke.
Er schaute mich direkt an.
Ich fuhr ziemlich gegen die Mittellinie, da es mir schon komisch vorkam, ich hatte immer noch den Fuß vom Gas. Als ich mich mit meinem PKW etwa 10 bis 20 Meter von dem Mann entfernt befand, machte er einen richtigen Hechtsprung auf mein Fahrzeug zu.
Der Mann sprang mir regelrecht auf die Motorhaube und schlug dann mit dem Kopf an die Windschutzscheibe, er rollte dann gleich vom Fahrzeug und blieb auf der Fahrbahn liegen.«

Klaus ist tot.

NACHWORT

Klar werden sie sich ärgern. Alle, die im Buch namentlich erwähnt oder identifizierbar sind und nicht gut dabei wegkommen, werden wütend sein. »Parteiisch geschrieben und hinterhältig in den Recherchemethoden«, werden sie sagen. »Unsauberer Journalismus«, werden sie schimpfen und sich überlegen, ob der Autor nicht doch echt verrückt ist. Oder werden sie sogar juristische Schritte erwägen?
Und die Patient-inn-en? Viele – gerade aus den großen Anstalten – werden sich freuen: »Endlich! Endlich gibt's denen mal einer. Endlich sagt einer, daß alle verrückt und wir eigentlich zu Unrecht hier drinnen sind. Und daß es wie im Knast ist – nur mit dem Nachteil, daß unser Entlassungstermin nicht feststeht, sondern der Willkür der ›Weißkittel‹ unterliegt.«
Tatsächlich schreibt hier einer völlig parteilich. Dieses Buch ist nicht gerecht und nicht ausgewogen. Dieses Buch ist eine Anklage. Und eine Aufforderung, die Situation endlich zu verändern.
Es steht außer Frage, daß die Recherchemethode der Selbsteinweisung umstritten ist. Es steht aber ebenso außer Frage, daß man auf diese Art und Weise Dinge erfährt und mitbekommt, die man als Gast nie in Erfahrung bringt.

Muß man dafür die Nachteile und die Ungerechtigkeiten in Kauf nehmen?
Ich glaube: Ja. Denn selbst wenn alles falsch verstanden und verzerrt dargestellt wäre, so bleibt doch eines: Der Autor hat die hunderttausendfache Unterstützung langjährig Erfahrener: Kranker wie Beschäftigter. Ich erinnere mich an keine ehemaligen Kranken, an keine-n vom Pflege- oder ärztlichen Personal aus einer Großanstalt, die nach ihrem Aufenthalt gut von den Einrichtungen gesprochen hätten. Von einzelnen Bezugspersonen ja, aber von der Institution?

Keine-r! Alle hatten eine schlechte Meinung bzw. ein schlechtes Gewissen zurückbehalten. Dieser miserable Ruf der großen Anstalten, der nur mit dem von Gefängnissen konkurrieren kann, entsteht ja nicht zufällig. Kein somatisches Krankenhaus könnte sich ein so grundsätzlich mieses Image erlauben – von anderen Unternehmen mal ganz zu schweigen. Und es wird sich niemand vormachen können, daß das Stigma allein von der Art der Krankheiten herrührte.

Dieses Buch hat manche Mängel. Auch mir ist das Schwarz-Weiß-Bild heute eigentlich zu kurz. Gleichzeitig weiß ich, daß man jung sein muß, anrührbar und nicht mit zu viel Verständnis ausgerüstet, wenn man wirklich helfen will, etwas zu verändern. Und das will Uwe Heitkamp. Er möchte u. a. die unterstützen, die daran arbeiten, endlich das umzusetzen, was lange Jahre, Jahrzehnte als richtig erkannt ist: die Schließung der Großkrankenhäuser. Und daß diese Forderung richtig ist, das möchte ich mit Nachdruck unterstreichen. Allerdings ist meine Ausgangslage heute eine andere als früher: In den Jahren von 1971 bis 1976 habe ich psychiatrische Institutionen aller Art besichtigt: 42 Großkrankenhäuser und 62 kleinere, z. T. flankierende Einrichtungen in der Bundesrepublik, Holland, England, der UdSSR und den USA. Damals war zunächst mein Entsetzen groß und mein Zorn unversöhnlich über die Lebensumstände und den Umgang mit den Patient-inn-en gerade in der Bundesrepublik – trotz der ersten Reformansätze. Seit dieser Zeit ist tatsächlich viel geschehen: Die Säle mit 50 Betten ohne Nachttische und Schränke sind weg. Daß die Patient-inn-en zwangsweise und ganztägig mit einer Art Leichenhemd in den Betten lagen, gehört der Vergangenheit an. Inzwischen hat jede-r eine eigene Zahnbürste. Noch Anfang der 70er Jahre gab es in Bedburg-Hau Stationen mit einer einzigen Zahnbürste für 50 Patient-inn-en. Allen Kranken wurde der gleiche Haarschnitt verpaßt, und zwar

ein besonders entstellender. Auch zum Ausgang trugen die Insassen Anstaltskleidung, die sich von Häftlingskluft nur für Eingeweihte unterschied. Dazu mußten die Kranken schwer arbeiten. Zunächst unentgeltlich, später gegen ein lachhaftes Taschengeld von 1 DM für 8 Stunden und ohne die Tarnkappe: Arbeitstherapie. In düsteren Kellern waren die Chroniker-innen damals verpflichtet, Sträflingsarbeit zu verrichten.
Im Vergleich dazu hat sich überall etwas bewegt. Aber ist das genug Fortschritt für 15 bis 20 Jahre und für die Millionen von Mark, die zweifellos in der Zwischenzeit investiert worden sind? Nein. Und nochmal nein. Es ist nicht genug!
Und deshalb braucht es solche Bücher. Heute wieder dringender als früher. Denn mit der Psychiatrie-Enquête, dem Aufblühen der Deutschen Gesellschaft für soziale Psychiatrie, den Sternmärschen und dem politischen Reformklima wurde es Mitte der 70er Jahre fast schick, sich für psychisch Kranke einzusetzen. Randgruppen waren grundsätzlich »in«.
Das ist jetzt fast weg. Die Umwelt reagiert wieder herber, am Arbeitsplatz ungeduldiger, in der Familie und der Nachbarschaft intoleranter. Das politische Klima begünstigt stärker die »Guten«, die Leistungsfähigen. Und die Konkurrenz ist größer auf Kosten der Schwächeren. Die meisten Politiker-innen fürchten vermehrt das Stigma, das von psychisch Erkrankten ausgeht. Gleichzeitig sehen sie sich allenthalben den größer werdenden Problemgruppen, die nicht verrückt sind, ausgesetzt, z. B. den Arbeitslosen, den Asylant-inn-en, den Aidskranken. Das ist objektiv anders geworden.

Deshalb braucht es zornige, junge Menschen, die noch nicht so sind, wie ich es inzwischen geworden bin: Mich haben die vielen Besuche und Gespräche mit den Kranken und ihrem Personal verändert. Sie haben mir die Unschuld genommen.

Ich kann nicht mehr einfach so wettern wie früher und nicht mehr so wie Uwe Heitkamp. Das kommt dadurch, daß ich auch Patient-inn-en kennenlernte, die ich schwer erträglich fand und froh war, deren Nähe nicht lange aushalten zu müssen. Oder andere, die an der Institution wie Pech klebten (auch wenn der Hospitalismus die Ursache war, bedeutete es, ihr Herz zu brechen, wenn man sie aus ihrer scheußlich-schönen Anstalt herausbugsierte – und sei es noch so therapeutisch eingeleitet). Ich kann dem Anstaltspersonal nicht mehr so böse sein. Das Feindbild in Reinkultur ist zerbrochen. Mir ist unübersehbarer als früher, wieviel leichter es ist, vorübergehend recherchierend in einer Anstalt zu Gast zu sein und dann die Finger auf Wunden zu legen, statt lebenslang hautnah mit psychisch Kranken zusammenzusein. Ich habe heute zu viel Verständnis dafür, daß die Behandlung von psychisch Kranken so viel Angst macht. Reale Angst, die auch begründet ist. Denn das Krankenhauspersonal ist ja – meist im Gegensatz zu den psychisch Kranken selbst – ein Leben lang seiner eigenen Verrücktheit durch die Nähe zu der blühenden Verrücktheit der Patient-inn-en ausgesetzt. Wie viele vom Krankenhauspersonal schaffen es nicht, gehen weg oder drehen selbst durch. Und die, die es schaffen, dazubleiben, tun das immer auf Kosten von etwas. Auf Kosten der Patient-inn-en. Auf Kosten ihrer eigenen Gesundheit. Auf Kosten ihrer eigenen Psyche. Die frische Sensibilität, das anfängliche Mitleiden, ist nicht über Jahre er- und aushaltbar. Schutz ist z. B. zu verrohen. Denn unter den scheußlichen Bedingungen für die Kranken leidet das Personal ja genauso – nur meist länger. Auch die zur Reform Entschlossenen.

Ich habe gesehen, daß ich – neben dem Nutzen – auch Schaden mit meinen Veröffentlichungen angerichtet habe: Der Neid und die folgenschweren, indirekten Auswirkungen auf die, die ich als Reformer-innen positiv und beispielhaft namentlich herausstellte – mit Rückwirkungen auf die

Kranken (z. B. Chefarzt der nächsten Großanstalt: »Ach, die sind doch so gut. Na, da brauchen wir ihnen ja gar nicht den schwer aggressiven Patienten X abzunehmen; denn die kommen ja ohne Zwangseinweisung und ohne Fesselungen aus.«).
Schädlich auch die falschen Solidarisierungen mit den Mißhandlern, die das Öffentlichwerden bewirkte. Schließlich hätten sich sonst ganze Institutionen bloßgestellt und bis nach oben Konsequenzen ziehen müssen.

Den Autor quält wiederholt die Frage, was seelische Gesundheit ist und ob es überhaupt Verrücktsein gibt; ob wir nach diesen Maßstäben nicht alle verrückt sind. Mich beschäftigt genauso, ob wir nicht alle ebenso imstande sind, solche miesen »Weißkittel« zu sein oder zu werden, wie geschildert.
Damit soll nicht vom Tisch gefegt werden, daß die Definition dessen, was gesund ist schwierig bleibt. Daß es jedoch »krank« gibt – mit und ohne Krankheitseinsicht –, steht für mich ebenso außer Frage, wie die Entscheidung, ob oder ob nicht behandelt werden soll. Ich glaube, wir brauchen – wenn auch keine Großkrankenhäuser – Behandlungseinrichtungen. Z. B.: Wenn jemand einen Waggon Wellensittiche bestellt, ohne sie zu brauchen oder bezahlen zu können und damit sich und seine Angehörigen finanziell in den Ruin stürzt, so ist das wahnsinnig. Wenn jemand wochenlang im dunklen Zimmer sitzt, ohne sich zu bewegen, zu essen, aufs Klo zu gehen, so ist das krank. Und das hat nichts mit der Intoleranz einer normierenden Gesellschaft zu tun. Der Maßstab sind für mich die Betroffenen selber: wie selbstbestimmt und wohlgemut sind sie dabei? Geraten sie zwanghaft in die Lage? Können sie sich jederzeit umentscheiden? Wenn es ihnen ausschließlich Spaß machte, so zu sein, läge der Fall anders. Aber die Erkrankten leiden fast immer – früher oder später – selbst unter ihrer Verrücktheit. Sie spüren, wie ihre Persönlichkeitsgrenzen zerfließen. Sie wis-

sen um ihre Not. Für manche ist die Fesselung – so brutal und unmenschlich sie sich ansieht – ja sogar eine Hilfe, mit ihrer eigenen Aggressivität fertig zu werden, vor der sie sich selbst fürchten. Manche empfinden sie außerdem als wesentlich humaner als die chemische Keule, die vernichtender und auslöschender für ihre Persönlichkeit ist. Den meisten Menschen macht ihr Psychose selbst Panik. Sehr eindrucksvoll hat das Hannah Green in *Ich habe Dir nie einen Rosengarten versprochen* beschrieben. Wenn sie sich in Auflösung fühlte, bat sie selbst um eine sogenannte Packung, bei der sie ganz stramm in ein feuchtes Bettlaken eingewickelt wurde und so einen Halt für ihre Zerfließensängste hatte. Natürlich ist dies kein Plädoyer für bestrafende Fesselung bei Mißverhalten, sondern der Wunsch, daß das Personal mit Sensibilität eine Abstufung möglicher Maßnahmen hat, wovon auch körperliche, als Hilfe eingesetzt, Platz haben müßten.

Ich selbst habe aufgehört, über das Elend zu schreiben und statt dessen meine laienhaften Erfahrungen in den Aufbau eines tagesklinischen Modells mitten im Herzen von Köln eingebracht. Ich hatte im Ausland gesehen, daß die Psychiatrie völlig anders möglich ist. Ich wollte mithelfen, denen den Wind aus den Segeln zu nehmen, die immer behaupteten, daß es so wie im Ausland eben nicht gehe. Auch in dieser Klinik gibt es zweifellos Dinge, die verbessert werden können. Auch dort gibt es Psychopharmaka. Doch sie stellen – wenn sie denn nötig sind – stets nur den Einstieg in die Therapie dar. Sie sind nicht die Therapie selber. Dort wird mit einem psychoanalytischen Ansatz der Versuch gemacht, das zu verstehen, was der Patient oder die Patientin offenbar nur mit einer auffälligen Veränderung des Verhaltens glaubt ausdrücken zu können. Tatsächlich fühlen sich die meisten Kranken ihren Impulsen und Phantasien nicht mehr so hilflos ausgeliefert, wenn sie verstehen, wie genialisch und sinnvoll das Ver-rückte ist. Um den Grund-

satz zu verdeutlichen, ein kleines Beispiel aus dem Buch *Wer ist aus Holz* von Foudrain:
Eine Patientin sagte stets zu allen passenden und unpassenden Gelegenheiten, sie wolle nicht nach Rom. Natürlich ein verrückter Satz, wenn Sie jemand bitten, sich anzuziehen und der antwortet: »Ich will nicht nach Rom.« Im Laufe der Therapie stellte sich heraus, daß ihre Eltern – selbst in der ersten Generation Einwanderer – zu ihr als Kind stets gesagt hatten, wenn sie sich widersetzen wollte: »When in Rome, do as the Romans do – Wenn du in Rom bist, tu es den Römern gleich.« Das ist die englische Redensart dafür, daß man sich anpassen soll. Die Patientin hatte sich angepaßt. Ihr Widerstand war gebrochen. Übriggeblieben war der Satz in der Verstümmelung: Ich will nicht nach Rom.
Und so hat ein Waggon Wellensittiche eine ebenso tiefe Bedeutung wie die Tatsache, daß ein Patient wochenlang im dunklen Zimmer sitzt und nichts mehr tut. Für uns irre-n sie sich. Wenn wir es schaffen, die »Verrückung« zu verstehen – was nur mit Hilfe der Patient-inn-en möglich ist – wird der Mensch zwar noch nicht gesund. Aber die Krankheit erscheint dann als ihr verschlüsseltes Mittel auszudrücken, was ihnen wirklich fehlt. Diese Einsichten und Erkenntnisse helfen ebenso dem Personal, nicht mehr vordergründig tumb und böse auf die scheinbaren Aggressionen und Wahnideen der ihnen Anvertrauten einzugehen. Es hilft ihnen auch, Psychopharmaka nicht als eigentliche Behandlung anzusehen, sondern als Möglichkeit, die Patient-inn-en in die Lage zu versetzen, in die wirkliche Behandlung einzusteigen. Die selbstverständliche und systematische Ausbildung dafür fehlt immer noch. Als Reihenabwurf und Seriengabe, ohne daß sich darauf das psychologisch geschulte Gespräch aufbaute, sind die Medikamente tatsächlich nur der Ausbund einer hilflosen Schulmedizin, die das Irresein immer noch ausschließlich als Irrtum begreift und dabei verleugnet, daß jede Verrücktheit einen tiefen Sinn hat, den es zu verstehen und aufzudecken lohnt.

Die Behandlung psychisch Kranker ist in jeder Form eine besonders schwierige Aufgabe. Kleine und gemeindenahe Einrichtungen sind deshalb keine Verbesserungsgarantie für die Patient-inn-en schlechthin. Auch da gibt es miese Sachen.
In Großeinrichtungen ist eine umfassende Therapie jedoch zwangsläufig zum Scheitern verurteilt. Fernab von Familie und Arbeitsplatz, mit den Betonstrukturen der totalen Institution laufen sie den Leiden der Patient-inn-en organisatorisch konträr. Denn psychiatrisch Erkrankte brauchen soviel individuelle Sensibilität und Zuwendung in ihrer Behandlung, daß schon von der Dynamik her in großen Einrichtungen dafür kein Raum ist. Die Angehörigen haben Mühe, sich mit den schlecht beleumundeten Anstalten zu identifizieren. Die räumliche Ferne macht es ihnen zusätzlich schwer, den Kontakt zu halten, den die Patient-inn-en oft so dringend brauchen.

Unabhängig von der Größe ist das Finanzierungssystem grundsätzlich besonders folgenreich: Die Krankenhäuser bekommen nur Geld fürs Dabehalten. Sie sind von Schließung bedroht, wenn sie nicht ein bestimmtes Patientenkontingent, nämlich eine mindestens 85%ige Dauerbelegung nachweisen können. Das System zwingt sie also, Patient-inn-en möglichst lange und auch dann zu behalten, wenn es für den Genesenden längst schädlich ist. Das ist eine Aufgabe für die Politiker-innen. Zwar wird sich das chinesische System von einst, daß der Arzt oder die Ärztin dann bezahlt wird, wenn die Kund-inn-en gesund blieben, heute nicht mehr durchführen lassen. Nur – fest steht, daß das jetzige System Kranke produziert, statt ihnen zu helfen und das besonders in den Großanstalten. Heute gibt es keinen vernünftigen Grund mehr, Krankenhäuser in solchen Größenordnungen gemeindefern zu unterhalten. Die Größe dient lediglich als Entschuldigung dafür, daß mit den Patient-inn-en nichts oder so wenig, wie im Buch dargestellt,

passiert. Auf diese Weise können sich die Ärzte und Ärztinnen auf ihre Visiten beschränken und sich zu Recht hinter dem Argument verschanzen, daß sie nicht mehr schaffen. Das stimmt ja auch.
Darin genau liegt das Verdienst dieses Buches: Es macht überdeutlich, daß es anachronistisch ist, diese teuren Einrichtungen, die mehr schaden als nützen, weiter zu erhalten. Die Konsequenz kann nicht eine explosionsartige Auflösung sein. Es geht um eine systematische und geplante Verkleinerung und Verlagerung in die Gemeinden mit einem differenzierten, abgestuften System. Und deshalb finde ich es egal, wie dieser Bericht im Detail ist. Ich bin sicher, er wird die Verantwortlichen und die Erwähnten in Gang setzen.
Mehr solche Bücher! Vor allem nicht nur aus den seit Jahren unter Beschuß liegenden Institutionen, die die Kritik z. T. durch ihre Offenheit selbst ausgelöst haben. Sondern auch mal über die, bei denen es scheinbar ganz still ist, von denen niemand bisher geredet hat.
Aus Erfahrung weiß ich, daß sich nur so, nur mit Krach etwas bewegen läßt in diesen verkrusteten Strukturen. Der schönen Worte sind genug. Sie haben in 20 Jahren zu wenig bewirkt.

*Carmen Thomas**

* Carmen Thomas, geboren 1946 in Düsseldorf, ist seit 1968 Journalistin; Redakteurin beim Westdeutschen Rundfunk, Köln (»Hallo Ü-Wagen«) u. a. zahlreiche Sendungen zum Thema Psychiatrie. Veröffentlichungen: »Die Hausfrauengruppe oder Wie elf Frauen sich selbst helfen«, Reinbek 1978; »Hallo Ü-Wagen. Rundfunk zum Mitmachen, Erlebnisse und Erfahrungen«, München 1984.

Epilog:

Ohne Angst leben zu können, vor Gewalt und Krieg, vor Hunger und verseuchter Umwelt: ein Traum?
Ohne Angst leben zu können, in menschlicheren Wohn- und Arbeitssituationen, ohne Grenzen, Mauern, Gitter: ein Traum?
Ohne Angst leben zu können? Es muß das Ziel sein, die Beziehungen des »normalen« Lebens zu verändern, damit sie dem, der nicht »normal« ist, ein Leben innerhalb dieser Bedingungen ermöglichen (Basaglia). Ein Traum?

Danke:

Für die Unterstützung während der Jahre meiner Reise durch die Psychiatrie der Republik möchte ich Dank sagen bei:
Franz Alt und Wolfgang Moser, Alexa Dahm und Karla Schatzschneider, Ernst Klee und Frank Niepel, Reiner Kittel, Ute Eckelkamp und Steins Fernsehen GmbH, Köln.
Ein Dankeschön für ihre große Hilfe an diesem Buch bei Kläre, Conny, Peter, Marina, Ruud und Mariaan und einen Gruß an die alte Acor. Ihr habt mir tapfer zur Seite gestanden und es war gewiß nicht leicht, mit mir auszukommen. Danke!

Adressen für Hilfesuchende:

Dachverband psychosozialer Hilfsvereinigungen
Thomas-Mann-Staße 49 a
5300 Bonn 1

Ex & Job e.V.
Bernd Mickmann
Hindenburgstraße 1
3050 Wunstorf 1

Seniorenschutzbund Graue Panther e.V.
Rathenaustraße 2
5600 Wuppertal 2

Komitee für Grundrechte und Demokratie e.V.
An der Gasse 1
6121 Sensbachtal

Soz. Selbsthilfe Köln e.V.
Liebigstraße 25
5000 Köln 30

Irren-Offensive e.V.
Autonome Selbsthilfeorganisation
von Psychiatrie-Überlebenden
Pallasstraße 12
1000 Berlin-West 30

Selbsthilfe gegen Unterdrückung
Horster Straße 156
4650 Gelsenkirchen-Buer

Recht & Psychiatrie
Ingeborg Rakete
Joachim-Friedrich-Straße 53
1000 Berlin 31

Gesunde Freiheit e.V.
Fischerstraße 30
6648 Wadern (Kreis Merzig)

Bremer Gesundheitsladen e.V.
Braunschweiger Str. 53 b
2800 Bremen

Bund der »Euthanasiegeschädigten
und Zwangssterilisierten« (BEZ)
Klara Nowak
Meiersfelderstraße 7
4930 Detmold

. . . bitte bei allen Briefen frankierten Rückumschlag beilegen

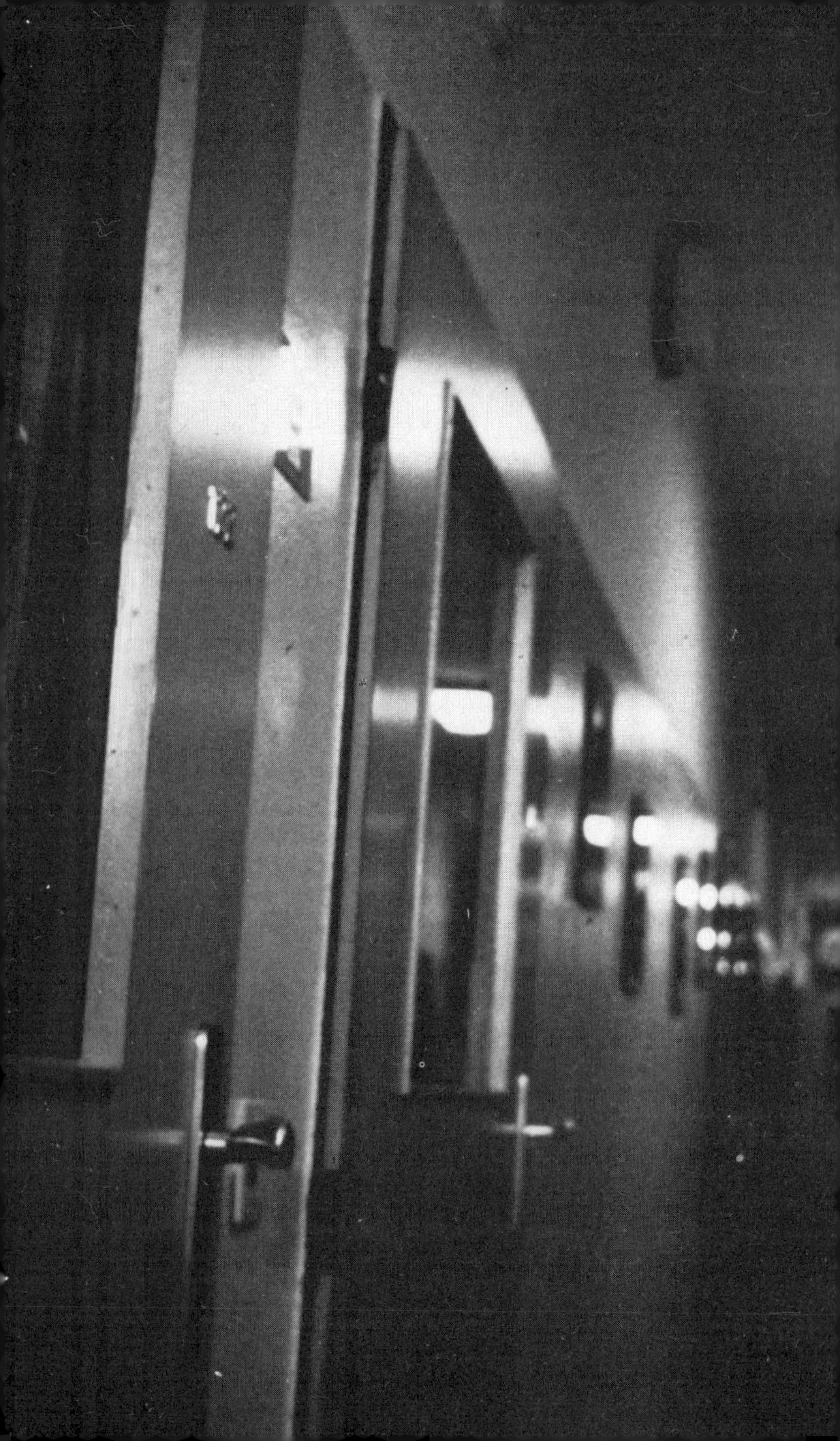